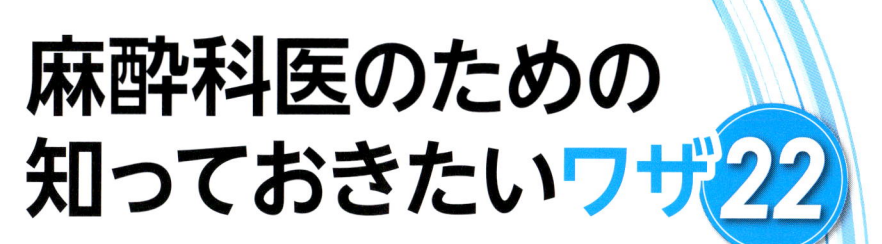

麻酔科医のための
知っておきたいワザ22

編集 森本 康裕
宇部興産中央病院

The 22 techniques
for the excellent anesthesiologists

克誠堂出版

執筆者一覧

編　集
森本　康裕　宇部興産中央病院麻酔科

執筆者
桜井　康良　独立行政法人地域医療機能推進機構船橋中央病院麻酔科
木山　秀哉　東京慈恵会医科大学麻酔科学講座
渕辺　誠　　沖縄赤十字病院麻酔科
増井　健一　防衛医科大学校麻酔科学講座
長田　理　　公益財団法人がん研究会有明病院医療安全管理部・麻酔科
森本　康裕　宇部興産中央病院麻酔科
萩平　哲　　大阪大学大学院医学系研究科麻酔・集中治療医学
下出　典子　兵庫医科大学病院手術センター
田中　博志　旭川医科大学麻酔・蘇生学講座
鈴木　昭広　旭川医科大学麻酔・蘇生学講座
飯田　高史　旭川医科大学麻酔・蘇生学講座
柴田　康之　名古屋大学医学部附属病院手術部
豊田　浩作　医療法人沖縄徳洲会湘南鎌倉総合病院麻酔科
田中　基　　防衛医科大学校麻酔科学講座
八木原 正浩　三重大学附属病院臨床麻酔部
上村　明　　三重大学附属病院臨床麻酔部
車　　武丸　済生会松阪総合病院麻酔科
上嶋　浩順　埼玉医科大学国際医療センター麻酔科
宮﨑　直樹　国立病院機構熊本医療センター麻酔科
竹中 伊知郎　社会医療法人製鉄記念八幡病院麻酔科
山田　知嗣　鹿児島大学医学部・歯学部附属病院手術部麻酔科
讃岐 美智義　広島大学病院麻酔科
吉田　敬之　新潟大学医歯学総合病院麻酔科

（執筆順）

序文

　レミフェンタニルの登場後、麻酔が面白くなくなったという声をよく耳にする。しかし、本当にそうだろうか？麻酔科領域へは多くの新しい薬剤や機器が導入された。これらを使いこなし、より安全で快適な麻酔管理を実現するには新しい知識と技術が必要である。麻酔専門医が身につけるべき項目は増えており、これらを効率的に身につけて日々の臨床に生かしていくことが求められる。本書ではこのような知識や技術をワザと総称し、22のワザを紹介することで近年の臨床麻酔の進歩を概観できるようにまとめた。

　ワザの中には硬膜外麻酔や気管支ファイバー挿管のように以前からあるものを含めた。古くからのワザであっても時代によりその方法や位置づけが変わってくる。そんな中、短期間に確実に実践できる手技を示した。

　新しい技術については超音波を使った手技と気道管理を中心にまとめた。これまで達人の技術であったものを、超音波の目やデバイスの進歩により誰でも確実に実施できるワザとして普及させるのが本書の目的である。本書を通じてエキスパートのワザを自分のものとしてもらい、よりレベルの高い周術期管理を目指していただきたい。麻酔が面白くなくなったと感じるのは日々の研鑽を怠っていたためと実感できるだろう。

　患者にとってより安全で快適な周術期管理のために、本書が少しでも役立てば幸いである。

　最後に、本書の発行にあたり多大な御協力を賜った克誠堂出版の関貴子氏に心から感謝いたします。

2014年4月吉日

宇部興産中央病院麻酔科
森本　康裕

CONTENTS
目次

第Ⅰ章　麻酔管理編
1. 術前飲食　桜井　康良 ……………………………………………… 3
2. デスフルランの低流量麻酔　木山　秀哉 …………………………… 15
3. セボフルランによるVIMA　渕辺　誠 ……………………………… 27
4. TCIポンプを使いこなす　増井　健一 ……………………………… 39
5. 創部浸潤麻酔　長田　理 ……………………………………………… 51
6. 超音波ガイド下末梢神経ブロック時代の
   胸部硬膜外麻酔　森本　康裕 ……………………………………… 59
7. 全身麻酔中の脳波モニターの見方　萩平　哲 ……………………… 67

第Ⅱ章　超音波編
8. 胃超音波　桜井　康良 ………………………………………………… 81
9. 膀胱超音波検査　下出　典子 ………………………………………… 93
10. 気胸の超音波診断　田中　博志・鈴木　昭広 ……………………… 105
11. 橈骨動脈穿刺　飯田　高史 …………………………………………… 115
12. 腋窩静脈穿刺　柴田　康之 …………………………………………… 125
13. 経胸壁心臓超音波検査　豊田　浩作 ………………………………… 139
14. 帝王切開術における
    脊髄くも膜下麻酔・硬膜外麻酔の補助としての超音波　田中　基 …… 151

第Ⅲ章　気道管理編
15. McGRATH™ MACビデオ喉頭鏡
    鈴木　昭広・八木原　正浩・上村　明 …………………………… 167
16. エアウェイスコープを使った覚醒下挿管　車　武丸 ……………… 177
17. 声門上器具の選択と使い方　上嶋　浩順 …………………………… 191
18. 声門上器具を使った気管挿管　宮﨑　直樹 ………………………… 203
19. それでも必要なファイバー挿管　竹中　伊知郎 …………………… 213

第Ⅳ章　その他
20. 各種機器からの動画記録法　上嶋　浩順・山田　知嗣 …………… 231
21. 麻酔科医に役立つiPad/iPhoneアプリ　讃岐　美智義 …………… 243
22. 携帯型パルスオキシメータの活用法　吉田　敬之 ………………… 267

第 I 章 麻酔管理編

　新しい麻酔薬の登場と各種機器の進歩により麻酔管理は大きく変わってきた。これらの変化に伴い麻酔科医に必要な知識や技術は増えつつある。薬や機器の性能に頼るのではなく、積極的に使いこなして患者に対してより安全で快適な麻酔管理を目指すのが現在の麻酔科医の責務である。

　新しい揮発性吸入麻酔薬としてデスフルランが登場し、われわれ麻酔科医は従来使っているセボフルランやプロポフォールとうまく使い分けていく必要が出てきた。デスフルランとセボフルランを比較した場合、デスフルランの長所は低流量麻酔で使用できることである。低流量麻酔は吸入麻酔薬の薬物動態を学ぶのによい機会であり、しかも患者にとって、地球環境にとってそして医療経済の面から優れた方法である。しかし、十分な予備知識がなければ患者を危険にさらす可能性もある。一方、セボフルランのデスフルランに対する長所は吸入で麻酔導入できるという点である。これは小児だけでなく成人であっても症例によっては使いやすい場合があるだろう。VIMA の概念が紹介されてから 10 年以上経過し、過去のものとなった感があるが、レミフェンタニルの登場により進化した VIMA はぜひ知っておくべきワザであるといえる。

　プロポフォールに関しては今後 open TCI のポンプが導入される可能性がある。Open TCI ポンプを使うと薬物動態パラメータを変更したり後発品のプロポフォール製剤での TCI 投与が可能になる。今後を考えながらまずは現在のディプリフューザーについてその使い方を押さえておきたい。

（森本　康裕）

1 術前飲食

桜井　康良

はじめに

麻酔導入時の誤嚥を避けるため、術前に長時間の絶飲食が行われてきた。しかし、術後回復能力強化（enhanced recovery after surgery：ERAS）プロトコルの提唱を契機に、絶飲食時間の短縮はその重要な柱として注目され、各国のガイドラインでも推奨されるようになってきた。

本稿では日本麻酔科学会のガイドライン（以下、ガイドライン）[1]（MEMO①）の発表を機に、術前経口補水療法（oral rehydration therapy：ORT）を導入する際の進め方、実際の運用上の問題点や当院での解決法を紹介する。

> **MEMO ① 日本麻酔科学会「術前絶飲食ガイドライン」（抜粋）**
> 適応：
> 　適応は待機的手術患者とする。ただし消化管狭窄患者、消化管機能障害患者、気道確保困難が予想される患者、緊急手術患者、およびリスクの高い妊婦などを適応とせず、患者の状態に合わせた対応とする。
> 術前診察：
> 　カルテ閲覧、理学所見、問診等により、誤嚥のリスクについての情報を収集し、本ガイドラインの適応か否かの判断を行う。（略）本ガイドラインの適応とならない患者に対しては、患者の状態を考慮した絶飲食時間を検討する。
> 清澄水（セイチョウスイ）：
> 　推奨　清澄水の摂取は年齢を問わず麻酔導入2時間前まで安全である。（推奨度A）
> 　論拠（略）乳児から成人まで待機手術患者において、麻酔導入2〜3時間前までの清澄水摂取が胃内容液に及ぼす影響に関して、絶飲食と比較して胃

第Ⅰ章　麻酔管理編　3

内容量は不変か、あるいは減少し、胃内容 pH はすべての研究において変わらない。（略）水、茶、アップルあるいはオレンジジュース（果肉を含まない果物ジュース）、コーヒー（ミルクを含まない）などが使用可能である。浸透圧や熱量が高い飲料、アミノ酸含有飲料は胃排泄時間が遅くなる可能性があるので注意が必要であり、脂肪含有飲料、食物繊維含有飲料、アルコールの使用は推奨できない。

固形物：

　本ガイドラインでは固形食の摂取について明確な絶食時間を示さない。その理由は液体に比べて固形食に関するエビデンスが不十分であること、固形食の定義が明確でなく、含まれている栄養素もさまざまであるからである。

（略）

適 応

　適応となる症例はガイドラインに示されたとおり、麻酔法にかかわらず、待機的手術患者である。また、消化管狭窄患者、消化管機能障害患者、気道確保困難が予想される患者、緊急手術患者、リスクの高い妊婦（「第Ⅱ章超音波編 8. 胃超音波」参照）は除外されるべきである。最終的には麻酔科医が術前診察をして、自ら指示を出す方法が最善である。当院では麻酔科医が術前回診において、手術対象疾患・既往歴・合併症・内服薬・摂食状況・検査予定・本人の理解力などを参考に決めており、マニュアルを用意していない。それぞれの病院で導入する際には 1 件でもトラブルが起こると ORT 導入自体に悪影響が及ぶ可能性があるので、特に導入当初には無理をしないほうがよい。外科系医師や看護師が、指示や入力にかかわるときはマニュアルが必要となるが、その場合は ORT の先駆的施設である神奈川県立がんセンターの方法が参考になる[2]。

ワ ザ

1 経口補水液（ORS）の選択

　ORT には経口補水液（oral rehydration solution：ORS）を用いる。この ORS はナトリウム濃度を 50 ～ 75 mEq/L、ブドウ糖濃度を 1 ～ 2.5％とし、

表1　OS-1® 1本当たり

内容量	500 mL
熱量	50 kcal
糖質	2.5 %
Na⁺	50 mEq/L
K⁺	20 mEq/L
Mg^{2+}	2 mEq/L
Lactate⁻	31 mEq/L
Cl⁻	50 mEq/L
P	2 mmol/L
pH	3.9
浸透圧	約 270 mOsm/L

腸管での溶質輸送機序（共輸送機構）にもとづいてブドウ糖：ナトリウムイオンのモル濃度比が 1 ～ 2：1 に維持されている溶液とされている[3]。このORS を脱水状態にある術前の患者に応用する試みが日本で始まった[2,3]。わが国ではこの組成にもとづいた OS-1®（大塚製薬工場）が、消費者庁許可・個別評価型病者用食品として発売されているので使いやすい（表1）[2,3]。

　清澄水は clear fluid とも呼ばれ、当院では水、お茶、ウーロン茶、果肉を含まないアップルジュースなどを許可している。理論的には OS-1® が優れているが、現時点では OS-1® とそのほかの清澄水を比較した報告はなく、導入に際し OS-1® にこだわるよりは、使用可能な飲み物を用いてもよい。小児や認知症のある高齢者では OS-1® は塩味がやや強いせいか、飲んでもらえないことがあるので、当院では術前診察のときに患者の嗜好も考慮に入れて指示を出している。一方、ネスレ日本から発売されているアルジネート®ウォーター（ArgW）は、2 本で 200 kcal/250 mL とかなりの熱量があるため、ORS としてではなく、食事の代わりと位置付けて使用している[4]（MEMO ②）（表2）。

Memo ②炭水化物負荷とアルジネート®ウォーター（ArgW）[4,5]

　ERAS では、外科的糖尿病と総称される術後のインスリン抵抗性の悪化を避けるために、術前から炭水化物飲料を摂取し、内因性のインスリンの分泌を促進させて、インスリン抵抗性の悪化を軽減させることを推奨している。またこの方法で術前補水も兼ねるので、口渇感・空腹感・気分不快も改善できる。ERAS では糖質濃度 12.5％の炭水化物飲料を術前夜 800 mL（400 kcal）摂取し、術前 2 時間前まで 400 mL（200 kcal）摂取する手順が紹介されている。炭水化物飲料としては 12.5％の preOp®（NUTRICA、Netherlands）が使用されることが多いが、日本では入手できない。ArgW は糖質濃度 18％で、2 本 200 kcal/250 mL であり、糖質濃度 12.5％の preOp® の代用品となる可能性があることが人工膵臓を使った研究から示唆された[6]。ArgW はもともと栄養補助食品（流動食）として開発された製品であり、ORS として開発された OS-1® とはそもそも開発のコンセプトが異なる。当院では ArgW を ORS としてではなく、清澄水でありながら熱量を補給できることに着目して使用している[4,5]。

表 2　アルジネート®ウォーター　1 本当たり

内容量	125 mL
熱量	100 kcal
水分	107 mL
炭水化物	22.5 g
アルギニン	2.5 g
脂質	0 g
Na	0 mg
P	225 mg
Zn	10 mg
Cu	1 mg

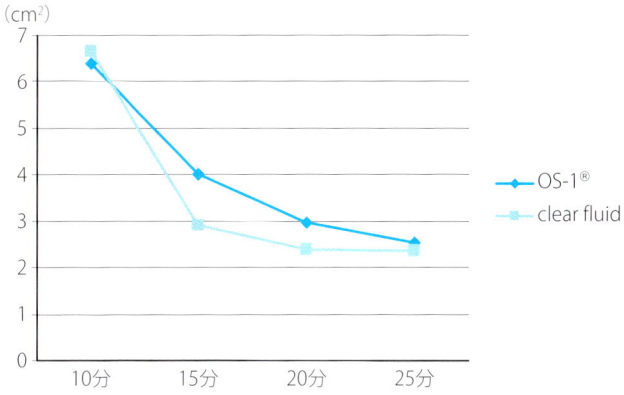

図1 OS-1®と clear fluid（ミネラルウォーター）を経口摂取してからの胃超音波による胃幽門部断面積の推移

〔桜井康良，内田倫子，三村文昭ほか．経口補水療法（経口補水液と炭水化物負荷）の安全性の確認－非侵襲的評価法を中心として－．麻酔 2011；60：790-8 より改変引用〕

2 安全性の確認

（「第Ⅱ章 8. 胃超音波」参照）

当院での ORT 導入はガイドライン[1]制定前であったため、独自に胃超音波を用いて ORT の安全性を確認してから導入した[5]。一晩絶飲食にした被験者 7 人が OS-1®とミネラルウォーターを摂取した後の胃超音波による胃幽門部断面積の推移を図 1 に示す。OS-1®が中央値 25 分（20〜30 分）で、ミネラルウォーターが中央値 20 分（15〜25 分）とこれまでの報告と同様であることを確認した[5]。ArgW の安全性も独自に胃超音波を用いて確認し、問題なく使用できている[4,5]（p.83 図 1 参照）。

3 当院のプロトコル

非消化器手術の場合のプロトコルを図 2 に、消化器手術の場合を図 3 に示す。消化器手術の症例において、ERAS の先進的施設では上部消化管はもちろん下部消化管手術症例の一部でも前日夕食まで摂取を許可しているが、当院では消化器外科医の理解を得るまでには至っていない。わが国ではまだエビデンスが集積されたとはいえない。各施設で無理せず一歩一歩積み重ねていく必要がある。

```
                前日夕食あり　前日夜検温時　OS-1® ・500mL 配布
                                    │
            ┌───────────────────────┴───────────────────────┐
       午前中　定時手術                              午後　定時・オンコール
     ・当日朝                                      ・当日朝
       ArgW 配布                                     ArgW または術前食
     ・麻酔科指示時刻までに                              +OS-1® 500mL 配布
       ArgW 摂取                                   ・ArgW を先に摂取，
          OS-1® 残りは摂取可                            その後麻酔科指示時刻まで
                                                    OS-1® 摂取
```

図2　非消化管手術の術前経口摂取の流れ

麻酔科より指示を受けた看護師は病棟で医療者用パスと患者用パスに指示を記載し，患者用パスは患者に手渡される．
非消化管手術症例では前日の夕食は通常どおり摂取する．夜の検温時に看護師よりOS-1®（500 mL）が手渡される．
OS-1® は 500 mL であることが多いが，麻酔科医の指示があるときは追加分を朝の検温時または朝食配膳時に手渡される．
午前中の症例では，朝の検温時または朝食配膳時に ArgW が手渡される．
午後の症例では予想入室時間などを勘案し，ArgW または術前食が配膳され，同時にOS-1®（500 mL）が手渡される．術前食は 7 時半の時間指定配膳とし，8 時までに食べ終わるように指示する．
ArgW の症例は麻酔科医の指示時刻までに飲み終え，その後麻酔科医の指示時刻までOS-1® を摂取する．
病棟看護師は摂食量と OS-1® 摂取量を記録し，手術室看護師に申し送る．
麻酔科医は手術室看護師より報告を受ける．
術前食は MEMO ③参照．

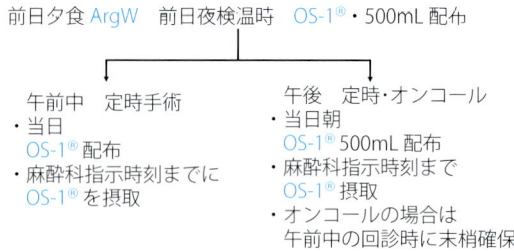

図3　消化管手術の術前経口摂取の流れ

麻酔科より指示を受けた看護師は病棟で医療者用パスと患者用パスに指示を記載し，患者用パスは患者に手渡される．
消化管手術の症例では前日の食事は外科主治医が指示する．夜の検温時に看護師よりOS-1®（500 mL）が手渡される．
午前中の症例では，朝の検温時に OS-1® が手渡される．OS-1® は 500 mL であることが多いが，麻酔科医の指示があるときは追加分を朝の検温時または朝食配膳時に手渡される．
午後の症例では朝の検温時に OS-1®（500 mL）が手渡される．午後のオンコール症例では輸液ラインを回診時に確保する．
最近では午後の症例に限り，ArgW が処方される症例が増えてきた．

運用上まず問題になるのが、いわゆるオンコールの症例である。当院では入室時間に余裕をもって、最終飲水時刻を指示し、これを4時間過ぎた時点で末梢ラインを確保し、補液を開始して脱水にならないように配慮している。手術の進行状況を把握している麻酔科医同士が情報を共有することにより、特に問題は生じてはいない。次に問題となったのは全量摂取できなかった症例の扱いである。脱落頻度の高い小児や、認知症患者など理解力が乏しい患者には、初めからOS-1®を処方しないことも一つの方法である。こういった理解力が乏しい患者には、術前回診時に本人の嗜好や生活習慣を考慮して清澄水の中から適切な飲料を選択して指示することで、大半の脱落例を防げる。また指示量の半分以下しか摂取できない場合には、主治医または病棟医に病棟看護師から連絡がいき、そのまま入室するか補液するかを判断してもらっている。

4 術前経口補水療法（ORT）のコンセプトとともに導入

　ORTを導入するには具体的なメリットを強調したコンセプトを掲げて音頭を取る人とその応援団が必要になる。音頭取りは麻酔科の長が適任であるが、施設によっては手術部長や外科医（特に消化器外科医）またはその組合せが有用である。応援団としてはNST委員会や栄養委員会のような組織が適している。また医療従事者の中で最大のメリットがある看護師が加わると導入後もスムーズである。看護師は補液の準備や、末梢確保または医師探しの手間が省け、患者の更衣・移動などがしやすくなるなどかなりの業務軽減が見込める[2]。さらにDPCが導入されている病院では術前補液のコストが節約できる。

　また導入する際には、全科・全病棟一斉に導入するのが理想的であるが、応援団のいる科から始めるほうがうまくいく場合もある。外科に導入する場合も、まず乳癌のような非消化管手術症例に導入してから、消化器外科症例に広げるのも一つの方法である。当院では全身麻酔症例に先に導入され、その後各科管理の脊髄くも膜下麻酔や局所麻酔にも広がっていった。

5 周術期を通じての絶飲食時間の短縮

　ERASでは単に術前の絶水時間の短縮を目指しているわけではない。周術期の絶飲食時間短縮には術前の摂食制限も緩和し、術後もなるべく早く飲水と摂食を開始することを目指している。しかしながら、固形物摂取の安全性

に関する知見は少なく（MEMO ①）、現場では安全域を長めにとった指示になっているのが現状である。当院では栄養課と NST 委員会の全面的な協力を得て、術前食（MEMO ③）と術後食（MEMO ④）を開発・提供して周術期を通じての絶飲食時間短縮を図っている。

ワザの実際

症例を提示する。
51 歳、男性。左鎖骨骨折、プレート固定術

入室は午後のオンコールで 15 時ごろと予想された。術前日の夕食は普通食、術当日の朝食は 7 時 30 分時間指定配膳の術前食とした。飲水は 8 時まで清澄水をフリーとし、以後 OS-1® 500 mL のみを 11 時まで飲水するように指示した。入室が 15 時を過ぎた場合には、末梢ラインを確保するように指示した。14 時に入室し、全身麻酔（空気−酸素−デスフルラン＋レミフェンタニル）下にプレート固定術を施行した。16 時 30 分手術室退室時には、覚醒良好であった。主治医と相談し、酸素 40％を 3 時間吸入し、飲水を 3 時間後から許可した。飲水に問題なければ、術後食を 4 時間後から許可した。術後の飲水・飲食に問題なく、術後痛は経口の鎮痛薬で対応できた。

ワザのポイント

日本麻酔科学会からガイドライン[1]が公表された現状を踏まえて、ORT は実践が求められる時代となった。導入に際しては、多くの科や部署がかかわるため、旗振り役が ORT のコンセプトを掲げて導入することが成功への第一歩である。この旗振り役は周術期チーム医療の中心に位置する麻酔科医が最適である。ORT 導入によるメリットを掲げて、ORT を開始しましょう。

MEMO ③術前食（表 3、図 4）[5]

　当院のような市中病院では午後からの手術も多い。各国のガイドラインのように 6 〜 8 時間の絶食時間では、ほとんどの症例が手術前夜からの 10 数時間も絶食にさらされることになる。この絶食時間の短縮を目指して術前食と名付けた食事を開発した。食物繊維が少なく消化吸収が良い食材で料理された胃切後食をベースに、牛乳をアップルジュースに変更して脂肪を少なくし、米飯を減量して、全体で 450kcal 弱にした（表 3）。提供前に NST メンバー 7 人で試食し、経過を胃超音波で追跡した。胃排出時間は 3 時間 3 人、4 時間 4 人であった。その後、術前食を摂取した症例を胃超音波で観察・検討し、現在では朝 7 時半の時間指定配膳とし、8 時までに食べ終えて、入室まで 5 時間以上の余裕のある 13 時以降に入室する症例の一部に提供をしている（図 4）。清澄水は術当日 8 時まで自由として、以後は OS-1® のみ飲水可能とし、摂取量を病棟看護師が記録し、手術室入室時に報告している（図 2）。これにより十分な熱量投与と補水ができ、術前の末梢静脈ラインの確保が必要となる症例が激減した。患者満足度の向上を得ながら、病棟業務の軽減が図れた。

MEMO ④術後食（表 4、図 5）

　術後の経口摂取の早期再開が望ましいが、これに適する食事がどんなものかは検討されていない。栄養課に在庫があり急なオーダーに対応でき、夕食の配膳から深夜まで常温保存可能であることを考慮して、検査待ち食をベースに改善した。試食患者アンケートでは、口腔内が乾燥しているせいか、しっかりした濃い味で、喉越しが良く、冷たいものが好まれる傾向があったため、カステラ・ゼリー・ヨーグルト・アップルジュースで約 420 kcal の術後食を開発した（表 4、図 5）。術後の経口摂取に影響する因子は、手術部位・術式・麻酔法・術後鎮痛・術後嘔気嘔吐など多岐にわたるため、手術室で抜管後の状態を確認して、主治医と相談してから指示を出している。17 時までに抜管した症例は栄養課の協力を得て提供している。提供実数は術前食より圧倒的に多く、患者や看護師の評判はたいへん良い。

表3 術前食

常　食	術前食
ごはん 240 g	ごはん 120 g
味噌汁（ナス・油揚げ）	味噌汁（白玉麩）
がんも糸切り昆布煮つけ	鯛のほぐし煮
お浸し （白菜・ホウレンソウ）	お浸し （白菜・ホウレンソウ）
うずら豆煮豆	うずら豆煮豆の裏ごし
牛乳 200 mL	アップルジュース 200 mL

(a) 術前食の1例

	常食	術前食
エネルギー（Kcal）	691	439.2
炭水化物（g）	113.8	88.8
たんぱく質（g）	24.8	12.1
脂質（g）	13.6	3.2
食物繊維（g）	4.6	1.8

(b) 術前食の栄養素

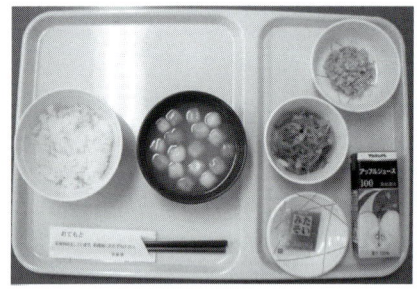

図4 術前食の1例（約440 kcal）

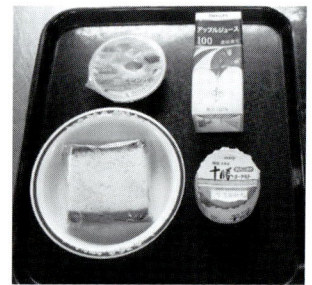

図5 術後食（約420 kcal）

表4 術後食

メニュー	容量	エネルギー（Kcal）	たんぱく質（g）	脂質（g）	炭水化物（g）	ナトリウム（mg）	食物繊維（g）
カステラ	53 g	169.1	3.8	2.4	33.5	28.6	0.21
アップルジュース	200 mL	93	0.2	0	23	3	0
エンジョイカップゼリー	70 g	80	3.5	2.2	11.6	58	0
ヨーグルト	85 g	78	10.7	1.5	12.9	43	0
合　計		420.1	18.2	6.1	81	132.6	0.21

【文　献】

1) 公益社団法人日本麻酔科学会．術前絶飲食ガイドライン．http://www.anesth.or.jp/guide/index.html（2013 年 12 月閲覧）
2) 谷口英喜．術前経口補水療法．臨床麻酔 2011；35：938-49．
3) 桜井康良，鍋谷圭宏．経口補水療法（oral rehydration therapy：ORT）．外科と代謝・栄養 2013；47：113-6．
4) 桜井康良．術前の炭水化物飲料摂取時の安全性評価．臨床栄養 2012；20：49-153．
5) 桜井康良，内田倫子，三村文昭ほか．経口補水療法（経口補水液と炭水化物負荷）の安全性の確保－非侵襲的評価法を中心として－．麻酔 2011；60：790-8．
6) Tamura T, Yatabe T, Kitazawa H, et al. Oral carbohydrate loading with 18% carbohydrate beverage alleviates insulin resistance. Asia Pac J Clin Nutr 2013；22：48-53．

2 デスフルランの低流量麻酔

木山　秀哉

はじめに

〈デスフルランの物性〉

メトキシフルランに始まる非爆発性のエーテル系吸入麻酔薬開発の歴史において、デスフルランは完全無欠とは言わずとも、かなり理想に近づいた薬物である。その特徴は下記のとおりである。

①血液/ガス分配係数が低い（0.42）。
②代謝率が極めて低い（0.02％）。
③最小肺胞濃度（minimum alveolar concentration：MAC）が高い。
④高い濃度で投与可能な気化器

①、②の性質は麻酔導入、覚醒が速やかで内臓への毒性が低いという臨床上の利点となる。物理化学的には他の吸入麻酔薬（イソフルラン、セボフルランなど）に比べて容易に揮発する、すなわち蒸気圧が高いことがポイントである。一般に液体が気化する際、気化熱が奪われるため液体の温度は低下する。特にデスフルランは蒸気圧曲線の傾きが急峻であるため、この温度低下が大きい。したがって内部にバイメタルを用いた温度補償機構をもつ、従来型の気化器ではデスフルランの精密な濃度調節は難しい。そこで気化室内を電気的に 39℃の一定温度に保ち、気化器出口でデスフルランを新鮮ガスと合流させる特殊な構造の気化器が開発された。新鮮ガスおよびデスフルランの流路内圧を差圧トランスデューサーで測定することにより、ガス流量の変化に応じてデスフルラン流量を変化させる仕組みになっている。具体的に時間当たりのデスフルラン使用量を計算してみよう。

20℃における密度 1.465（g/cm^3）と分子量 $C_3H_2F_6O$ = 168 から、液体デスフルラン 1 mL（= 1.465 g）は 1.465 ÷ 168 = 0.00872 mol に相当する。

1気圧、室温20℃の下では状態方程式 $pV = nRT$ によって、
$V = 0.00872 \times 0.082 \times (20 + 273.15) = 0.2096$ (L)＝ 209.6 (mL)
　すなわち、1 mLの液体デスフルランが気化するとその体積は約200倍に増える。
　新鮮ガス流量（fresh gas flow：FGF）1 L/min、デスフルラン投与濃度1%とすると1時間に消費されるデスフルラン蒸気は、
　1,000 (mL/min) × 0.01 × 60 (min) = 600 (mL) である。
　したがってFGFと麻酔薬濃度から単位時間当たりのデスフルラン消費量を求める係数は、
　600 ÷ 209.6 = 2.862
∴ 1時間当たりの消費量＝ 2.86 × FGF (L/min) ×濃度（%）

つまり、気化器の構造が特殊であっても、デスフルランの時間当たり消費量は従来の揮発性麻酔薬と同様、FGFに比例する。成人の1 MACは約6.0%であるから、FGF 6 L/minの高流量の場合、2.86 × 6 × 6.0 = 103 (mL/hr) を消費する。スープレン®（バクスター）のボトル1本内のデスフルランは240 mLであるから、高流量麻酔では約2時間半おきに気化器の充填が必要になる。デスフルランは化学的に極めて安定した物質で、低い生体内代謝率は利点であるが、環境に長期間残留する。温室効果気体の強さを表す地球温暖化係数は CO_2 の約3,700倍である[1]。以上をまとめると、経済性と地球環境への影響を考慮すればMACが高いデスフルランを高流量で使用するべきではない[2,3]。気化器が最大18%（3 MAC）まで投与可能であることも低流量麻酔を現実的な方法としている。

〈なぜ低流量麻酔が普及しないか？〉
　前述した麻酔薬使用量の節約、環境（手術室・大気）への負荷軽減のほか、気道の加温・加湿が良好に保たれるメリットもあるにもかかわらず[4]、低流量麻酔は一部の麻酔科医が行う特殊な投与法と見なされてきた。その理由は下記4点に集約される。
①低酸素血症の危険がある。
②麻酔薬濃度の調節性に劣る（新たな設定濃度に到達するまでの時間が長い）。
③安定した低流量を得にくい。
④ CO_2 吸収剤の消耗が速い。
　しかし、高流量デスフルラン麻酔がいろいろな意味で時代にそぐわないこ

とは明らかで、注意点を熟知したうえで積極的に低流量麻酔を実践すべきである[5]。

適 応

- 中〜長時間の全身麻酔症例
  （短時間の症例では低流量にするメリットは少ない）

ワ ザ

1 デスフルラン低流量麻酔の実際

1）準 備

麻酔器点検で回路の微小なリークの有無を厳重にチェックする。FGFを 0.5 L/min 程度まで減らす場合は、麻酔ガスモニターに吸引される量（約 0.2 L/min）が無視できないので、測定後に回路内に戻す構造になっている麻酔器もある。低流量麻酔では CO_2 吸収剤の消耗が速い。カプノグラムの観察（吸気時、基線の値が 0 mmHg でない）が吸収剤消耗のサインとして最も重要であるが、始業点検時に吸収剤の色を目視で確認する。

2）麻酔導入

通常どおり、フェイスマスクで高流量（5〜6 L/min）酸素投与を始める。上気道への刺激性を無視できないデスフルラン吸入による麻酔導入をあえて行う必要性は認められない。静脈麻酔薬あるいはセボフルランで導入後、デスフルラン吸入濃度を 3％程度から徐々に増加させるが、気道確保（気管挿管あるいは声門上器具挿入）完了までは換気が中断されやすいので BIS（bispectral index）、Entropy などで就眠鎮静レベルを確認する。

3）麻酔維持

気道確保後、最初の 10〜15 分は FGF を 4 L/min 程度の比較的高い値で維持する。この時期の酸素濃度は 30〜40％で十分である。導入に用いた薬物（プロポフォール、セボフルランなど）の濃度低下速度や併用する鎮痛（オピオイド、局所麻酔）方法によって維持すべき目標デスフルラン濃度を決定する。静脈麻酔薬の target-controlled infusion（TCI）投与と同じく、吸

入麻酔においても究極的な調節対象は効果部位濃度であるべきだが、実際には測定不可能である。呼気終末の麻酔薬濃度（end-tidal Desflurane：etDes）に注目するのが現実的な対応である。静脈麻酔と異なり、リアルタイムで吸気・呼気中の麻酔薬濃度を実測できる吸入麻酔の利点を最大限に活かす。etDes を急速に上昇させたい場合は、気化器の濃度を目標濃度の 1.5 から 2 倍程度に上げる。デスフルラン濃度を急激に上げると交感神経刺激症状が現れることがあるが、レミフェンタニルの併用によって抑制可能である。

4）低流量麻酔開始

約 10 〜 15 分の高流量デスフルラン投与で etDes が目標濃度に到達したら、気化器のダイアルを目標濃度に設定して FGF を下げる。どこまで FGF を下げられるかに関係する因子は患者の酸素消費量 V_{O_2} である。麻酔器から供給される酸素の流量は、少なくとも単位時間当たりの酸素消費量以上を保証するものでなければならない。V_{O_2} の計算は患者体重 W（kg）から推定する Brody の式（1）が有名であるが、より簡便な式（2）を用いてもよい。

$V_{O_2} = 10 \times W^{3/4}$ … （1）

$V_{O_2} = 5 \times W$ … （2）

W が 16 kg 以上では常に（2）≧（1）となるが、体重 80 kg 以下の成人では多めに見積もっても V_{O_2} は約 400 mL/min である。FGF の値で低流量麻酔を次のように分類する。

- metabolic flow：FGF ＝ V_{O_2} ≒ 250（mL/min）
- minimum flow：FGF ≒ 500（mL/min）
- low flow：FGF ≒ 1,000（mL/min）＝ 1（L/min）

上記のうち、FGF を V_{O_2} と一致させる metabolic flow technique は究極の低流量麻酔である。しかし麻酔中の病態によって酸素消費量は変動し、それを正確に求めることは困難なので、minimum または low flow technique を用いることで十分に低流量麻酔の利点を得られる。筆者は体格の大きな患者では FGF を 1 L/min、小柄な患者は 0.5 L/min 程度に設定している。FGF を減らす時点で酸素濃度を 50 〜 60％に設定変更し、麻酔器からの酸素供給量 300 〜 600 mL/min 程度を担保する。

5）モニターの何を見るか？

低流量麻酔中は下記のパラメータを監視する。

a. 吸気・呼気酸素濃度 F_{IO_2}、etO_2

　低流量麻酔における酸素濃度は、麻酔器の設定値と実際に患者が吸入する濃度に大きな乖離が生じる。FGFの値にもよるが、10％以上の差を認めることも稀でない。
　酸素飽和度や動脈血液ガス所見に応じて適宜、麻酔器の設定を変更する。

b. 吸気・呼気麻酔薬濃度 F_IDes、etDes

　初期の高流量投与で etDes が目標濃度に達していれば FGF を減らしたのち、etDes が大きく変化することは少ないが、濃度数値の微妙な変動、BISなどの効果代理指標の変化に注目することが大切である。

c. カプノグラム F_{ICO_2}、$etCO_2$

　高流量麻酔に比べて CO_2 吸収剤の消耗が速い。カプノグラムの吸気相に注目して 0 mmHg であることを確認する。わずかな F_{ICO_2} の上昇では波形の変化は目立たないので必ず F_{ICO_2} の上限アラームを 1 mmHg 程度に設定しておく。

6）デスフルラン気化器の濃度設定

　麻酔維持期のデスフルラン濃度を決める因子は FGF と気化器の設定濃度である。FGF ＝ 4.4 L/min で投与開始 10 分後に 1.0 L/min（low flow）に減らしても気化器の設定を変更する必要はなく F_IDes、etDes は一定濃度を保つことができる。一方、同じく 4.4 L/min の高流量で開始 15 分後に 0.5 L/min（minimal flow）に減らす場合は維持期の濃度を安定させるために気化器設定を目標値よりも 1 ～ 2％高くする必要がある[6]。

7）維持中の麻酔薬濃度変更

　手術侵襲がほぼ一定で十分な鎮痛が得られていれば、いったん安定したデスフルラン濃度を大きく変更する必要は少ない。なんらかの理由で麻酔薬濃度を増加あるいは減少させる場合は下記のように対処する。
①気化器の設定濃度の増減
② FGF を増やす。
③新たな目標濃度（etDes）に近づいたら FGF を再び減らす。
　高流量麻酔と違って、気化器の設定を増減するだけでは etDes の追随は遅いことに注意する。麻酔導入から維持への移行期に高流量でデスフルランを投与するのと同じ理由で、一時的に FGF を高くする必要がある。プロポフ

ォールやレミフェンタニルを持続投与中、急速に薬物濃度を高めたい場合にボーラス投与を行うのと同様である。

8）麻酔からの覚醒に向けて

　血液／ガス、組織／ガス分配係数が小さいデスフルランは、手術終了に向けて漸減しなくても覚醒は速やかである。手術創の大きさに応じて適切な鎮痛を得ておくことは当然であり、選択肢（オピオイド、フルルビプロフェン、アセトアミノフェン、区域麻酔、末梢神経ブロック）も増えている。具体的には下記のように覚醒させる。

① バイトブロックを挿入しておく（急に覚醒した患者が気管チューブを噛むことによる陰圧性肺水腫の予防）。
② 筋弛緩の拮抗、TOF 比 > 0.9 を確認
③ デスフルラン気化器濃度を 0％ にする。
④ FGF を 10 〜 15 L/min に増やす。

9）その他の注意

　低流量麻酔実践上のポイントを列挙する。

a. etDes アラームを必ず設定する[7]

　時間当たりのデスフルラン消費量が少ないとしても、術中覚醒予防のために呼気濃度の下限アラーム設定を習慣づける。維持濃度 ×（0.7 〜 0.8）程度に設定する。

b. 呼吸回路内部の観察

　気道が十分に加湿されるため、呼吸回路内に結露した水分が溜まることがある。定期的に回路内を観察して、余剰な水分を捨てる。

c. 体温管理

　低流量麻酔では気道から失われる熱が少ないので体温維持に有効である。創が小さい体表面の手術では、かえって体温が上昇する場合もある。適宜、温風吹送式加温装置の温度を調節する。

2 低流量麻酔の強力な味方 End-tidal Control（EtC）[8]

　低流量麻酔の際、最も注意すべきは低酸素症である。患者が吸入する酸素濃度は、麻酔器から供給される濃度と酸素消費量によって決定される。したがって低酸素症の防止には呼気終末酸素濃度（end-tidal O_2：etO_2）をモニ

ターすることが合理的である。etO$_2$と呼気終末麻酔薬濃度（end-tidal Anaesthetic Agent：etAA）を制御する投与方法がGE Healthcare社（Finland）の麻酔器Aisys^{TM}に搭載されたEnd-tidal Control（EtC）モードである。EtCモードを用いる吸入麻酔ではetO$_2$、etAAの目標値を設定する。ガス流量（酸素／空気／亜酸化窒素）と揮発性麻酔薬の気化量が自動制御されて、酸素および麻酔薬濃度は設定時間（140〜200秒）内に目標値に到達する。麻酔開始初期は、etAAを急速に高めるためにFGFも2 L/min程度になるが、目標etAAに達したのちFGFは0.5〜1 L/minの最少流量で維持される。

3 EtC開始初期の麻酔薬気化量とFGF

　FGF最少流量＝1 L/min、target etDes＝5.0%、target etO$_2$＝50%の設定でEtCを開始したときのデスフルラン濃度（吸気／呼気終末）、気化量を図1、酸素濃度（吸気／呼気終末）、新鮮ガス組成（酸素および空気の流量）を図2に示す。時刻19秒の時点でEtCに移行し、すぐに気化器からデスフルランの供給が始まるが、40秒時点まで回路内濃度が表示されないのは、麻酔薬の自動検出に時間を要するためである。約75秒までは130 mL/hr程度で気化しているが、その後急速に気化量が漸減して、EtC開始約3分後の気化量は20 mL/hrまで減少する（図1）。etDesはいったん6%までオーバーシュートしたのち、目標値の5%に接近して、機器の仕様どおり200秒前後で目標値の90%以内に入っている。このケースはEtC移行時点でFGFは2 L/minに増え、新鮮ガス組成は100%酸素に変更され、モード変更約100秒後にetO$_2$は目標値に到達している。その後、自動的にFGFは再び設定値の1 L/minに戻り、ガス組成も100%酸素から酸素／空気の混合気体に変わる。

4 EtCモードでの麻酔覚醒

　麻酔から覚醒させる時点でtarget etO$_2$を高い値に設定し、etAAを0%あるいはパージ（Purge）に設定する。理論上etO$_2$は100%にはなりえないのでEtCモードの最大値は100%ではなくMax（Maximum）と表示されるが、麻酔器の供給酸素濃度は100%になる。etAAを0%に設定するだけではFGFは変化しないため、低流量のままでは麻酔薬濃度は速やかに下がらない。一方、パージを選択すると自動的にtarget etAAは0%、FGFは10 L/minになり、迅速に麻酔薬濃度を低下させることができる。図3、4は手

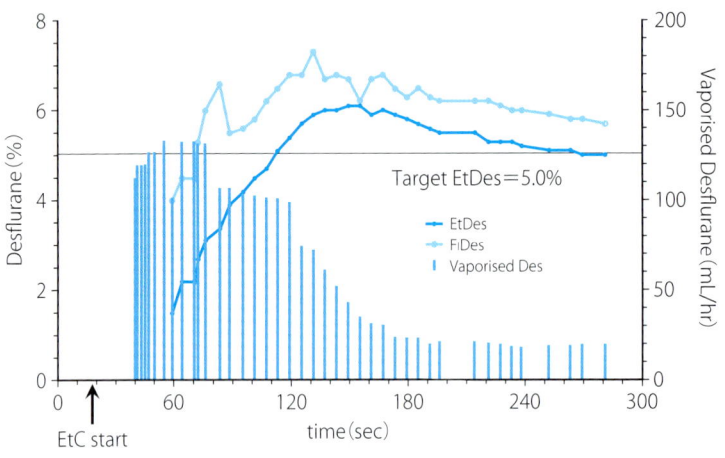

図1　EtCモード開始時のデスフルラン濃度と気化量

EtCの初期設定:
　最少流量1 L/min
　目標呼気終末デスフルラン濃度5.0%
　目標呼気終末酸素濃度50%
EtC開始初期にはデスフルラン濃度は目標値を上回り，目標濃度に近づくと気化量は急速に漸減する．
（木山秀哉．EtC：スムーズで安全な吸入麻酔を提供する新テクノロジー．
日臨麻会誌2013；33：563-71より引用）

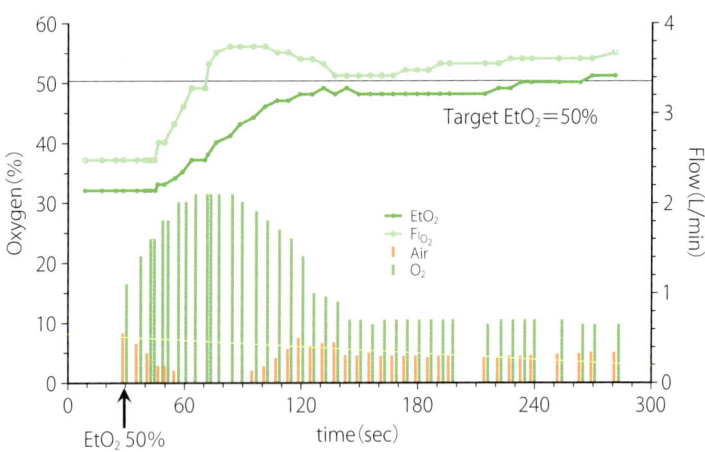

図2　EtCモード開始時の酸素濃度とガス流量

EtC開始時点でガス流量は自動的に2 L/minに増加し，呼気終末酸素濃度が目標値に到達した時点で1 L/minに減少する．
（木山秀哉．EtC：スムーズで安全な吸入麻酔を提供する新テクノロジー．
日臨麻会誌2013；33：563-71より引用）

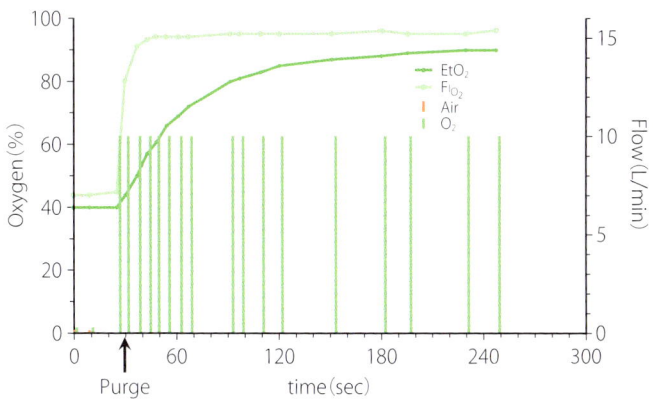

図3　麻酔覚醒時の酸素濃度とガス流量

麻酔から覚醒させるためにPurgeボタンを押すと回路内ガスは100%酸素，流量10 L/minとなり，急速に酸素濃度が上昇する．
(木山秀哉．EtC：スムーズで安全な吸入麻酔を提供する新テクノロジー．日臨麻会誌 2013；33：563-71 より引用)

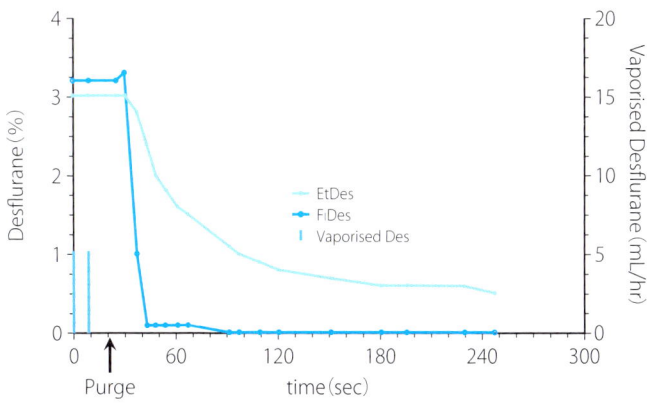

図4　麻酔覚醒時のデスフルラン濃度

Purgeボタンを押すと，デスフルランの気化量は0 mL/hrになり急速にデスフルラン濃度が低下する．
(木山秀哉．EtC：スムーズで安全な吸入麻酔を提供する新テクノロジー．日臨麻会誌 2013；33：563-71 より引用)

術終了時にパージ機能を用いて麻酔を覚醒させた経過である。FGF が維持中の 0.5 L/min から、10 L/min に増加し、気化量が 0 mL/hr になることで急速にデスフルラン濃度が低下する様子が示されている。

5 EtC から何を学ぶか？

EtC 機能によってデスフルランの低流量麻酔は安全かつ容易になったが、安易に器械任せにせず FGF と気化量が自動制御される様子を観察すると、EtC が使えない場合の低流量麻酔に役立つ。ポイントは下記の3点である。
①麻酔薬濃度を増減させる際には必ず一時的に FGF を増やす。
②濃度を上げる場合、気化器の濃度は etDes の目標値よりも高い値に設定する。
③濃度を下げる場合は一時的に気化量を 0 にして、目標値に接近してきたら気化器の設定濃度を低い値にして投与を再開する。

以上の投与方法は効果部位濃度を制御対象とする静脈麻酔薬の TCI（effect-site controlled：TCI）と同様である。つまり、EtC を吸入麻酔薬の target-controlled inhalation として考えると、その動作の理解が容易になるだろう。

6 将来を予測するスマート麻酔器

2013 年 12 月時点では日本未発売であるが、Dräger 社（Germany）の最新型麻酔器 Perseus® A500 には吸気・呼気中の吸入麻酔薬濃度を 20 分先まで予測する VaporView という機能が搭載されている。この機能により、例えば気化器の設定濃度を一定にしたまま FGF を減らした場合、呼気中の麻酔薬濃度がどのように推移するかを知ることができる。デスフルランの使用量を節約するには、麻酔開始初期に高流量で投与する時間を極力短縮するのが望ましいが、あまり早く低流量麻酔に移行すると麻酔薬濃度が安定しない。いつ、どの程度まで FGF を減らすかを判断するうえで VaporView 機能は有用であると考えられる。英国 Sunderland Royal Hospital の Laws は、Dräger 社の麻酔器 Primus® を使用して吸入麻酔を行う 40 人の麻酔科医を対象に、気化器で消費された揮発性麻酔薬の（液体）量と、実際に患者が吸収した量の比 volatile efficiency ratio（VER）を求めた[9]。この値が大きいほど揮発性麻酔薬の無駄が多いといえるので 1 時間未満の麻酔では VER を 3 未満、1 時間を超える麻酔では VER を 2 未満にすることを目標として低流量麻酔の具体的方法を科内に広めた。その結果、低流量麻酔の普及前後で VER（中

央値［範囲］）は 2.1［1.3 〜 18］から 1.7［1.1 〜 9］に減少し、時間当たりの麻酔薬コストも 5.41 ポンドから 1.81 ポンドへと 66％低下した。EtC と VaporView を同一の麻酔器で使用できないのは残念だが、「安全確実に低流量麻酔を実施可能である」ことは、これからの麻酔器に当然求められる要件になるだろう。換言すれば、21 世紀の吸入麻酔は低流量麻酔が時代の趨勢である。流量計、気化器、CO_2 吸収剤、ガスモニタリングなどの麻酔器関連技術が進歩した今、尋ねるべき質問は最早 Why Low Flow Anaesthesia？ではなく、Why NOT Low Flow Anaesthesia？である。

【文　献】

1）Ishizawa Y. Special article：general anesthetic gases and the global environment. Anesth Analg 2011；112：213-7.
2）Ryan S, Sherman J. Sustainable anesthesia. Anesth Analg 2012；114：921-3.
3）Feldman JM. Managing fresh gas flow to reduce environmental contamination. Anesth Analg 2012；114：1093-101.
4）Bilgi M, Goksu S, Mizrak A, et al. Comparison of the effects of low-flow and high-flow inhalational anaesthesia with nitrous oxide and desflurane on mucociliary activity and pulmonary function tests. Eur J Anaesthesiol 2011；28：279-83.
5）Brattwall M, Warren-Stomberg M, Hesselvik F, et al. Brief review：theory and practice of minimal fresh gas flow anesthesia. Can J Anaesth 2012；59：785-97.
6）Baum J, Berghoff M, Stanke HG, et al. Niedrigflußnarkosen mit Desfluran [Low-flow anesthesia with desflurane]. Der Anaesthesist 1997；46：287-93.
7）Avidan MS, Jacobsohn E, Glick D, et al. Prevention of intraoperative awareness in a high-risk surgical population. N Engl J Med 2011；365：591-600.
8）木山秀哉．EtC：スムーズで安全な吸入麻酔を提供する新テクノロジー．日臨麻会誌　2013；33：563-71.
9）Laws D. The volatile consumption：uptake ratio as a measure of the efficiency of semi-closed circle breathing system usage. Anaesthesia 2011；66：749.

3 セボフルランによるVIMA

渕辺　誠

はじめに

　揮発性吸入麻酔薬による導入と維持（volatile induction and maintenance of anesthesia：VIMA）はプロポフォールを使った全静脈麻酔（total intravenous anesthesia：TIVA）に対するこじつけのように感じる方もいるかもしれない。実際、筆者自身も2000年ごろ初めて耳にしたときはそう思った。しかし、よく考えてみると1840年ごろから始まる近代麻酔法の起源はすべてVIMAである。華岡青洲の麻沸散（通仙散）による経口麻酔薬投与を除けば、亜酸化窒素で全身麻酔下に抜歯を行った歯科医のWellsも、マサチューセッツ総合病院の公開実験にてエーテルによる全身麻酔を紹介したMortonも、ヴィクトリア女王にクロロホルムで無痛分娩を行った世界初の麻酔科専門医であるSnowも、すべてVIMAで麻酔を行っている。静脈麻酔薬であるチオペンタールで麻酔導入が行われたのは1934年ごろになってからのことである[1]。さらに現在でも麻酔開始前に静脈ラインを確保されていない小児ではVIMAが普通に行われている。エーテルによる麻酔の深度を評価するGuedelの麻酔深度表（表1)[2,3]の第Ⅱ期の興奮期はVIMAにとって大きな問題であった。それゆえ、静脈麻酔薬による導入で第Ⅱ期を通り越していきなり第Ⅲ期の外科手術期に到達できる魅力は想像を超えたモノであったに違いない。エーテルやクロロホルムによるVIMA一辺倒の時代から、チオペンタールやチアミラールによる静脈麻酔薬による導入とハロタンを代表とする吸入麻酔薬による維持という形が長らく続いた。アメリカ生まれの日本育ちであるセボフルランが1990年に発売され、これが再びVIMAに脚光を浴びせるきっかけとなった。2011年に血液/ガス分配係数が0.45と亜酸化窒素の0.47よりも小さいデスフルランがわが国でも使用可能となったが、VIMAに用いることはその気道刺激性のため、適応上認められていない。吸

表1 Guedelの麻酔深度表

麻酔深度		生体反応
第Ⅰ期（無痛期）		意識は不完全ながら保たれる．酩酊様状態，痛覚は弱くなる
第Ⅱ期（興奮期）		意識はなくなる．高位中枢からの抑制が除かれるので，興奮状態となる
第Ⅲ期（手術期）	第1相	筋肉の緊張，眼振，呼吸は確保
	第2相	筋肉の弛緩，眼球の固定，手術によい時期である
	第3相	著しく筋肉の弛緩，瞳孔散大
	第4相	呼吸が弱くなる，血圧が低下
第Ⅳ期（延髄麻痺期）		延髄の麻痺，あらゆる反射の消失

最近の麻酔科学の教科書には載っていないが，小児の緩徐導入の際には参照に値する．
（尾原秀史．吸入麻酔薬．熊澤光生編．標準麻酔科学（第5版）．東京：医学書院；2006．p.38-9，佐藤重仁．麻酔深度評価と調節．熊澤光生編．標準麻酔科学（第5版）．東京：医学書院；2006．p.141より改変引用）

表2 各種吸入麻酔薬の特性

麻酔薬	血液/ガス分配係数	MAC	代謝率（%）
セボフルラン	0.63	2.0	3
亜酸化窒素	0.47	105	0.004
デスフルラン	0.45	6.0	0.02
イソフルラン	1.4	1.2	0.2

亜酸化窒素よりも血液/ガス分配係数の低いデスフルランだが，気道刺激性が強く，MACも高いためVIMAには向かない．セボフルランは最もVIMAに向いている．代謝率が高い．
（中木敏夫．吸入麻酔薬の栄枯盛衰．稲田英一編．セボフルラン 基礎を知れば臨床がわかる．東京：メディカル・サイエンス・インターナショナル；2010．p.1-15より改変引用）

入麻酔薬による導入というと顔をしかめたくなる思い出のある読者諸志にも、現在わが国で最も使われているセボフルランによるVIMAを明日からのワザとしていただけたら幸いである（表2）[4]。

適　応

- 麻酔開始前に静脈路確保が困難な小児や成人
- マスク換気困難、挿管困難が予想される症例
- 術中に自発呼吸を温存したい症例
- 静脈麻酔薬にアレルギーや禁忌事項のある症例
- 短時間手術などで迅速な意識回復が望まれる症例

ワ　ザ

1 VIMAの特徴

　吸入麻酔薬の中でもセボフルランの特徴として、①気道刺激性が少ない、②血液/ガス分配係数が0.63と小さい、③MACが2.0（％）と低い、④麻酔の導入、覚醒が速やか、⑤麻酔深度の調節性、安定性に優れている、⑥生体内代謝率が2～5％とやや高いが、代謝物の排泄が速やかである、⑦循環動態が安定している、などが挙げられる。

　さらにVIMA自体のメリットとして、①導入から維持へのスムーズな移行が可能、②患者に使用する薬物（静脈麻酔薬）を減らすことができる、③導入-維持期に自発呼吸を温存しやすい、④麻酔深度の調節が容易、⑤静脈路が不要、などを挙げることができる[5]。

2 VIMA最大のポイント

　患者の自発呼吸に合わせた上手なマスク換気の成否がVIMA施行時の重要なポイントである。静脈麻酔薬で導入すると容易に呼吸が止まりやすいが、そこで上手にマスク換気を行い、速やかに吸入麻酔薬濃度を上げなければ、患者が覚醒したり、興奮して暴れたり、さらに換気困難に陥る可能性がある（図1）。セボフルランによるVIMAの場合、導入時に呼吸が止まることが少ないし、止まっても短時間で再開することが多い。麻酔深度はスムーズに上昇し、挿管時に浅麻酔となることはなく、そのまま維持期へ移行可能である

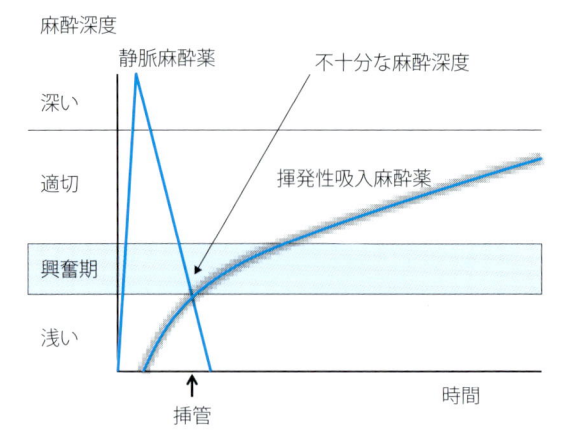

図1 静脈麻酔薬と揮発性吸入麻酔薬による導入

静脈麻酔薬と揮発性吸入麻酔薬による導入の場合，上手にマスク換気を行って肺胞内吸入麻酔薬濃度を上げることができなければ挿管時に不適切な麻酔深度になっている可能性がある．

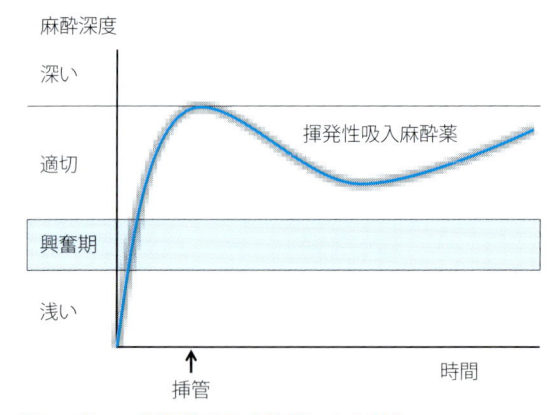

図2 単一の揮発性吸入麻酔薬による導入

単一の揮発性吸入麻酔薬による導入では適切な麻酔深度の維持が容易になる．

（図 2）。静脈ラインが確保されている場合には、少量の麻薬、フェンタニルやレミフェンタニルを効果部位濃度 1 ～ 2 ng/mL 程度併用することも重要である。患者の顔に良くフィットするマスクを選択し、上手にマスク換気を行うことができれば VIMA は施行可能である。静脈麻酔薬が臨床使用される以前の先達の苦労に思いを馳せながら、セボフルランが使用可能な時代の麻酔科医として働けることに感激を覚えるに違いない。吸入麻酔薬による導入にもかかわらず、興奮期はほとんどない。

3 実際の方法

　文献上では吸入麻酔薬による導入法は、①漸増法、② 1 回深呼吸法、③反復深呼吸法などが示されている[6]が、筆者は反復通常呼吸法で VIMA の導入を行っている。麻酔回路内にセボフルランをあらかじめプライミングしておく必要もない。患者入室後に末梢ラインを確保し、通常モニター装着後、酸素 6 L/min をマスクから吸入開始、同時にレミフェンタニル 0.1 ～ 0.2 μg/kg/min を投与開始する。患者呼気酸素濃度が 80 ～ 85％を超えたら、セボフルランの気化器を最大の 8％（5％）にすると同時に患者には「臭いのある麻酔ガスが流れてくるので鼻ではなく口で呼吸するようにして下さい」と説明する。通常 60 秒（5％でも 90 秒）以内に睫毛反射が消失する。呼名反応と睫毛反射消失を確認後は BIS（bispectral index）値 40 ～ 60 になるようにセボフルランの濃度を 2 ～ 4％間に調節する。必要に応じて筋弛緩薬を投与して、その 2 ～ 3 分後に気管挿管を行う（図 3、4）。気管挿管後はセボフルランの濃度を 1.2 ～ 1.5％に下げ、執刀開始までの間はレミフェンタニルの投与速度を 0.05 ～ 0.1 μg/kg/min 程度に減量しておくと循環動態が保たれることが多いが、必要に応じて輸液負荷や昇圧薬の投与なども行う。維持期は呼気酸素濃度 35 ～ 40％、新鮮ガス流量 1 L/min 程度の低流量麻酔でセボフルラン呼気濃度を 1.2 ～ 1.5％で保つ管理を行う。レミフェンタニル 0.2 ～ 0.5 μg/kg/min で術中侵害刺激に対応し、途中から術後鎮痛のための末梢神経ブロックや硬膜外鎮痛の持続注入、持続フェンタニル静注などを開始する。急激に吸入麻酔薬濃度を上げる必要がある場合は、新鮮ガス流量を 6 L/min まで上げ、気化器の設定も 8％まで上げる inalational bolus を 2 ～ 3 分行うことで十分対応可能である。閉創に向かい始めたら、持続フェンタニル静注や末梢神経ブロックなど術後鎮痛がきちんと図られている状況で吸入酸素濃度を 100％にし、終了と同時にセボフルランの投与を

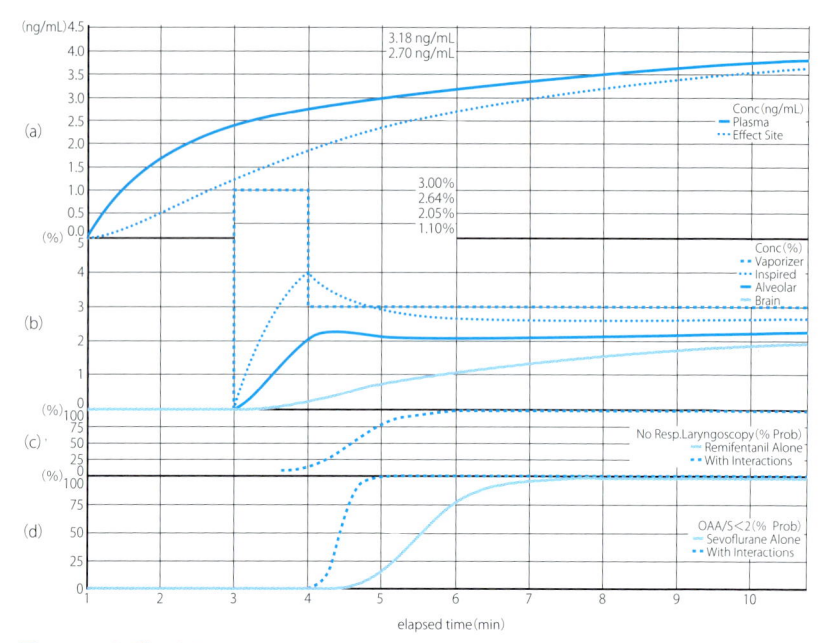

図3 8%セボフルラン VIMA
グラフは上から（a）レミフェンタニル，（b）セボフルラン，（c）喉頭展開に対する抑制の割合，（d）術中覚醒を防止している割合を示す．8%セボフルランによる VIMA のシミュレーション．
レミフェンタニル 0.2 μg/kg/min を 2 分投与後に 8%セボフルランを 1 分間，その後 3%の濃度で 2 分後に挿管するときの各種パラメータの値．40 歳，男性，170 cm，65 kg として AnestAssist PK/PD ver.1.8（Palma Healthcare System）でシミュレーションした．

終了、新鮮ガス流量を 6 〜 10 L/min に上げる。このとき、レミフェンタニルは 0.05 μg/kg/min で継続投与しておき、呼名開眼が認められたら、持続投与を終了する。こうすることにより、抜管時の気管吸引や口腔内吸引による刺激を緩和するとともに抜管後には呼吸抑制を来すことがなく経過する[7]。上記方法で通常 10 分以内には抜管が完了する。その後は、回復室で基本 30 分間呼吸・循環、意識・鎮痛状態、体温などを観察して病棟に帰室させる。

ワザの実際

VIMA により、自発呼吸を温存して管理した難治性肺瘻患者の開窓術の麻酔を紹介する。
　症例は、II 型糖尿病でインスリン療法を行っている 54 歳、男性、165 cm、

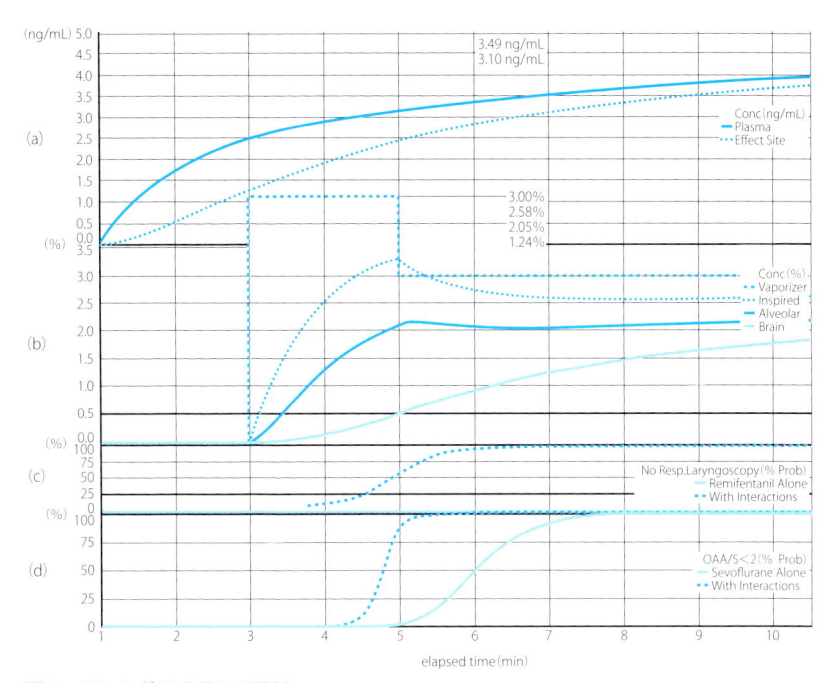

図4　5%セボフルラン VIMA

グラフは上から（a）レミフェンタニル，（b）セボフルラン，（c）喉頭展開に対する抑制の割合，（d）術中覚醒を防止している割合を示す．5%セボフルランによる VIMA のシミュレーション．レミフェンタニル 0.2 μg/kg/min を 2 分投与後に 5%セボフルランを 2 分間，その後 3%の濃度で 2 分後に挿管するときの各種パラメータの値．40 歳，男性，170 cm，65 kg として AnestAssist PK/PD ver.1.8（Palma Healthcare System）でシミュレーションした．

43 kg の通院患者が半年前に発熱と左上肺野の浸潤影にて入院、肺炎の加療を行っていたが、抗生物質に対する腎障害などで改善せず膿胸を形成した。以前より CT で左肺に空洞病変を指摘されており、入院 2 ヶ月目に外科的に肺アスペルギルス症による左肺化膿症に対して、開胸排膿術、胸郭形成術ならびに肋間筋広背筋皮弁充填術が行われた。その術後より左肺にエアーリークが出現し、術後 10 日目に局所浸潤麻酔下に胸腔ドレーンの入れ替えを行ったがエアーリークは改善しなかった。約 6 週間後に外科的切開排膿術と肺瘻閉鎖術を行ったが治癒せず、その後も全身麻酔下に気管視鏡下肺瘻閉鎖術を 2 回行ったが改善せず経過した。初回手術から 12 週間後に左肺の開窓術が予定された。前 2 回の気管支鏡下手術時での気管支ブロッカー™（COOPDECH　Endobronchial Blocker Tube；大研医器）を用いた分離肺換

気を行うまでは麻酔導入〜分離肺換気までエアーリークが多く、自発呼吸を消して、用手調節呼吸を行うと換気が不十分になる傾向があった。そのため今回は術中自発呼吸を温存することとし、麻酔管理はセボフルランによるVIMAと胸部傍脊椎ブロックで行うことにした。前投薬なし、鼻カニューレから酸素1 L/min投与された状態で車イス入室した。通常のモニターを装着し右側臥位で超音波ガイド下に胸部傍脊椎ブロックを0.25%ロピバカイン30 mLを用いて施行した。胸膜の癒着、胸郭形成術後で内肋間膜や壁側胸膜の確認は困難であり、局所麻酔薬を投与したのちに留置したカテーテルが胸腔内留置となったため、持続カテーテル留置は中止した。仰臥位に戻し、マスクから酸素を6 L/min投与開始するとともに、レミフェンタニル0.2 μg/kg/min持続静注を開始した。3分後にセボフルラン8%を吸入させ、2分後に呼名反応と睫毛反射の消失を確認するとともにセボフルランの濃度を4%に減量した。その2分後に喉頭鏡で舌根部から喉頭蓋まで8%リドカインスプレーを噴霧した。さらに1分後にHirabayashiらの方法（図5）[8]でAWS[TM]（Air Way Scope-S101；アイ・エム・アイ）を挿入、イントロックに装着された気管挿管チューブに呼吸回路を接続し、酸素とセボフルランを継続して投与した。AWS[TM]で声門を確認しながらイントロックの吸引ポートから気管内スプレーチューブ[TM]（10 Fr × 220 mm　R80；八光）を用いて声門部とその先の気管内に静注用2%リドカイン80 mgを2回に分けて40 mgずつ投与した。上記の局所表面麻酔を施行したのち、AWS[TM]下に気管挿管を行った。咳嗽反射も一切なく、自発呼吸を消すことなくスムーズに導入が行えた。挿管後にはセボフルランの濃度を1.2%に設定し、レミフェンタニルは0.05 μg/kg/minまで減量した。自発呼吸を温存したまま手術開始前にレミフェンタニルを0.2 μg/kg/minに上げ、術後鎮痛用にフェンタニルの持続点滴静注を100 μg/hrで開始した。フェンタニルの投与速度は最終的には40 μg/hr（≒ 1 μg/kg/hr）で術後まで継続した。術中は術前に行った胸部傍脊椎ブロックの効果によりレミフェンタニルの投与速度は平均0.2（0.1〜0.25）μg/kg/minで維持可能であったが、適宜プレッシャーサポート圧を2〜4 cmH$_2$Oかけることにより呼気終末二酸化炭素濃度は35〜41 mmHgで経過した。手術は順調に終了し、吸入麻酔薬投与終了後5分で開眼、7分後には抜管し、術後集中治療室へ退室した。術後の呼吸循環動態も落ち着いており、鎮痛もフェンタニル1 μg/kg/hr持続静注に25 μg/回のボーラス投与で十分得られていた。

自発呼吸温存下 AWS 挿管

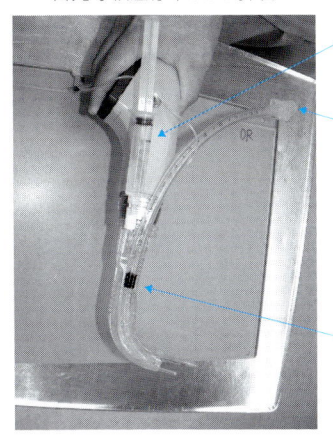

- イントロックの吸引ポートに 2%リドカイン 40 mg と空気 3 mL を吸った 5 mL 注射器を付けた気管内スプレーチューブをセット
- 麻酔回路を接続し挿管チューブから酸素と吸入麻酔薬を持続投与
- 潤滑剤をたっぷり付けた気管挿管チューブをイントロックのガイド溝にセット

図5　自発呼吸温存下に AWS を使用して挿管するときのセッティング
イントロックに装着された気管チューブより酸素と吸入麻酔薬が持続投与可能であり，さらにイントロックの吸引ポートを通して八光の気管内スプレーチューブで声門，気管内に局所麻酔薬を散布できる．口腔内吸引が必要な場合は，太めの吸引チューブを直接口腔内に挿入して行う．

ワザのポイント

　先にも述べたが、VIMA で重要なポイントはいかに上手くマスク換気を行い、スムーズに肺胞麻酔ガス濃度を上げるかという点に尽きる。上手くマスク換気を行うには、マスクのフィット感が重要で、図6 のように空気をいっぱい入れずに、少し虚脱気味のほうが患者の顔の形に良く合ってマスクからのガス漏れが減少する。この状態のマスクを「ゴムが伸びきったパンツのようにゆるゆるな状態」と表現している。筆者が行う VIMA は可能なかぎり、少量の麻薬、[フェンタニルやレニフェンタニルの効果部位濃度 1〜2 ng/mL 程度] を併用する。少量のオピオイドを合わせたセボフルラン 8%での麻酔導入は、気道刺激がなくなり、血液/ガス分配係数も低いので、息こらえや咳込む患者はほとんどなく、睫毛反射消失までの時間も 60 秒以内と静脈麻酔薬による導入に勝るとも劣らず、驚くほど短い。BIS 値をモニターできない場合には、呼気麻酔ガス濃度を 0.7 MAC 以上に維持することで術中覚醒の予防を図っている[9]。

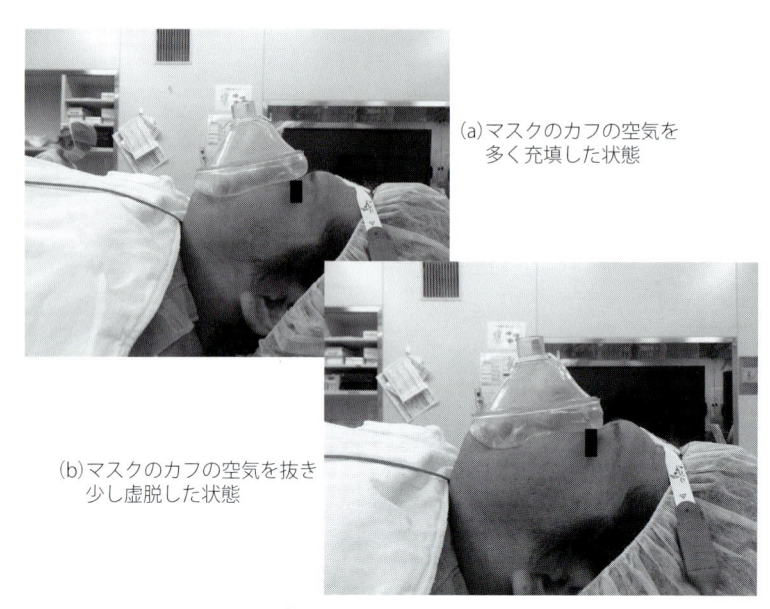

(a)マスクのカフの空気を
多く充填した状態

(b)マスクのカフの空気を抜き
少し虚脱した状態

図6　フェイスマスクカフの膨らみ
(a) のようにマスクカフ内の空気を十分充填して過膨脹気味で使用すると顔面とのフィット感がいまいち良くない．
(b) のように少し虚脱気味のほうが顔面とのフィットは良い．少し古くなってカフの部分が硬くなってきたマスクも顔面とのフィット感が良くないので注意が必要である．
マスクのカフ圧を調整できるのであれば，圧を高めに保つより，少し低めのほうが顔面へのフィット感は高まり，マスク換気がとてもしやすくなる．

MEMO　MAC 測定と VIMA

　Eger の所でデスフルランの研究を行っていた慈恵大学の安田先生によれば、「MAC を測定する際は、一切他の薬剤を使用しないで行うため、デスフルランによる導入も慎重に行えば問題ない」。

　しかし、デスフルランで VIMA を行うのはかなり気を使う処置なのだと思われる。これまで述べたセボフルランの代わりにイソフルランで VIMA を行うことがある。少量の麻薬投与下の漸増法でイソフルラン 0.5％から開始し、2〜3 呼吸ごとに 0.5％ずつ 4％の濃度まで上げて、5 分ほど維持して筋弛緩効果が十分な状況で気管挿管を行うが、セボフルランに比べて、徐脈にならずにレミフェンタニルとの相性はとても良いのではないかと思っている。少量のオピオイド投与により吸入麻酔薬の気道刺激性を激減させるのが VIMA 成功の大事な隠し味である。

Memo

セボフルランに関して

「稲田英一編．セボフルラン 基礎を知れば臨床がわかる．東京：メディカル・サイエンス・インターナショナル；2010」を是非ご一読下さい。

VIMA に関する情報

「琉球 VIMA」https://www.ryukyuvima.com に最近の揮発性吸入麻酔薬に関する知見も含めて掲載されているので、是非一度ご覧下さい（上記サイト閲覧には会員登録が必要）。

【文　献】

1) Larson MD．麻酔診療の歴史．武田純三監訳．ミラー麻酔科学．東京：メディカル・サイエンス・インターナショナル；2007．p.3-42.
2) 尾原秀史．吸入麻酔薬．熊澤光生編．標準麻酔科学（第 5 版）．東京：医学書院；2006．p.38-9.
3) 佐藤重仁．麻酔深度評価と調節．熊澤光生編．標準麻酔科学（第 5 版）．東京：医学書院；2006．p.141.
4) 中木敏夫．吸入麻酔薬の栄枯盛衰．稲田英一編．セボフルラン 基礎を知れば臨床がわかる．東京：メディカル・サイエンス・インターナショナル；2010．p.1-15.
5) 澤田敦史，山陰道明．セボフルランの特性と麻酔の導入，覚醒．稲田英一編．セボフルラン 基礎を知れば臨床がわかる．東京：メディカル・サイエンス・インターナショナル；2010．p.23-40.
6) Smith I, Thwaites AJ.Inhalation versus TIVA in short duration anaesthesia. Acta Anaesth Belg 1997；48：161-6.
7) Cho HB, Kim JY, Kim DH, et al. Comparison of the optimal effect-site concentrations of remifentanil for preventing cough during emergence from desflurane or sevoflurane anaesthesia. J Int Med Res 2012；40：174-83.
8) Hirabayashi Y, Seo N. Awake intubation using the airway scope. J Anesth 2007；21：529-30.
9) Avidan MS, Jacobsohn E, Glick D, et al. Prevention of intraoperative awareness in a high-risk surgical population. N Engl J Med 2011；365：591-600.

4 TCIポンプを使いこなす

増井　健一

はじめに

　わが国では、プロポフォールの投与方法としてTCIが利用されるのが一般的である。プロポフォールが発売された当初、その投与方法は他の静脈内投与薬物と同様に、ボーラス投与と一定速度での持続投与を組み合わせることによってのみ行われた。しかし、薬の効果は、その薬物濃度と投与された患者の感受性によって決まるので、薬物の投与は投与速度よりも投与濃度を調節して行うほうが合理的である。

　target-controlled infusion（TCI）は、濃度を一定に保つことを目的とした投与方法である。TCIを用いれば、薬物の血漿濃度（MEMO ①）もしくは効果部位濃度（MEMO ②）を、望んだ目標濃度に速やかに到達させ、到達後には薬物濃度を一定に保つことができる。

　TCIを実行する際には、薬物動態モデルにより計算される予測薬物濃度が用いられる。予測濃度が実測濃度と異なることは少なくないが、目標濃度の設定を変更してから10～20分程度の時間が経過した後の予測精度は、TCIポンプに内蔵されている薬物動態モデルを用いている限り臨床使用に差し支えないレベルであるといえる。一方、設定濃度を大きく増加させたのち数分間の予測精度は低い。つまり、薬物のボーラス量が多いときには予測精度が低くなる。この予測精度の低さを改善するために、濃度の変化が大きい場合に特化した薬物動態モデルを作成したとしても、予測精度の向上は望めない[1]。

　プロポフォールによる全身麻酔では麻酔導入時からプロポフォールを使用するので、就眠濃度（≒覚醒濃度）が分かれば、その後の維持プロポフォール濃度の決定に利用したり、術中覚醒の可能性を減少させることができる。しかし、上述のとおり、麻酔導入時の薬物濃度の予測精度は低い。この問題点を解決するワザとして、TCIポンプに表示された予測濃度を利用しないで

就眠濃度を予測する、もしくは予測精度を向上させて予測濃度を利用できるように手間と時間をかけて投与を行う、などの方法がある。本稿では、導入時のプロポフォール TCI に焦点をあてて解説する。

MEMO ① 血漿濃度

血中濃度と表現されることもある。英語では plasma targeted TCI など plasma を用いて表現されるのが通常である。

MEMO ② 効果部位濃度

効果部位濃度とは、読んで字のごとく「薬物が効果を発揮する部位の濃度」である。効果部位と効果部位濃度は理論的に仮定されたものである[2]。血漿濃度と効果部位濃度がともに一定の濃度に保たれた状態（定常状態）のときに両者は同じ濃度になるが、実際の効果部位濃度をヒトで測定するのは困難である。

適 応

- プロポフォールによる全身麻酔

ただし、TCI 開始前にプロポフォールが投与されている場合を除く（MEMO ③）。

MEMO ③ プロポフォール投与履歴の予測濃度への影響

プロポフォールの濃度は過去の投与履歴のすべてから計算される。したがって、例えば、全身麻酔開始前に何時間もプロポフォールを持続投与しているような患者で、TCI ポンプを用いて TCI を行おうとしても、TCI ポンプは過去の投与履歴の情報をもっていないので、target controlled infusion はできない。もし、TCI ポンプを用いて TCI を行うと、本来の予測濃度は、TCI ポンプに表示されている濃度より高い。ただ、もし、TCI ポンプ開始の 1 時間前にプロポフォールを 50 mg ボーラス投与した、など TCI ポンプ投与開始前のプロポフォール予測濃度が 0.2 や 0.1 µg/mL などとわずかであれば、TCI ポンプを使ってもほとんど問題ない。

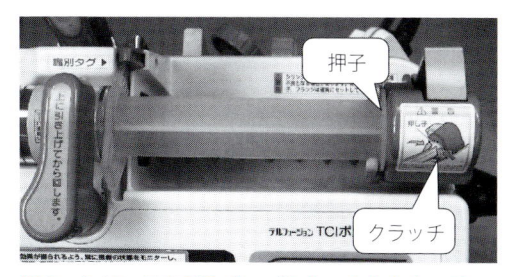

図1　シリンジを TCI ポンプにセットしたところ
図のように押子とクラッチが接するように準備する.
セットの方法の詳細は本文参照.

ワザ

1 TCI ポンプの設定を行う

　薬物濃度の計算にはいくつかの情報（年齢、体重、性別など）が必要なので、投与に先だってポンプに入力する。

　テルフュージョン TCI ポンプでは、内蔵されている成人用プロポフォール薬物動態パラメータである Marsh モデルによる濃度計算に体重のみが使用される。年齢の入力も求められるのは、このモデルが 15 歳以下の小児症例に対応できないためである。体重が不明なときでも、仮の体重を入力しないと TCI を行うことはできないが、TCI を開始した後に正確な体重が分かっても、テルフュージョン TCI ポンプでは後から正確な体重を入力することはできない。ただし、計算で本来の予測濃度を求めることはできる。あらかじめ体重を x kg と入力して TCI を開始し、後で y kg であることが分かった場合、本体の予測濃度は次の式により計算できる。

　　（テルフュージョン TCI ポンプに表示されている予測濃度）× x ÷ y

2 薬物を充填したシリンジを TCI ポンプにセットする

　ポンプのクラッチがシリンジの薬液を"すぐに"押し出せる状態にセットするのがポイントである（図1）。シリンジを TCI ポンプにセットする方法には次のようないくつかの手順が考えられる。シリンジに薬液を充填し、延長チューブをシリンジに接続したのち、

① a. シリンジを TCI ポンプにセット、b. TCI ポンプのプライミングボタンを押すことでシリンジの押子を押して延長チューブ内に薬液を満たす。

② a. シリンジを TCI ポンプにセット、b. TCI ポンプのクラッチを手動で動かすことで押子を押して延長チューブ内に薬液を満たす。
③ a. シリンジの押子を手で押して延長チューブ内に薬液を満たす、b. シリンジを TCI ポンプにセットする。

　上記の 3 つの方法のうち、最もすぐに薬液を押し出せる可能性が高い準備方法は①である。②の方法では、TCI ポンプのクラッチとシリンジの押子の間に隙間がないように準備したとしても、TCI ポンプが薬液をすぐに押し出さない場合もある（例えば、実際にこの準備の直後にプライミングボタンを押してみると、薬液の投与総量が 0.1 ～ 0.5 mL 程度になるまで薬液が送液されないことはしばしばある）。③の方法では、クラッチと押子の間に隙間がある状態でシリンジをセットできてしまう。シリンジを TCI ポンプにセットしたときには、必ず TCI ポンプのプライミングボタンを用いてクラッチと押子の間に隙間がないように準備するほうがよい。

　また準備に際しては、大気圧の影響があることも知っておく必要がある。例えば、上記① a ～ b の準備を行ったのち、延長ルートの先端を開放したまま地面に近づけると、薬液が延長ルートの先端から少しこぼれる。その後、再度延長ルートの先端を持ち上げると薬液は延長ルートからシリンジに向かって少量逆流する。この状態で延長ルートを輸液ルートに接続し、シリンジポンプの投与開始ボタンを押すと、薬液はすぐに輸液ルートの中には送液されない。プロポフォールの TCI ではそれほど問題にはならないが、将来他薬物の TCI で問題になる可能性がある。

3 TCI ポンプでの麻酔導入

　プロポフォール麻酔の導入時、TCI ポンプをどのように利用するかは、麻酔科医によってさまざまである。具体的には、TCI を開始するとき目標濃度をいくつにするか、TCI ポンプのプライミングボタンを利用するか、投与開始後しばらくたっても反応消失しないときに目標濃度をどのタイミングで変更するか、などである。また、麻酔導入時にオピオイドを先に投与するかどうかも TCI での導入に影響する因子である。

1）TCI 開始時の目標濃度をいくつにするか

　通常の急速導入では、目標濃度を 3 μg/mL 前後として投与を開始すれば、麻酔導入時にプロポフォールの効きやすさをある程度評価することができ

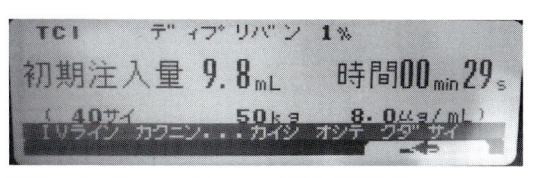

図2 プロポフォール TCI の初期目標濃度を 8 μg/mL としたところ

初期注入量は約 2.0 mg/kg となる．この投与量ではほとんどの患者が速やかに反応消失するので，投与開始後反応消失するまでの間にプロポフォールの効果判定を行うことができなくなってしまう．

る。若い人では 4 μg/mL に、高齢で元気のなさそうな人では 1 ～ 2 μg/mL とする場合もある。この程度の目標濃度にしておくと、効きやすい人ではプロポフォールが脳血管に到達すれば速やかに反応消失するが、効きにくい人ではなかなか反応消失しない。もし、目標濃度をもっと高い濃度、例えば 8 μg/mL としてプロポフォールの投与を開始すると、TCI ポンプは 1,200 mL/hr の速度で約 2.0 mg/kg のプロポフォールを初期投与するため（図 2）、ほとんどすべての人が速やかに反応消失してしまい、効きやすさの評価ができなくなる。

　麻酔維持に必要なプロポフォール効果部位濃度は個人によって異なり、そのばらつきは吸入麻酔薬より大きいので、効果の評価は吸入麻酔薬より重要である。もし、脳波モニターと組み合わせることで適切な麻酔維持濃度が常に確実に明らかになるのであれば、脳波モニターを見ながらプロポフォール濃度の調節を行えばよいが、実際には脳波モニターによる麻酔薬効果の判定が難しいことは少なくない。成人患者に対するプロポフォールによる全身麻酔では、麻酔導入時からプロポフォールを投与するので、最初からプロポフォールを投与することを利用して、導入時にプロポフォールの効きやすさの情報が得られるよう工夫するのがよい。効きやすさの評価方法の詳細や、効きやすさの情報をその後の麻酔にどう役立てるかは、他書を参照されたい[3]。

　迅速導入では、8 μg/mL 前後の目標濃度で導入すると速やかに反応消失する。ただし、高齢で元気のない患者や全身状態の悪い患者では、状態に合わせて設定濃度を低くする。投与開始後、予測血漿濃度が設定した目標濃度に達したらすぐに設定を適切な濃度（通常 2 ～ 4 μg/mL）に減少させる。これは高濃度のまま投与することによる血圧低下などの副作用や不必要な過

第Ⅰ章　麻酔管理編　43

量投与を避けるためである。

2）TCI ポンプのプライミングボタンを薬液投与目的で利用するか

　結論から言えば、TCI ポンプのプライミングボタンは薬液投与目的で利用すべきではない。なぜなら、テルフュージョン TCI ポンプのプライミングボタンは、プレフィルドシリンジの装着時に、シリンジの押子に TCI ポンプのクラッチに密着させ薬液がすぐに送り出せるよう準備するために使用する目的で設計されているからである。つまり、プライミングボタンを押したときに送り出された薬液は患者に投与されないという前提があり、プライミングボタンを利用して患者に薬液を投与しても、TCI ポンプの予測濃度の計算には利用されない（この事実は TCI ポンプを用いてプロポフォールを投与している最中に投与を一時停止してプライミングボタンを用いてプロポフォールを投与してみることで確認できる：プライミングボタンを押す直前に予測血漿濃度を見ておき、プライミングボタンでプロポフォールを投与した直後に再度予測血漿濃度を見ると、プライミングによって濃度が増加していないことが確認できる）。

　迅速導入時にプライミングボタンでプロポフォールを 2 mg/kg 投与し、その後目標濃度 3 μg/mL として TCI を開始するといった投与方法を耳にすることがある。しかし、前述のとおりプライミングボタンによる投与も予測濃度の計算に含まれないので、TCI 開始後の本当のプロポフォール予測濃度は、しばらくの間 TCI ポンプの表示濃度よりかなり高くなり、30 分経過しても TCI ポンプの表示濃度より約 0.5 μg/mL 高い（図3）。さらに、ボーラス後短時間の実測血漿濃度は、テルフュージョン TCI ポンプで用いられている Marsh モデルにより計算される予測血漿濃度よりかなり高い[1]。したがって、迅速導入時にプライミングボタンで就眠量のプロポフォールを投与した後に TCI を開始する投与方法は、プロポフォールをかなり過量に投与する可能性があり勧められない。また、プライミングボタンにより 2 mg/kg 投与するときの投与速度と、目標濃度を 8 μg/mL と設定して TCI を開始したときの初期ボーラス投与量 2 mg/kg の投与速度はともに 1,200 mL/hr である。したがって、前項で紹介した方法でプロポフォール TCI を用いた迅速導入と、プライミングボタンを利用した迅速導入の導入時間はほぼ同じである。

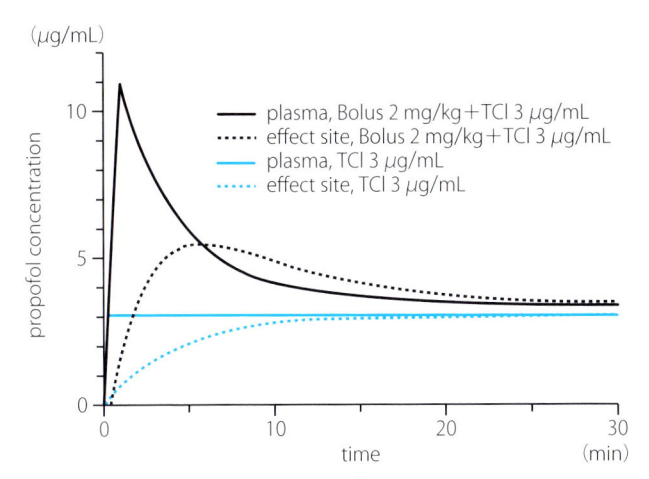

図3 テルフュージョン TCI ポンプで目標濃度 3 μg/mL として TCI を行ったときの予測血中濃度（——），効果部位濃度（……）と，プライミングボタンで 2 mg/kg のプロポフォールを投与した直後に TCI ポンプで目標濃度 3 μg/mL として TCI を行ったときの実際の予測血中濃度（——），実際の効果部位濃度（……）

プライミングボタンを使って 2 mg/kg のプロポフォールを投与したとき，ポンプに表示されている予測濃度はグラフの青色で示したとおりだが，実際の予測濃度は黒色で示したようになる．投与開始 5 分後の黒色と青色の濃度差は大きく，投与開始 30 分後でも約 0.5 μg/mL 異なる．

3）TCI 開始後しばらく反応消失しないとき目標濃度をいつ変更するか

　目標濃度 3 μg/mL でプロポフォールを投与開始すると、特に若年患者ではなかなか意識消失しないことがしばしばある。若年患者では血流が良いので、プロポフォールの投与を開始して 10 ～ 20 秒後にはプロポフォールが大脳に効果を発揮し始めていることが分かる。その後 1 分程度見ていると、効きにくい患者では効果の変化があまり大きくなく、数分待ったとしてもなかなか反応消失しないように推測される。このような場合は、1 μg/mL ずつ設定濃度を上昇させていけばよい。

　一方、高齢患者でも、目標濃度 3 μg/mL でプロポフォール投与開始後なかなか反応消失しないことがある。このようなケースでは、プロポフォールの効果の発現開始を認識できるまでに投与開始後 1 分以上経過していることがある。この現象は血液の循環速度がかなり遅くなっていることに起因す

る。このような患者では、投与開始からプロポフォールの効き始めまでの時間は長いが、効き始めれば反応消失までの時間が極めて短いことが多い。効きはじめを認識する前に目標濃度を上昇させてしまうと、反応消失の後に高度低血圧を来すこともある。

4）プロポフォールとレミフェンタニルどちらを先に投与するか

投与の順序にはさまざまな意見があるが、筆者は成人患者では基本的にプロポフォールを先に投与する。理由は、プロポフォール単独の効果を評価し、術中覚醒の危険性を少しでも減らすためである。

レミフェンタニルを先行投与した場合、プロポフォールとレミフェンタニルの相互作用により声掛けなどの刺激に対する反応消失時のプロポフォール濃度は低くなる。もし、レミフェンタニルを先行投与し、高濃度になってからプロポフォールを投与すれば、反応消失時のプロポフォール濃度の個人間のばらつきは、プロポフォールを単独投与したときの反応消失時のプロポフォール濃度の個人間のばらつきよりもずっと小さくなり、プロポフォールの効果の個人差をとらえにくくなる。しかし、反応消失は意識消失や記憶喪失状態を表しているわけではなく、また、オピオイドは記憶に作用しないという過去の研究がある[4, 5]。このような事実から、導入時はプロポフォールを先行投与しその効果を評価してからレミフェンタニルの投与を開始したほうが安全であると筆者は考えている。

ワザの実際

症例は、80歳、女性、155 cm、60kg
S状結腸癌に対してS状結腸切除を予定された。合併症は高血圧のみ

1 投与の準備

手術に先だって、シリンジポンプにプロポフォールのプレフィルドシリンジをセットする。プレフィルドシリンジのすぐ先に三方活栓を付けておくと（図4）、術中のシリンジ交換が容易になる。三方活栓の先にはなるべく細い延長チューブを付ける。長さは100 cm前後が良い。延長チューブの先にも三方活栓を付けておくと、患者入室後、患者の点滴ルートの間に挟むときの手間が少ない（図5）。また、レミフェンタニルを同時に準備するときには、

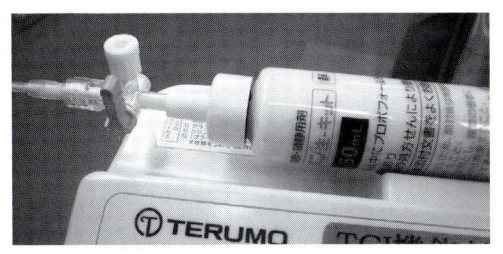

図4 シリンジ交換を容易にする工夫
プレフィルドシリンジの先端に三方活栓を接続しておくと，シリンジの交換の手間を少なくできる．

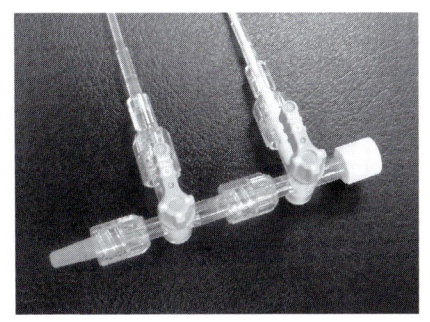

図5 投与準備の工夫
プレフィルドシリンジに接続した延長チューブの先端にも三方活栓をつなげておくと，輸液ルートに接続する手間が少ない．

点滴ルートに挟む三方活栓2つをあらかじめ接続しておく（図5）。薬液投与ルートを輸液ルートに接続するときには、なるべくの患者に近い場所になるようにする。これは、薬液の投与が輸液速度の影響を受けにくくするためである。

2 導　入

1）プロポフォール投与開始

　全身麻酔導入時には、患者に十分に酸素を吸入してもらう。静脈カテーテルが確実に血管内に挿入されていることを確認し、輸液速度を少し速めてから、プロポフォールの投与を目標濃度 3 µg/mL で開始する。投与を開始したら、投与時痛があることと投与時痛は術後までは残らないことを説明する。

第Ⅰ章　麻酔管理編　47

その後、患者の様子をよく観察し、プロポフォールが効きはじめたタイミングを注意深く観察する。患者が効いてきたと言う場合もあるし、なかなか効かないと言っているがプロポフォール投与開始前と比べて言動が明らかに異なる場合もある。効きはじめてから1〜2分経っても反応消失しない場合は、設定濃度を上昇させる。本患者は、投与開始から繰り返し声掛けをして1分以上の間明らかな効果を認めなかったが、次に声をかけたときには反応がなかった。

2）レミフェンタニルと筋弛緩薬の投与

反応消失を確認したら、筋弛緩薬（ロクロニウム 0.6 mg/kg）とレミフェンタニルを続けて投与する。レミフェンタニルは 20〜50 μg ボーラス投与し、0.2 μg/kg/min で投与開始する。レミフェンタニルのボーラスはレミフェンタニル濃度を早く上昇させるためである[6]。ボーラスを行わずに持続投与速度を 0.3〜0.5 μg/kg/min として挿管する方法もあるが、挿管後に投与速度を減少させることを忘れてしまうと低血圧や徐脈を来しやすいので、筆者はこの方法を選択している。本患者は高齢なので 20 μg をボーラスし 0.2 μg/kg/min で持続投与した。この投与でのレミフェンタニル効果部位濃度は 2 分後に 2.6 ng/mL、3 分後に 3.3 ng/mL となる。なお、気管挿管時の心血管反応を平均 54 歳の半数の患者で抑制できるレミフェンタニル濃度は 4.6 ng/mL[7] であるが、80 歳ではその 6〜7 割程度のレミフェンタニル濃度（2.7〜3.2 ng/mL）でよいと考えられる[8]。

3）気管挿管

上記の投与では、レミフェンタニル効果部位濃度が挿管刺激をある程度抑える濃度に上昇するまでの時間と、筋弛緩薬が気管挿管に適した効果を発現するまでの時間は同程度と考えられ、その時間はおおむね 3 分である。

気管挿管後は、プロポフォール、レミフェンタニルの投与を調節する。本症例ではプロポフォールが効きやすいと評価し、目標濃度を 2 μg/mL とし、硬膜外麻酔を併用することからレミフェンタニルの投与速度を 0.05 μg/kg/min とした。

ワザのポイント

　TCIポンプを利用する利点は、濃度を基準として薬物を投与できることである。ポンプに表示される薬物濃度は、投与履歴（MEMO ③）から計算される。投与履歴として扱われない薬物投与（テルフュージョンTCIポンプのプライミングボタンを使ってのボーラス投与、TCIポンプ以外を用いた投与）は避けるほうがよい。

　手術終了後には目が覚めるのを待つだけだからと、プロポフォールの追加投与にTCIポンプを使わないケースも見受けられる。しかし、全静脈麻酔で覚醒プロポフォール濃度をうまく予測できることが、スムーズな麻酔からの回復や安全な麻酔につながることを考えれば、麻酔からの覚醒時までプロポフォール濃度を観察しておくことは重要である。

おわりに

　数年後にはOpen TCIが使用可能となる。Open TCIでは、プロポフォール以外の薬物でもTCIが可能となる。Open TCIを使うときには、薬物の種類や薬物動態モデルごとにTCIポンプの使用のコツがある。今回はプロポフォールのTCIをオリジナルのMarshモデルで行うときのコツを紹介した。

【文　献】

1) Masui K, Kira M, Kazama T, et al. Early phase pharmacokinetics but not pharmacodynamics are influenced by propofol infusion rate. Anesthesiology 2009；111：805-17.
2) 増井健一，風間富栄．薬物動態シミュレーションと薬物動態モデル．臨床麻酔 2010；34：445-55.
3) 増井健一．TIVAによる麻酔法．萩平　哲編．あらゆる科で役立つ！麻酔科で学びたい技術．東京：羊土社；2013．p.33-41.
4) Veselis RA, Reinsel RA, Feshchenko VA, et al. The comparative amnestic effects of midazolam, propofol, thiopental, and fentanyl at equisedative concentrations. Anesthesiology 1997；87：749-64.
5) Iselin-Chaves IA, Flaishon R, Sebel PS, et al. The effect of the interaction of propofol and alfentanil on recall, loss of consciousness, and the Bispectral Index. Anesth Analg 1998；87：949-55.
6) 増井健一．オピオイド（麻薬）．森田　潔，岩崎　寛，古家　仁ほか編．麻酔科学レクチャー：創刊号 麻酔の現況と展望．東京：総合医学社；2009．p.143-8.
7) Albertin A, Casati A, Federica L, et al. The effect-site concentration of remifentanil blunting cardiovascular responses to tracheal intubation and skin incision during bispectral index-guided propofol anesthesia. Anesth Analg 2005；101：125-30, table of contents.
8) Minto CF, Schnider TW, Egan TD, et al. Influence of age and gender on the pharmacokinetics and pharmacodynamics of remifentanil. I. Model development. Anesthesiology 1997；86：10-23.

5 創部浸潤麻酔

長田　理

はじめに

　術後疼痛対策としては、オピオイドを用いた全身性鎮痛、非ステロイド系消炎鎮痛薬を用いた鎮痛、そして局所麻酔薬を用いた局所鎮痛を適切に組み合わせることが重要である[1]。硬膜外鎮痛法・末梢神経ブロックや浸潤麻酔を用いて創部からの侵害刺激を遮断すると、単に痛みを遮断するだけでなく、長期予後が改善することが知られている[2]。しかしながら、硬膜外鎮痛法・末梢神経ブロックはすべての手術部位で利用できるわけではないという限界が存在する。

　手術創部からの侵害刺激を最も簡単に遮断するには、その部位に局所麻酔薬を浸潤させて末梢神経からの刺激伝達を止めればよい。臨床現場では局所浸潤麻酔だけでさまざまな手術・処置が行われているように、局所浸潤麻酔の鎮痛効果は十分強力である。しかしながら作用持続時間は選択した局所麻酔薬に依存するため、術後に及ぶ鎮痛効果を期待する場合には長時間作用性ないし超長時間作用性の局所麻酔薬を選択するのが合理的である。

　局所麻酔薬を用いた鎮痛の問題点は、局所麻酔薬自体の作用持続時間とともに、希望する部位周囲に局所麻酔薬を確実に浸潤させる手技が想像以上に難しいことである。皮膚は強力な薬物阻止能力をもつため、局所麻酔薬貼付剤（ペンレス®；マルホ）などにより局所麻酔薬を高濃度で長時間皮膚に接触させ続けても皮下数 mm までしか鎮痛効果が得られない。注射針を用いて皮下組織に局所麻酔薬を浸潤させる場合であっても、浸潤領域が十分に広がらず鎮痛効果が不十分な部位が存在すると患者は痛みを感じてしまう。また術後痛に対して追加投与することも難しく、従来は限定的な利用にとどめられていた。

　そこで、全身性鎮痛薬が用いられる手術中に侵害刺激が生じる手術創部へ

局所麻酔薬を浸潤させることで、術後疼痛対策の一助とする方法が創部浸潤麻酔（local infiltration anesthesia：LIA）である。この方法は手術創部へ直接局所麻酔薬を散布・浸潤させることが容易であり、特別な技術を習得する必要がない。再現性のある鎮痛効果が簡便に得られるため、基本的な手技として利用しやすい。最近では諸外国でも局所浸潤麻酔を再評価する動きがある[3]。

適 応

- 硬膜外鎮痛法が利用できない術後鎮痛管理
- 末梢神経ブロックを併用しない術後鎮痛管理
- 複数の神経支配部位に手術創が分布する手術の術後鎮痛管理

上記のような状況で、オピオイド鎮痛薬の全身投与による意識状態への影響を最小限に抑えたい場合に適した鎮痛法である。

なお、ロピバカインなど長時間作用性局所麻酔薬の保険適応は「硬膜外麻酔、伝達麻酔」であるが、審査情報提供検討委員会での検討にもとづいて厚生労働省保険局から妥当適切であるとの審査情報が提供されており[4]、事実上保険診療上の問題とはならない。

ワ ザ

1 実施時期

閉創時に局所麻酔薬を皮膚・皮下組織・筋膜・腹膜など感覚神経終末が分布している領域に十分浸潤させることが目標である。このため、手術部位の止血および創部洗浄が完了し、いよいよ閉創する段階から閉創完了後までの時間帯に実施する。

2 使用する薬物

できるかぎり長時間にわたって鎮痛効果を得るため、長時間作用性局所麻酔薬（ロピバカイン・ブピバカイン・レボブピバカインなど）を選択する。ブピバカインは強い心血管系毒性を有するため、局所麻酔薬中毒による循環虚脱およびそれに起因する心停止に対して蘇生率が非常に悪いことが知られている。本投与法では局所麻酔薬を創部全体に散布する必要があり、局所麻

酔薬の投与量が大量となる傾向がある。このため、できるかぎり心血管系毒性が低いロピバカインを使用するのが安全である。

創部へ直接散布する場合は薬物の侵入を阻止する皮膚を介さないため、0.2％程度の低濃度であっても鎮痛が得られる。一方、創部を洗浄した生理食塩液などで希釈されることも考慮して0.5 〜 0.75％ロピバカインを用いるのが確実であるが、同時に単回投与時の極量（およそ3 〜 4 mg/kgとされている）を超えないことも重要である。創部の大きさにもよるが、0.75％ロピバカイン製剤を10 mLないし20 mL使用することが多い。

3 投与方法

局所麻酔薬を創部に浸潤させるには、注射針を用いて皮膚・皮下に少量ずつ分割注入する方法が一般的である（図1-a）。この方法は強力なバリアである皮膚が存在する場合に手術部位に薬物を注入するものであるが、局所麻酔薬の分布は注射針先端を中心とする球状となる[5]。このため、局所麻酔薬の鎮痛効果を創部全体に広げるためには、球状の局所麻酔薬浸潤スペースが連続するような間隔で注射針先端を配置する必要がある。このような精密な注入には熟練が必要であり、言い換えると局所麻酔の上手・下手が如実に現れる。しかしながら手術終了時は、術後痛が問題となる領域（創部）が直視ないし局所麻酔薬が皮膚を介さずに直達できる状況である。このような状況であれば、鎮痛を必要とする部位に局所麻酔薬を直接散布・塗布・浸潤させることが容易かつ確実に実施できる（図1-b）。そこで、術後痛対策としての創部浸潤麻酔は、皮膚を貫く注射針を用いるのではなく、手術創へ直接散布するか、閉創完了までにプラスティックカテーテルなど鈍針を用いて創部の組織断端部に局所麻酔薬を注入して薬液が広がるよう創部をマッサージする方法が推奨される。

4 期待される効果

本法はあくまで局所麻酔薬による手術創部の鎮痛であるため、硬膜外鎮痛法のように広範囲の分節性鎮痛が得られるわけではない。このため、鎮痛効果も鎮痛範囲も限定的であるというデメリットがある一方で、鎮痛範囲が狭いため術後運動障害を来す危険性が低く術後の早期離床を実現しやすい。ロピバカインを使用した場合の鎮痛効果は8 〜 12時間程度（自験例データ）と期待されるが、手術直後からの十分な鎮痛により長期予後については今後

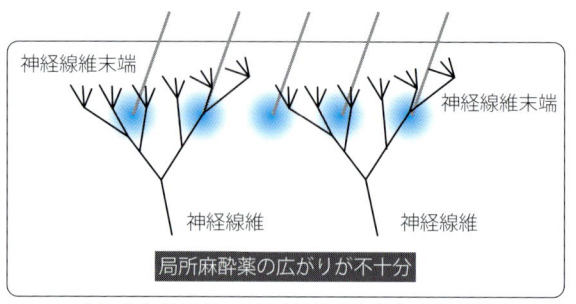

(a) 注射針を用いて局所麻酔薬を注入する方法

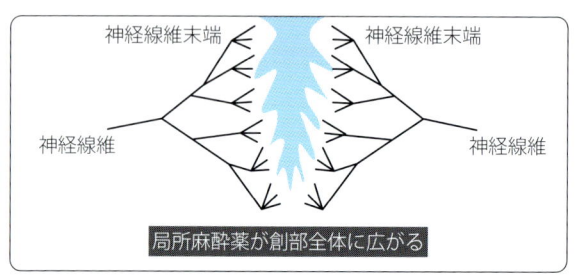

(b) 手術創部に直接局所麻酔薬を散布して浸潤させる方法

図1　注射針を用いた局所注入と創部浸潤麻酔の違い
(a)と(b)の違いを示す．注射針を用いて確実な鎮痛を得るためには，少量ずつ分割したうえで局所麻酔薬の浸潤領域が重なるよう丁寧に注入する必要がある．一方，直接浸潤させるには単に創部に滴下ないし散布するだけでよく，簡便で再現性がありながら特別な手技を必要としない．
(大和志保，長田　理，村山隆紀．生体代替モデルを用いた2つの局所麻酔薬投与法に関する比較検討．麻酔 2011；60：1144-8 より改変引用)

の研究が必要である。

5 注意点

　創部浸潤麻酔により創部痛が減弱するため、従来どおりの全身性鎮痛薬（オピオイド）を使用するとオピオイドの効果が強く現れ、呼吸数減少・呼吸停止などの副作用が問題となることがある。このため創部浸潤麻酔を実施する場合には、術中に作用時間の長いフェンタニル・モルヒネを投与せず、覚醒後に必要最小限のオピオイド鎮痛薬を投与するのが安全である。このような術後疼痛管理は、術後の嘔気・嘔吐を回避するうえでも有利である。

ワザの実際

創部浸潤麻酔の手技は年齢・性別に依存しないため、さまざまな状況で活用される。

1 乳癌手術において閉創後にプラスティックカニューレを用いて注入する場合

図 2-a のように縫合糸と縫合糸の間隙からプラスティックカニューレ（図3）を進入させ、創部断端に局所麻酔薬が広がるようにゆっくりと注入する。少量注入したらいったんプラスティックカニューレを抜き、別の間隙から再びプラスティックカニューレを進入させて局所麻酔薬を注入すると、広範囲に局所麻酔薬を散布・浸潤させることができる。注意点としては、局所麻酔薬の注入は皮下のみにとどめるのではなく、剝離挫滅した断端全体に広げるほうが効果的な鎮痛が得られることである。また、注入終了直後からドレーンを陰圧とすると局所麻酔薬が吸引されてしまうため、少なくとも数分間はドレーンを閉じておく。

2 開腹手術において創部へ直接散布する場合

図 2-b のように腹膜・筋膜の層を縫合して洗浄が完了したのちに局所麻酔薬を皮下組織に直接散布する。局所麻酔薬が皮下組織から筋膜・腹膜まで浸透するよう、数分間"ひたひた"浸すとともに、ガーゼなどで拭い取らないよう注意しながら閉創を完了する。この方法を利用すると、粘性の高い局所麻酔薬や局所麻酔薬含有スポンジを創部に残した状態で手術創を縫合することができる。

3 開腹手術において閉創後にプラスティックカニューレを用いて注入する場合

図 2-c のように創部の縫合を完了したのちに、縫合糸と縫合糸の間隙からプラスティックカニューレを進入させ、創部断端に局所麻酔薬が広がるようにゆっくりと注入する。1の場合と同様に、少量注入したらいったんプラスティックカニューレを抜き、別の間隙から再びプラスティックカニューレを進入させて局所麻酔薬を注入すると、広範囲に局所麻酔薬を散布・浸潤させることができる。局所麻酔薬の量を調節して、2と併用することもある。

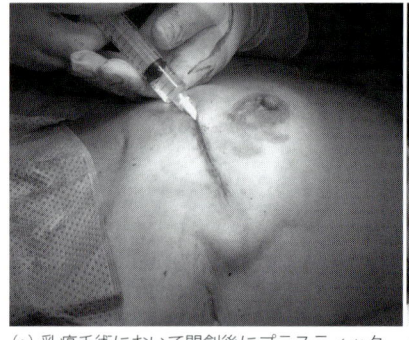

(a) 乳癌手術において閉創後にプラスティックカニューレを用いて注入する.
(b) 開腹手術において創部へ直接散布する. 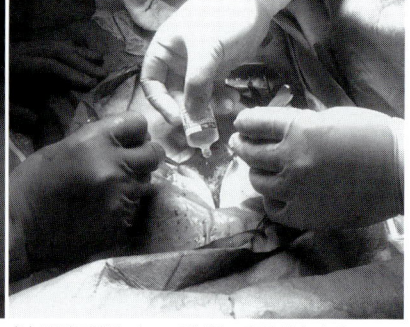
(c) 開腹手術において閉創後にプラスティックカニューレを用いて注入する. 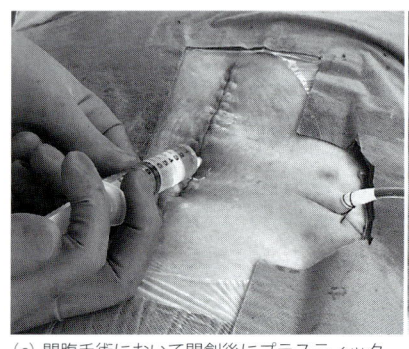
(d) 鎖骨骨折観血的整復固定術において創部へ直接散布する. 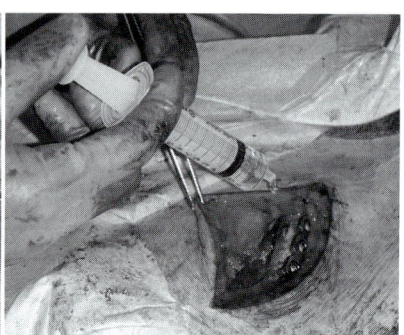

図2 創部浸潤麻酔の様子

4 整形外科手術など体表・骨関節などの手術（例：鎖骨骨折観血的整復固定術）において創部へ直接散布する場合

図2-dのように局所麻酔薬を皮下組織に直接散布する。脊椎外科手術など術野が深い場合には、創部がポケット状になっているため、局所麻酔薬を直接散布しても創部からこぼれ出ることが少なく効果的に局所麻酔薬が創部に浸透する。局所麻酔薬が硬膜外腔に至ることで運動神経遮断が危惧されるが、0.2％ないし0.75％のロピバカインを使用している限り運動神経遮断が強く発現した症例を経験していない。安定した感覚神経遮断により十分な鎮痛が得られるため、脊椎外科手術では創部浸潤麻酔を積極的に使用することで術後オピオイド鎮痛薬の必要量が減少し、速やかな術後回復につながる。

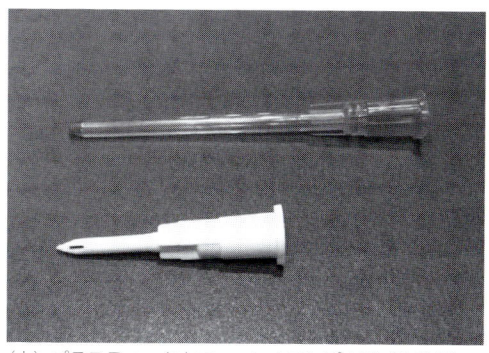

（上）プラスティックカニューレ；アンプル用（JMS社）
（下）プラスティックカニューレ；バイアル用（JMS社）

図3　閉創後の局所麻酔薬注入に役立つ注入針の1例
針刺し防止を目的に開発された鈍針・プラスティックカニューレを利用すると，閉創後に創部へ局所麻酔薬を注入させることができる．局所麻酔薬を創部に直接散布する場合には創部から流出してしまうことが問題となるが，閉創後に注入するのであれば薬液の流出量を最小限に抑えることができる．

ワザのポイント

①手術終了直前（創部の洗浄が終わって閉創の段階）に行う。
②手術創部の組織断端から浸潤するように、長時間作用性局所麻酔薬を滴下（散布）する。
③閉創部位に鈍針（プラスティック針）を差し込むと、薬液がこぼれないよう効果的に注入することができる。
④通常の局所麻酔と同様に細い金属針を使用して創部周辺に散布する場合は、浸潤の抜けがないよう少量ずつ広範囲に注入する。

MEMO　将来の超長時間作用性局所麻酔薬の可能性

現在のところ最も作用持続時間が長い局所麻酔薬はロピバカイン・ブピバカインなどが該当するが、それでも12時間もすれば鎮痛効果が減弱・消失する。超長時間作用性の局所麻酔薬が開発されているが、その中で有望な製剤は「作用時間がさらに長時間に及ぶ局所麻酔薬」ではなく「溶媒・剤形の工夫により局所麻酔薬を長時間にわたり放出する徐放製剤」である。

すでに複数のブピバカイン徐放製剤が開発され、臨床試験が着々と行われている[6,7]。このような製剤は注射針を通して神経近傍に注入することが難しく、末梢神経ブロックには適さない。効果を確実に得るためには創部の組織断端に局所麻酔薬が接触することが必要であるため、創部に滴下させたのちに閉創する、創部に徐放剤を配置して閉創するという形で利用される。

このような鎮痛効果が72時間にも及ぶ超長時間作用性局所麻酔薬の臨床導入により、創部浸潤麻酔を中心に術後の疼痛管理を行うことも夢ではなく、侵襲的な行為を伴う硬膜外鎮痛法・選択的神経ブロックの必要性は大幅に減少すると予想される。「昔はわざわざ針を刺して脊髄や神経の近くまで局所麻酔薬を注入して術後鎮痛を得ていたんだよ」という言葉が聞かれる日は、それほど遠くないかもしれない。

【文　献】

1) 長田　理. レミフェンタニルによる全身麻酔と効果的な術後鎮痛. 臨床麻酔 2009；33：1013-24.
2) Batoz H, Verdonck O, Pellerin C, et al. The analgesic properties of scalp infiltrations with ropivacaine after intracranial tumoral resection. Anesth Analg 2009；109：240-4.
3) Raeder JC. Local infiltration analgesia for pain after total knee replacement surgery：a winner or just a strong runner-up? Anesth Analg 2011；113：684-6.
4) 厚生労働省保険局医療課. 医薬品の適応外使用に係る保険診療上の取扱いについて. 保医発0316第1号 2012.
5) 大和志保, 長田　理, 村山隆紀. 生体代替モデルを用いた2つの局所麻酔薬投与法に関する比較検討. 麻酔 2011；60：1144-8.
6) Hadj A, Hadj A, Hadj A, et al. Safety and efficacy of extended-release bupivacaine local anaesthetic in open hernia repair：a randomized controlled trial. ANZ J Surg 2012；82：251-7.
7) Cusack SL, Reginald P, Hemsen L, et al. The pharmacokinetics and safety of an intraoperative bupivacaine-collagen implant (XaraColl®) for postoperative analgesia in women following total abdominal hysterectomy. J Pain Res 2013；6：151-9.

6 超音波ガイド下末梢神経ブロック時代の胸部硬膜外麻酔

森本　康裕

はじめに

昭和62年の昭和天皇の開腹手術を契機に、硬膜外麻酔は手術後鎮痛の主役となった[1]。しかし、近年の患者の高リスク化、術後の抗凝固療法のルーチン化により使用頻度が減少しつつある。特に下肢手術や下腹部の腹腔鏡下手術に対する腰部硬膜外麻酔は、末梢神経ブロックに主役の座を追われてしまった。一方で、開腹手術や小開腹を伴う腹腔鏡補助下手術に対する胸部硬膜外麻酔は依然として有用な鎮痛法である。最近注目されているERAS（enhanced recovery after surgery）プロトコルにも組み込まれており、適応を選びながら今後も硬膜外麻酔は使われていく可能性が高い。

これからは使用頻度の減った硬膜外麻酔を、腹部より難易度の高い胸部硬膜外から効果的にマスターしていくことが重要になる。本稿ではそんな時代の硬膜外麻酔法について解説する。

適応

- 開腹手術あるいは小開腹を伴う腹腔鏡補助下手術の術後鎮痛
- 開胸手術

ワザ

1 まず骨格標本を見てみる

硬膜外麻酔で重要なのは椎体の三次元的なイメージである。そのためには骨格標本の観察が重要になる（図1-a）。

胸椎の中位レベルでは棘突起が斜めになって屋根瓦状に重なっており、正

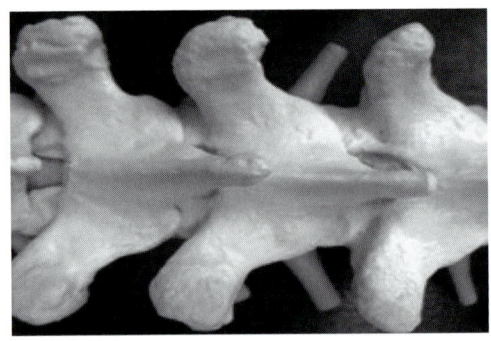

(a) 正 面

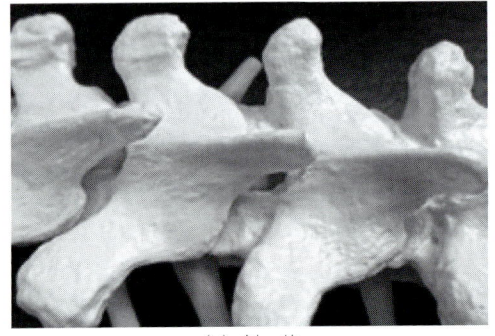

(b) 斜 位

図 1　中位胸椎

中からは硬膜外腔を直視することはできない。
　一方、やや斜めから見ると硬膜外腔を直視することができる（図 1-b）。これが胸椎レベルで傍正中法が選択される理由である。
　そこで、傍正中法による穿刺を考えてみる。棘突起をランドマークにして側方 1 ～ 1.5 cm から穿刺するとほぼ皮膚に垂直の穿刺で硬膜外腔に到達できる。これが瀧野による modified laminar approach（MLA 法）である[2]。
　筆者の方法もほぼ同様である。棘突起の頭側 1/4 の位置で、側方 1 cm を刺入点とする。この位置から皮膚に垂直に穿刺すると針はまず椎弓板に当たる（図 2：A）。この深さを目印に、穿刺方向をやや頭側・正中よりに向けて図 2：A よりも深く刺入できる方向を探す（図 2：B）。ここから抵抗消失法で針を進めると硬膜外腔へ到達できる。
　硬膜外腔へ到達できない、つまり針がどう刺し直しても骨に当たる場合は

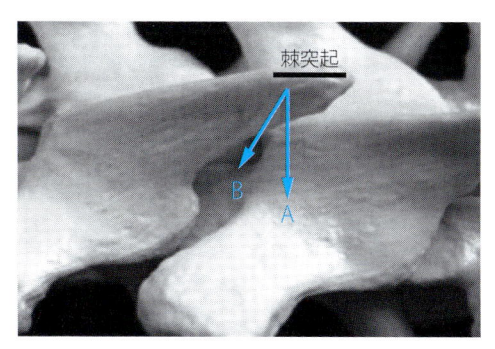

図2　硬膜外穿刺

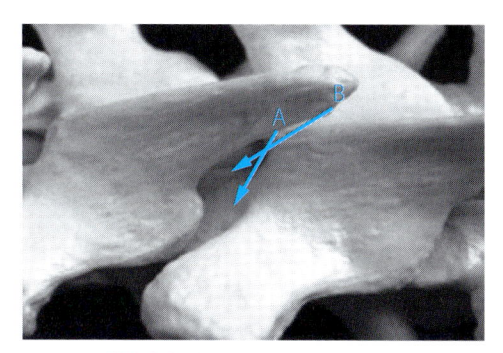

図3　硬膜外穿刺（硬膜外腔へ到達できない場合）

2つの可能性がある（図3）。一つは針が外側を向きすぎている場合である（図3：A）。針先をやや正中に向けて穿刺し直す。もう一つは刺入点が尾側すぎる場合である（図3：B）。針が椎弓板のラインに制限されて深部にある硬膜外腔へ向かわない。刺入点をやや頭側に変えて再穿刺する。この2つの修正でほとんどの症例は硬膜外穿刺可能である。慣れれば胸部硬膜外を腰椎レベルよりも容易と感じるようになるだろう。

2 超音波によるプレスキャン

　硬膜穿刺のリスクを減らしたり、穿刺位置を正確に決定するには超音波によるプレスキャンを使用する。
　プレスキャンにはコンベックスプローブを用いるが、痩せた症例ではリニ

第Ⅰ章　麻酔管理編

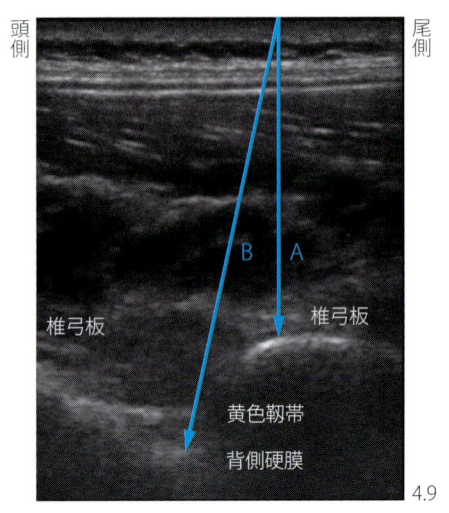

図4 中部胸椎の超音波画像

アプローブでも可能である。プローブを傍正中に置き斜位から脊柱管を観察する[3]（図4）。下位胸椎の場合は、仙骨部から順に椎間を確認していき、目指す刺入椎間を決定する。刺入位置付近で脊柱管を観察する。高エコーの椎弓板を確認したら皮膚からの距離を測定する。椎弓と椎弓の間に硬膜外腔を確認できる。

刺入位置は、椎弓板のぎりぎり頭側くらい。まず垂直に椎弓板に当てる（図4：A）。そこからわずかに針を頭側に振ると硬膜外腔へ到達できる。超音波で硬膜が確認できれば皮膚から硬膜までの距離（図4：B）も計測し穿刺の参考にする。

ワザの実際

実際の症例をもとに穿刺法を解説する。

症例は、78歳、男性。胃癌に対して開腹胃切除術が予定された。身長165 cm、体重40 kgと高度のるいそうを認めた。

1 体 位

患者を手術室ベッド上で側臥位とする。患者の背面が手術台の縁ぎりぎり

で、手術台に対して垂直になるようにする。両膝を屈曲し，膝が腹部に近づくようにし、首はお辞儀をするように曲げ，臍をのぞき込むようにする。

　ベッドの高さは術者がイスに座った状態で脇がしまるくらいの高さにする。筆者は他の麻酔科医の硬膜外穿刺困難例を代わるときに第一に行うのはベッドの高さを下げることである。高すぎるベッドでは脇が開いてしまい穿刺針の操作が困難になる。したがって視線はやや下向きで穿刺することになる。

2 穿　刺

1）刺入点の決定

　現在の外科手術は開腹手術であってもできるだけ小開腹にとどめることが多い。硬膜外麻酔のカテーテル位置は開腹創に合わせて正確に刺入位置を決定する。本症例では剣状突起から臍までの皮切が予定された。したがってそのほぼ中間である Th9/10 から穿刺する予定とした。

　棘突起を確認しラインを引く、棘突起の頭側 1/4、外側 1 cm のポイントが刺入点になる（図 5）。同部位を中心に超音波プローブを当てて、刺入点の真下が椎弓の上縁付近であることを確認したのち、皮膚から椎弓までと硬膜までの距離を測定する（図 6）。本症例では矢印のような穿刺経路を想定して刺入位置を皮膚にマーキングした。皮膚から椎弓板までの距離は 1.8 cm、硬膜までの距離は 2.4 cm だった。

2）局所麻酔から本穿刺

　局所麻酔の目的は、穿刺部の麻酔と試験穿刺である。プレスキャン時にマーキングした部位から針を垂直に刺入していく。皮下を十分麻酔（1％キシロカイン）したのち、深部まで刺入する。骨に当たればそこは椎弓板である。骨膜は痛いのでここにも十分に局所麻酔薬を浸潤させる。本症例では予測の距離は 1.8 cm であり局所麻酔に使用した 24G 針（22 mm）が椎弓板に当たるのを確認できた。次に針をやや頭側で正中向きに穿刺角度を修正すると針は 2.2 cm の全長まで抵抗なく挿入できた。椎弓板までの距離によっては必ずしも当たらない。この場合は針の届く限りの範囲で刺入し局所麻酔を行う。

　次に Tuohy 針を刺入していく。まず局所麻酔時と同様に垂直に穿刺し椎弓板に当てる。このときの皮膚の位置に両手の人差し指を当ててその位置で

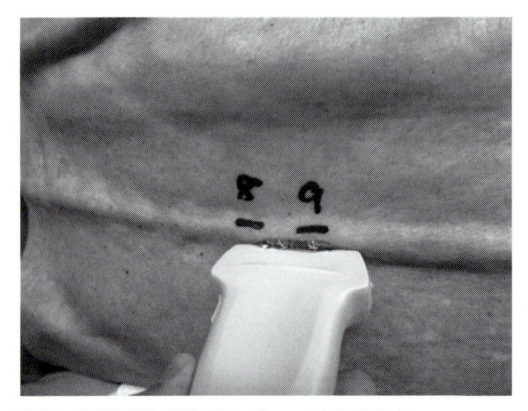

図5　穿刺部位の決定とプローブの当て方

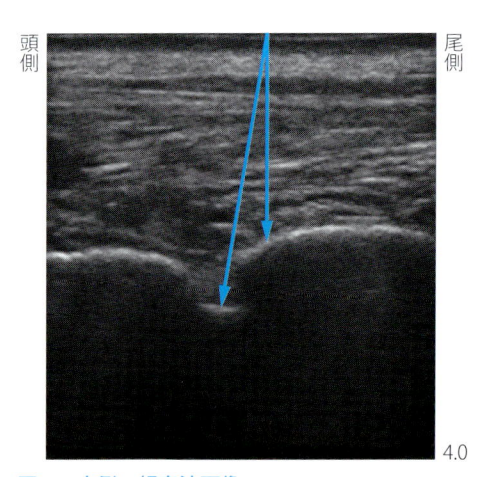

図6　症例：超音波画像

固定する。目標はその指の位置よりも深部に針が刺入できる方向にある。針を一度皮下まで抜き、やや頭側で正中向きに変えて穿刺していく。先ほどの指の位置よりも深部に刺入できれば指を離してさらに深部へと進める。針がまた骨に当たればその位置をまた指でマークして、さらに頭側へ刺入方向を変える。こうして始めの椎弓板までの深さよりも深部へ向かう方向が分かれば後は注射器を付けて抵抗消失法で針を進めていく。注射器を付けたときにはすでに硬膜外腔へ到達していることもある。本症例では超音波での予測と

ほぼ同じ 2.5 cm で硬膜外腔へ到達した。この方法では斜めに硬膜へ向かっていること、硬膜までの深さがあらかじめ予想されていることから、筆者はここ数年硬膜穿刺の経験はない。

ワザのポイント

　硬膜外穿刺のポイントは自分の中に脊椎の三次元的なイメージができているかにつきる。事前に骨格模型でイメージを作っておくのが第一。次にそのイメージを超音波によるプレスキャンで修正。最後に実際の穿刺となる。局所麻酔は麻酔と試験穿刺を兼ねていると考える。針先が骨に当たったらがっかりせずに、針の穿刺方向と骨までの距離を確認する。これも重要な情報である。最終的にはより深部まで針が進む方向を探せば求める硬膜外腔へ到達できる。

MEMO　リアルタイム超音波ガイド下穿刺は可能か？

　今回の方法では、プローブの外側から交差法で穿刺することで超音波ガイド下穿刺も可能である。しかし、交差法では穿刺針の全体を確認することができないためその有用性は限られる。より小型のリニアプローブが製品化されれば平行法での穿刺が可能になると思われるが、現状では胸部硬膜外麻酔の超音波ガイド下穿刺は困難であると考えている。

MEMO　硬膜外鎮痛の使い方

　手術が腹腔鏡を使用した低侵襲手術に変化した現在、術中から術後の硬膜外鎮痛の使用法も変わっていくべきである。

　適応については他の鎮痛法も使用できることからリスクとベネフィットの面から十分に検討する。何でも硬膜外の時代ではない。

　術中の管理については硬膜外に頼りすぎると術中の低血圧や過剰輸液をまねく可能性もある。現在ではレミフェンタニルが使用できることから硬膜外以外の鎮痛法も利用するべきである。筆者はテストドーズの投与後は、硬膜外へのボーラス投与は行わない。手術中の適当な時期から術後鎮痛用の持続硬膜外を開始し徐々にレミフェンタニルを減量していく。手術終了時に十分

第Ⅰ章　麻酔管理編　65

に硬膜外が効いていればよいのである。使用する薬物は局所麻酔薬を中心に患者の年齢や体格、手術侵襲を考えて適宜オピオイドを併用する。過剰なオピオイドは術後の悪心嘔吐や消化管運動障害の原因となる。小開創で腹腔内の操作が大きくなければ術中にある程度の量のフェンタニルを使用していれば硬膜外からは局所麻酔薬のみでも十分に鎮痛が可能である。従来は一律モルヒネ 3 mg/ 日というような管理をしていたが、現在は症例に応じたさじ加減の調節が ERAS 時代の硬膜外鎮痛のポイントと考えている。

【文　献】

1）諏訪邦夫．麻酔の科学－手術を支える力持ち－（第 2 版）．東京：講談社；2010.
2）瀧野善夫．胸部硬膜外麻酔 ビジュアルに解説する MLA（Modified Laminar Approach）．東京：真興交易医書出版部；2009.
3）Chin KJ, Karmakar MK, Peng P. Ultrasonography of the adult thoracic and lumbar spine for central neuraxial blockade. Anesthesiology 2011；114：1459-85.

7 全身麻酔中の脳波モニターの見方

萩平　哲

はじめに

　筆者はこれまで BIS（bispectral index）モニターの算出する BIS 値だけでは麻酔の調節はできないことを繰り返し述べてきた。BIS 値を含めた脳波パラメータは脳波の特徴の一部をみているにすぎない。脳波モニターを適切に使用するためには脳波波形そのものにも注意する必要がある。

ワザ

1 BIS モニター

　BIS モニターは直近 1 分間の脳波波形からアーチファクトを取り除いたうえで 3〜4 種類の脳波サブパラメータを算出し、これらと先に脳波データベースの多変量解析から得られている係数を用いて鎮静度を推定するものである[1]。脳波波形にはかなりの個人差があるため短期間の脳波波形から正確に麻酔薬の効果を判断することはほぼ不可能であるため、脳波データベースの解析から得られた係数を用いることでおおよその鎮静度を推定しているのが BIS モニターの本態である。唯一後述する平坦脳波（suppression）と高振幅速波（burst）が交互に出現する burst and suppression（BS）と呼ばれる特異的なパターン（図 1[2]；イソフルラン 1.7％）だけが深麻酔の証拠である。BIS 値算出のデータベースに使用された麻酔薬はチオペンタール、イソフルラン、プロポフォールとミダゾラムの 4 種に亜酸化窒素およびオピオイド（おそらくはフェンタニルとアルフェンタニル）を加えたものであるとされている[3]。これら以外の麻酔薬を使用した場合には BIS 値が適切な鎮静度を推定できる保証はない。

　BIS モニターを使用する際に注意すべき点はアーチファクトの混入であ

第 I 章　麻酔管理編　67

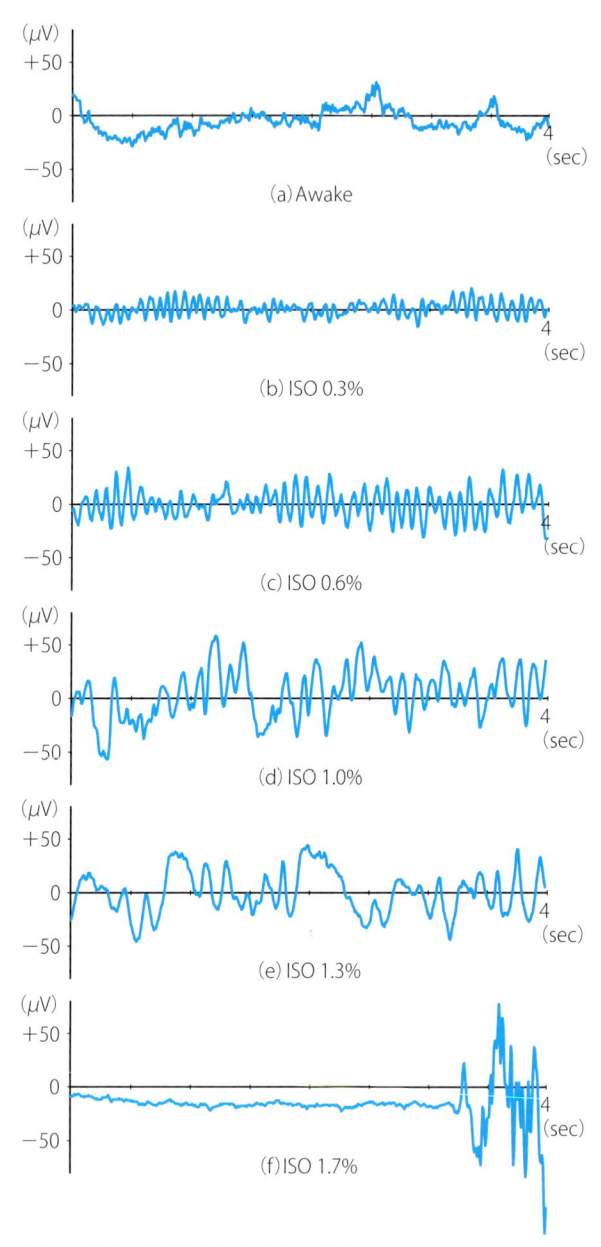

図1 イソフルラン麻酔時の脳波変化
(萩平　哲．脳波からみた麻酔深度．臨床麻酔 2007；31 臨増：325-38 より引用)

る。特に筋電図（EMG）が混入するとBIS値は意識レベルに関係なく上昇する。BISモニター画面のEMGのバーが表示されている場合にはBIS値は信頼できない。

2 麻酔薬による脳波変化

　揮発性麻酔薬（セボフルラン、イソフルラン、デスフルランなど）やバルビタール類（チオペンタールやチアミラール）、プロポフォールなどの麻酔薬は主に$GABA_A$レセプターの作用を増強させることによって麻酔効果を発揮しているとされている。もちろん麻酔薬のターゲットはこれだけではなく、Two pore K^+ channelやNMDAレセプターなど複数のチャンネルやレセプターが知られている[4]。上記のような$GABA_A$レセプターの作用を増強させる麻酔薬では、それらによる脳波変化は細かい差異はあるものの、おおまかなところでは共通している。脳波波形には大きな個人差があるものの、麻酔薬濃度による脳波の変化様式は共通しているため、各患者における麻酔薬効果の判定にはこの変化様式を参考にするのがよいと筆者は考えている。図1にイソフルランの各濃度における脳波波形を示す。浅い鎮静レベルでは低振幅速波が主体であり、そこから麻酔薬の濃度を上昇させると一時的にβ周波数帯（13 Hz以上）のパワーが増す（β activation）。これよりも麻酔薬濃度を増していくと臨床麻酔レベルでは主要周波数は低下すると同時にα周波数帯（8～13 Hz）のパワーが上昇する。これは睡眠紡錘波（spindle wave）と呼ばれる波が優位となることによる。睡眠紡錘波は徐波睡眠のⅡ期に認められる波形であり、漸増漸減を繰り返す10 Hz程度の周波数の波である（図2-a）。徐波睡眠時には睡眠紡錘波は脳波波形の中に時折認められる程度であるが、麻酔中にはほぼ連続して認められる（図2-b～d）。さらに深いレベルでは睡眠紡錘波は少なくなり徐波であるθ波やδ波が主体となる。さらに深くなればやがて脳波はBSパターンを経て完全な平坦脳波となる。BISモニターは1分間の脳波のうち平坦である部分の比率をSRとして算出しており、SRが40％を超えるとBIS値はSRにのみ依存する[5]。一方、亜酸化窒素やケタミン、キセノン（Xe）などNMDAレセプターの作用を拮抗することによって麻酔作用を発揮するとされている麻酔薬による脳波変化は複雑である。これらと上述の$GABA_A$レセプターの作用を増強させる麻酔薬を併用した場合はさらに複雑怪奇な現象が生じることもある。基本的には脳波モニタリングによって麻酔薬の効果を見積もることができるのは$GABA_A$レセプタ

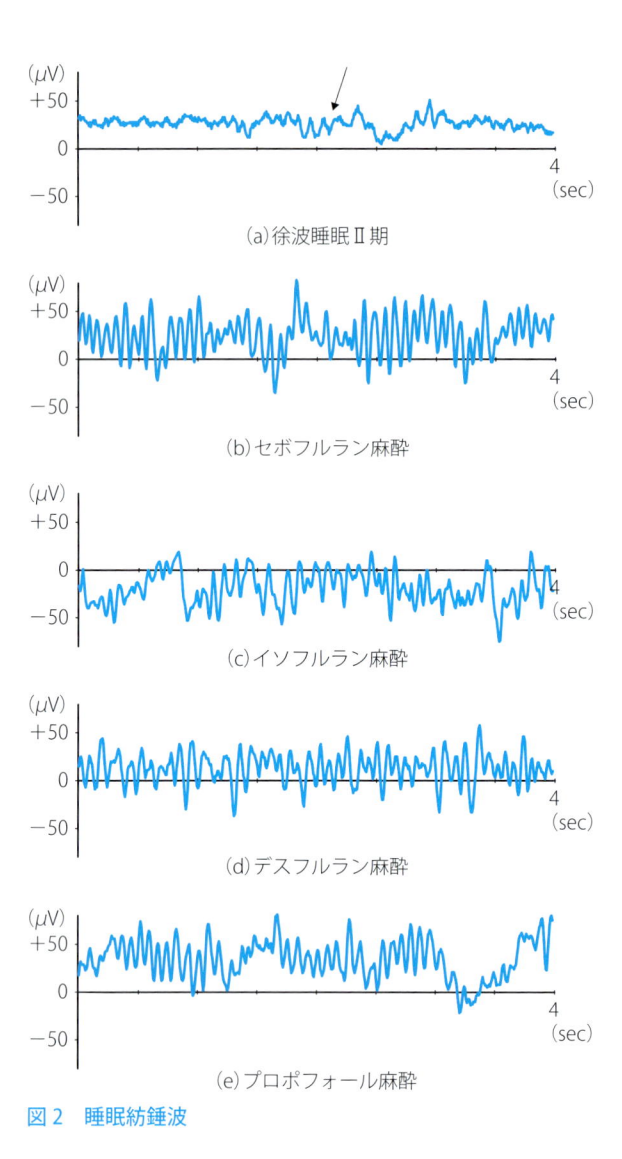

(a) 徐波睡眠 II 期

(b) セボフルラン麻酔

(c) イソフルラン麻酔

(d) デスフルラン麻酔

(e) プロポフォール麻酔

図2 睡眠紡錘波

ーに作用する麻酔薬が使用されている場合に限られると考えてよい。

　現代のバランス麻酔は、鎮静薬と鎮痛薬を組み合わせて使用するものである。したがって麻酔薬だけでなく鎮痛薬の影響も考慮する必要がある。臨床濃度のフェンタニル（効果部位濃度で 1 〜 3 ng/mL 程度）の脳波への影響はわずかであるが、レミフェンタニルはこれよりも高濃度で使用されるため、ある程度脳波への影響を考慮しなければならない。レミフェンタニルを単独で使用した場合、効果部位濃度が 10 ng/mL を超えるようになってくると脳波は θ 波や δ 波などの徐波が主体となり時には意識が消失することもあるが、弱い刺激で開眼するなど麻酔薬とは異なる [6]。レミフェンタニルを 0.5 μg/kg/min 以上で維持する麻酔科医も存在するが、この状況では脳波モニターは役に立たない。そもそも高濃度のオピオイドを使用する合理的理由は存在しないと筆者は考えている。レミフェンタニルは通常 0.1 〜 0.3 μg/kg/min 程度の投与速度で使用されることが多いが、この場合平衡時の効果部位濃度は 2.6 〜 7.9 ng/mL 程度となる。教科書的には 10 ng/mL 未満では脳波への影響は少ないとされているが、現実にはレミフェンタニルは濃度依存性に脳波を少しずつ徐波化させる。

3 麻酔中に脳波を変化させる要因

　脳波は麻酔薬濃度だけでなく、脳血流や脳代謝を変化させる種々の要因によっても変化する。麻酔中にしばしば遭遇する事態としては過換気や低換気、低体温や高体温などが挙げられる。脳血流は動脈血二酸化炭素分圧に鋭敏に反応するため換気条件が変化すると麻酔薬濃度は一定でも脳波が変化する。また低体温人工心肺中などでは脳波は全体的に徐波化する。循環停止を目指して高度低体温（中枢温で 20℃未満）とする場合には中枢温が 25℃未満になってくるあたりから脳波は BS パターンから平坦脳波へ移行するようになる。低体温時の burst は常温時よりもはるかに周波数が低い。一方高体温での脳波変化はそれほど顕著ではない。

　麻酔中に注意しなければならないのは脳虚血である。脳虚血が生じた場合脳波は徐波化し、さらには BS パターンから平坦脳波に至る。例えば麻酔中であっても心停止が生じた場合には数秒以内に脳波は平坦化する。前述のように BS パターンは深麻酔時にも認められる。偶発的に麻酔薬濃度が上昇したのか、脳虚血が生じているのかを鑑別しなければならない [7]。プロポフォールなどの静脈麻酔薬を用いている場合には、心拍出量の低下によるプロポ

フォール濃度の上昇や、部分体外循環などによって脳へ送られる血液中のプロポフォール濃度が上昇するなどの現象にも注意する必要がある[8]。

4 脳波と侵害入力

　脳波は侵害入力により変化する。しかも侵害入力による脳波変化は麻酔薬濃度の変化によるものと異なり非常に複雑である。筆者らは、1.0％のイソフルランもしくは1.5％のセボフルラン（いずれも呼気濃度）で維持した状態で、執刀前、執刀後、執刀5分後にフェンタニル3 μg/kgを投与した後の3点での脳波波形、BIS値およびSEF95（spectral edge frequency 95％；徐波化の指標）の変化について検討した[9]。執刀前には睡眠紡錘波が優位であったが（図3-a）、執刀後にはある患者では低振幅速波が主体となり（脱同期化）BIS値やSEF95は上昇した（図3-b）。別の患者では巨大なδ波が出現しBIS値もSEF95も低下した（図3-c；paradoxical arousal）。また別の患者では前二者が混在した波形となり、BIS値やSEF95は変化しなかった。この状態でフェンタニル3 μg/kgを投与したところ、すべての患者で脳波波形は執刀前に近い波形となり、BIS値もSEF95も執刀前に近い値になった。フェンタニル自体の脳波への影響はごくわずかであるが、侵害入力をブロックすることによって脳波をもとの形に戻す作用がある。この結果は脳波パラメータから鎮痛効果を判断できないことを意味しており、さらには鎮痛が不十分な場合には脳波パラメータから鎮静度を推定できないことも意味している。つまりBIS値から鎮静度を推定するには「十分な鎮痛」が必須条件である。本研究でも示されたように侵害入力は睡眠紡錘波を減弱もしくは消失させる。睡眠紡錘波には個人差があり適切と考えられる鎮静レベルでも睡眠紡錘波が優位とならない場合もあるため、全例でこれを指標にすることはできないが、少なくとも睡眠紡錘波が優位である場合には鎮静も鎮痛も適切なレベルに維持されていると考えてよい。図4-aは鎮静も鎮痛も適切と考えられるときのBISモニターの画面である。成人の場合脳波のスケールを25 μV/div程度にしておくと波形が見やすい。また、DSAを表示させると睡眠紡錘波が優位である場合には図4-bのように10～15 Hzの間に縦の帯が認められる。このような波形が認められるときにはBISモニターはほぼ妥当なBIS値を示す。SQI（signal quality index）とEMGのバーを同時に見てアーチファクトに注意する。

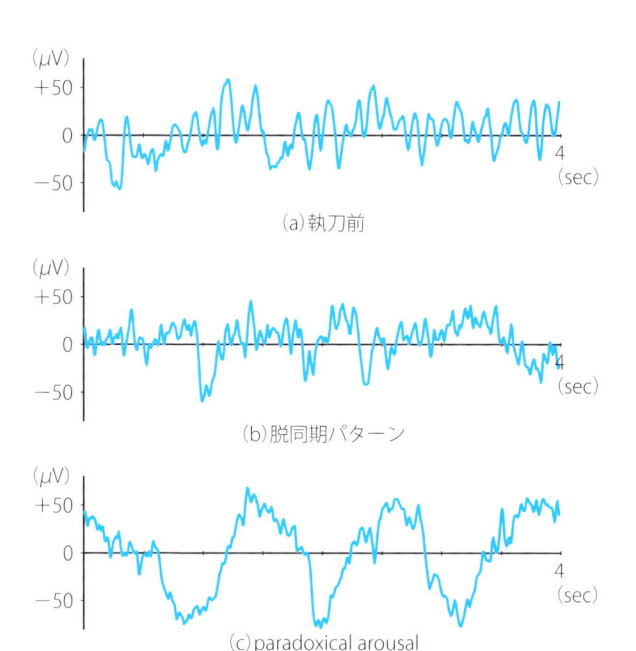

図3 侵害刺激と脳波
(Hagihira S, Takashina M, Mori T, et al. Electroencephalographic bicoherence is sensitive to noxious stimuli during isoflurane or sevoflurane anesthesia. Anesthesiology 2004；100：818-25 より引用)

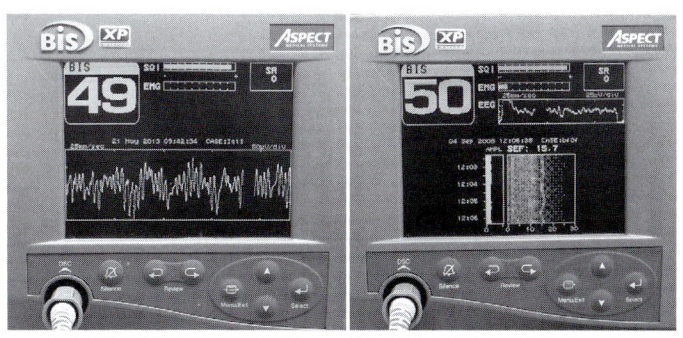

(a) 睡眠紡錘波が優位な波形　(b) DSA からみた睡眠紡錘波の優位性

図4 適切な麻酔レベルと考えられる状態

第Ⅰ章　麻酔管理編　73

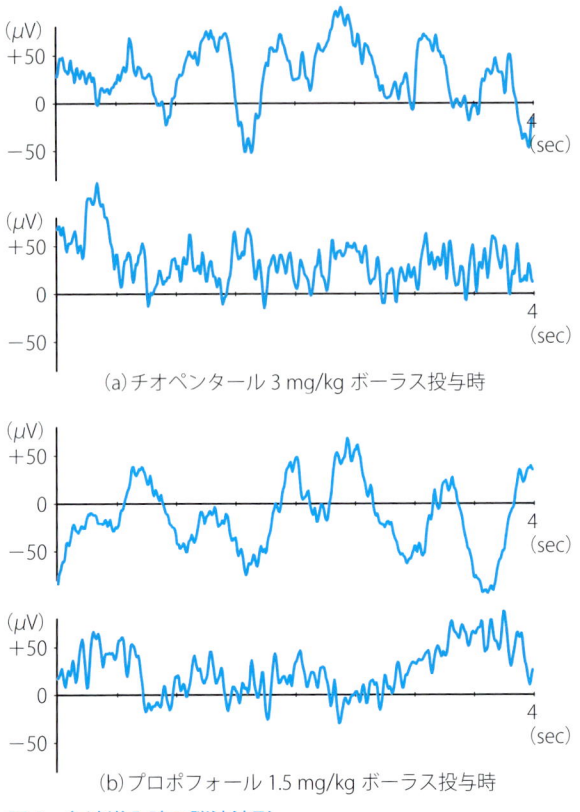

(a) チオペンタール 3 mg/kg ボーラス投与時

(b) プロポフォール 1.5 mg/kg ボーラス投与時

図5　急速導入時の脳波波形

5 急速導入時の脳波波形

　揮発性麻酔薬で維持する場合にはプロポフォールやチオバルビタール（チオペンタール、チアミラール）などの静脈麻酔薬で急速導入するのが一般的である。この際には脳波上一過性に巨大なδ波が出現し（図5）BIS値は10〜30程度まで低下する。まもなくθ波や睡眠紡錘波様の波形へと移行する。セボフルランによる緩徐導入の際にも5％などの高濃度で導入すると同様の波形が出現する。前項でも示したように、巨大なδ波が出現すると患者の意識状態に関係なくBIS値やSEF95は異常低値を示すため、これらの値は麻酔の指標とはならない。このような巨大なδ波は麻酔薬の濃度を徐々に上昇させた場合には出現しない。

(a) 覚醒直前の低振幅波（BIS＝27）

(b) 高齢者（プロポフォール＋レミフェンタニル麻酔，BIS＝41.3）

(c) 平坦脳波（セボフルラン 4.0％，BIS＝1.0）

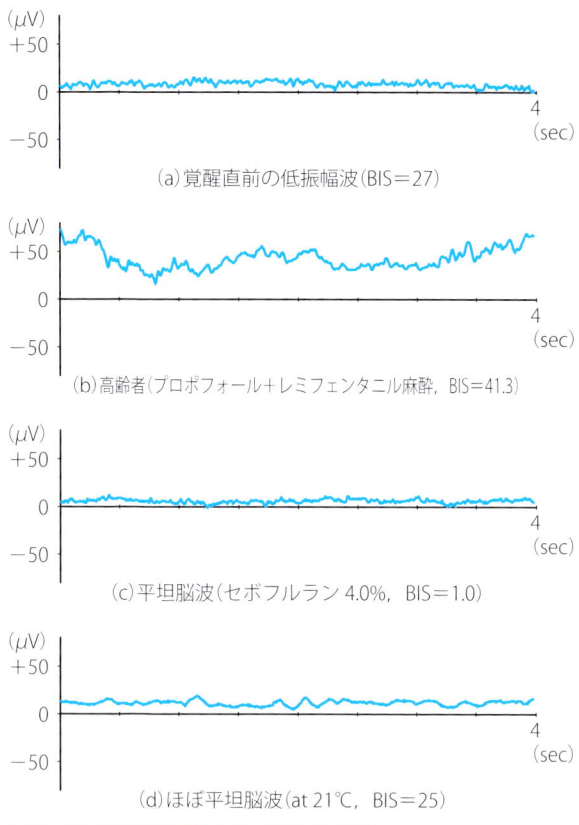

(d) ほぼ平坦脳波（at 21℃，BIS＝25）

図6　種々の状況でみられる低振幅脳波

6 低振幅脳波

　麻酔中の脳波は高振幅徐波が一般的であるが、時に低振幅波となることがある。麻酔からの覚醒時には脳波は低振幅速波化する。これに伴い BIS 値や SEF95 は上昇する。低振幅脳波が認められた場合には波の基本周波数が速いか遅いかを見ることが重要である。図1のセボフルラン濃度が 0.5％のときのように速波が認められる場合には覚醒が近いことが示唆される。図6-a の波形も覚醒直前のものであるが、脳波振幅が通常以上に小さくなったため BIS モニターがこの波形を suppression と誤判断し BIS 値は一時 28 まで低下した[10]。これは特異的な例である。図6-b は 88 歳男性をプロポフォールとレミフェンタニルで管理したときのものである。この組み合わせの麻酔で

は睡眠紡錘波が優位とならないことも多く脳波の判読に苦慮する場合がある。この波形では波の幅は広く、徐波であることからある程度以上の鎮静が得られていると考えてよいが、この BIS 値 41.3 が適切かどうかの判断は難しい。図 6-c は高濃度セボフルランで平坦脳波となったときのものである。アーチファクトのために図 6-a と紛らわしい。図 6-d は弓部大動脈置換術で体温を 21℃まで低下させたときのものである。超低体温では脳波は BS パターンから平坦脳波となる。

ワザのポイント

　麻酔中の脳波波形から麻酔薬の効果を判定するためには十分な鎮痛を得たうえで生理学的諸条件を適切に保つことが必要である。脳波判読の習得には、まず手術終了後に麻酔から覚醒させるときの変化をしっかり見ることが有用である。目に見えて変化するのが観察できる[11]。麻酔中の睡眠紡錘波の波形もしっかり覚えておくとよい。1〜2 週間もあればおおまかな脳波波形の判読を習得することができると筆者は考えている。麻酔導入後執刀までに脳波モニターを利用して適切な鎮静が得られる麻酔薬濃度を見積もり、術中は基本的にはこの濃度を維持し、鎮痛のコントロールに専念するべきである。

【文　献】

1) Rampil IJ. A primer for EEG signal processing in anesthesia. Anesthesiology 1998；89：980-1002.
2) 萩平　哲. 脳波からみた麻酔深度. 臨床麻酔 2007；31 臨増：325-38.
3) Glass PS, Bloom M, Kearse L, et al. Bispectral analysis measures sedation and memory effects of propofol, midazoram, isoflurane, and alfentanil in healthy volunteers. Anesthesiology 1997；86：836-47.
4) Alkire MT, Hudetz AG, Tononi G. Consciousness and Anesthesia. Science 2008；322：876-80.
5) Morimoto Y, Hagihira S, Koizumi Y, et al. The relationship between bispectral index and electroencephalographic parameters during isoflurane anesthesia. Anesth Analg 2004；98：1336-40.
6) Egan TD, Minto CF, Hermann DJ, et al. Remifentanil versus alfentanil：comparative pharmacokinetics and pharmacodynamics in healthy adult male volunteers. Anesthesiology 1996；84：821-33.
7) Morimoto Y, Monden Y, Ohtake K, et al. Detection of cerebral hypoperfusion with bispectral index monitoring during general anesthesia. Anesth Analg 2005；100：158-61.
8) Kakinohana M, Nakamura S, Fuchigami T, et al. Influence of the descending thoracic aortic cross clamping on bispectral index value and plasma propofol concentration in humans. Anesthesiology 2006；104：939-43.
9) Hagihira S, Takashina M, Mori T, et al. Electroencephalographic bicoherence is sensitive to noxious stimuli during isoflurane or sevoflurane anesthesia. Anesthesiology 2004；100：

818-25.
10) Hagihira S, Okitsu K, Kawaguchi M. Unusually low BIS values during emergence from anesthesia. Anesth Analg 2004；98：1036-8.
11) 上山博史，萩平　哲，高階雅紀．麻酔深度モニターを理解しよう：第3回 術中の脳波．LiSA 2005；12：1266-72.

第Ⅱ章 超音波編

　麻酔科領域での超音波装置の使用は心臓血管外科麻酔での経食道心エコーからである。近年では末梢神経ブロックや内頸静脈穿刺が超音波ガイド下に施行されるようになり手術室において超音波装置が普及しつつある。

　しかし、せっかくの超音波装置をブロックや中心静脈穿刺だけに使用するのはもったいない話である。そこでこの「超音波編」では内頸静脈穿刺と神経ブロック以外の超音波装置の利用法について紹介する。

　診断や血管穿刺の補助など周術期における超音波装置の利用目的は幅広い。手術室で働く麻酔科医にとって解剖や画像診断は苦手分野であったが、超音波という目をもつことができた現在は、いつでもリアルタイムの診断、処置が可能になる。この「超音波編」を通じて周術期管理に超音波は必須のワザであることが実感できるだろう。

　なお、本書ではエコーガイドという表現はなるべく使わないように心がけた。国内では超音波装置のことを慣用的にエコーと表現するが、本来 echo という単語は反響という意味であり超音波ではない。海外の学会でエコーガイドという表現は通じない可能性が高いのである。エコーガイドではなく超音波ガイドが本書のコンセプトである。

　　　　　　　　　　（森本　康裕）

8 胃超音波

桜井　康良

はじめに

Perlas らが 2009 年の Anesthesiology 誌上に胃超音波で胃内の液体が確認でき、ある程度量が多ければその量が計算により推定できるとの論文[1]を発表した。2010 年当時術前経口補水療法（oral rehydration therapy：ORT）を導入するにあたり、その安全性を外科系医師に十分に納得してもらう方法として胃超音波を始め、ORT の安全性の確認を試みた（「第Ⅰ章 1. 術前飲食」参照）。

適　応

- 胃超音波で見えるものは、大きく液体と固体に分けられる。

1 液　体

液体を見たいときは主に研究目的になり、臨床では多くの胃液が残留していると予想されるときに限られる。液体の量の推定は計算式の改良が進み、胃液量が多ければある程度の予測ができる[2]。当院で上部内視鏡手術を受ける症例を対象に、術前の胃超音波所見と内視鏡下で採取した胃液量との関係を調べたが、胃液量が少ないために相関を認めることはできなかった[3]（MEMO ①）。

2 固形物

主に緊急手術症例や指示を守らない症例などのイレギュラーな症例に遭遇したときに有用である。緊急手術症例では胃超音波を用いて観察すると、かなりの確率で胃内に食物残渣を認めると報告されている[4]。胃内食物残渣は麻酔導入前に調べることが可能な時代になりつつある[5]。

MEMO ①胃内容量が少ないときの胃超音波の解釈[3]

　麻酔導入時に誤嚥の危険が高い胃液量は、0.8 mL/kg 以上とする報告が多い。実際に胃超音波で観察すると、胃内容物が清澄水の場合は、500 mL の摂取後には急速に減少し、20〜25 分で胃は空となる（「第 I 章 1. 術前飲食」p.7 図 1 参照）。これは ArgW でもほぼ同じである（図 1）[5]。麻酔導入後に内視鏡を用いて胃液を採取し、ORT の安全性を確認する研究を行った。内視鏡手術患者を ORT 群 15 人と iv 群 11 人に分け、超音波装置で CSA を計測し、胃液量と pH を測定した。結果は ORT 群の CSA は中央値 1.9 cm^2（95% CI：1.8〜2.6 cm^2）、iv 群で 1.8 cm^2（95% CI：1.6〜2.7 cm^2）、胃液は 11 mL（95% CI：8〜18 mL）と 4 mL（95% CI：3〜12 mL）と有意差はなく、pH も ORT 群で 3.6（範囲 1.2〜8.8）、iv 群で 3.1（範囲 1.2〜7.2）と有意差はなく、ORT の安全性を再確認できた。このときの両群の CSA と胃液量を図 2 に示す。胃液量が少ない症例では相関関係を見い出せず、ある程度以上の胃液量があって初めて胃超音波で同定できることが分かった。したがって、絶飲食している定時手術症例で胃幽門部を確認できない症例は、胃は空とみなしてもよいと考えている。

ワザ

1 描出法

　胃内容量の評価には、腹部超音波で胃幽門部断面積（cross-sectional area：CSA）を計測する。コンベックスプローブを上腹部正中に当て、縦断像を出し、肝左葉と下大静脈と上腸間膜静脈を目標に胃幽門部の横断面を描出する（図 3）。最も小さく描出できた幽門部横断面において、前後径と頭尾径を計測し、（前後径）×（頭尾径）×π/4 で CSA を計算する。胃内容量がある程度以上多ければ CSA と胃内容量は比例し、仰臥位の場合、2.5 cm^2 未満だと胃内容量はほぼないと推測される[1,5,6]。当院の測定体位はすべて仰臥位に統一して測定したが、側臥位のほうがより良く観察できるとの報告もあり[1,2,4]、臨床の現場では両体位を使い分けるのが望ましい。体位により計測値・計算値やその意味合いが異なるので、この点は注意が必要である。

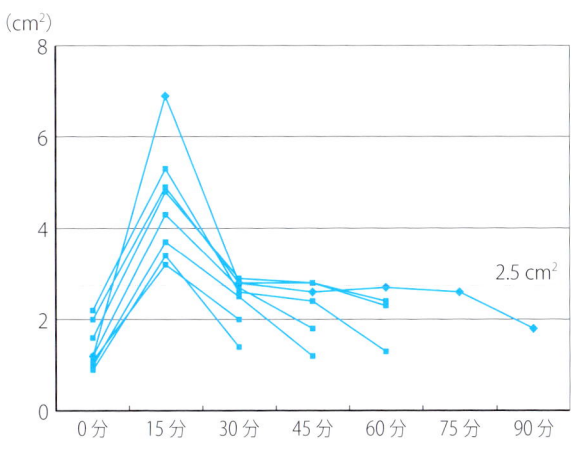

図1 絶飲食後 ArgW を 200mL 摂取した後の CSA の推移

〔桜井康良, 内田倫子, 三村文昭ほか. 経口補水療法（経口補水液と炭水化物負荷）の安全性の確保 —非侵襲的評価法を中心として—. 麻酔 2011；60：790-8 より引用〕

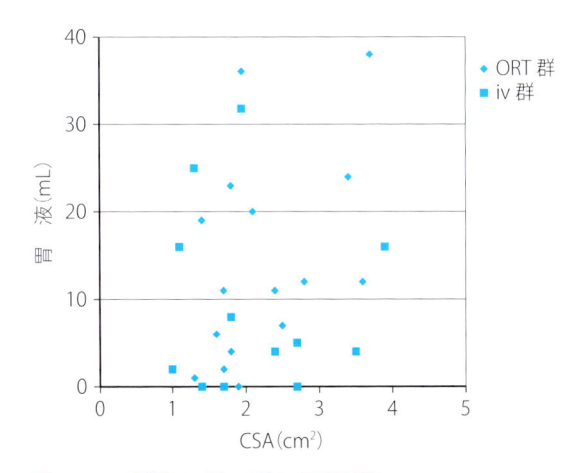

図2 ORT 群と iv 群の CSA と胃液量

胃液量が少ない場合には、両者に相関関係はない.
〔桜井康良, 内田倫子, 三村文昭. 内視鏡を用いた胃液吸引による術前経口補水療法の安全性評価. 麻酔 2014；63：in press より改変引用〕

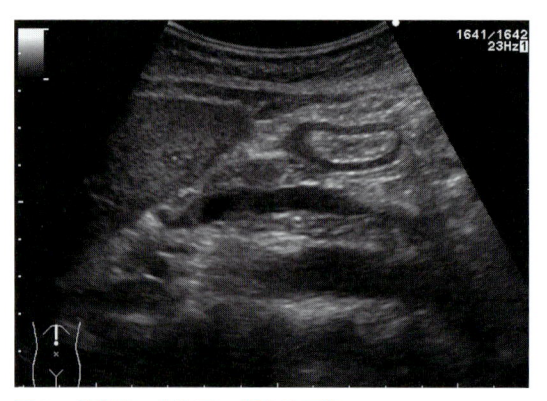

図3 健常者の空腹時の超音波画像
上腹部正中縦断像で胃幽門部の横断面を描出できる（仰臥位）．
CSAの算出：CSA＝（前後径）×（頭尾径）×π/4
肝左葉近くに見え，筋層が発達しているのが胃の特徴である
（横行結腸には筋層がない）．

2 液体の評価[5,6]

　胃内容物が液体のときは、空気が一緒になければ均一に見える（図4）。飲料が清澄水の場合、浸透圧や熱量が高いアルジネート®ウォーター（ArgW；ネスレ日本）であっても内容量は急激に減少する（図1）。2時間の絶飲食であっても、胃内は空となっていれば、胃幽門部は小さく、さらに空気の存在や肥満が加わると数％は同定できない可能性がある。臨床の現場で、絶飲食が確認できている定時手術症例において胃幽門部を確認できないときは、胃内容物は空とみなしてもよい（MEMO ①）。

3 固体の評価

　胃内固形物の有無の判定にはいまだ確定した基準はない。当院ではCSAが大きくて、固形物を示唆する高輝度のパーティクルを含むモザイク状を示した症例としている[5,7,8]（図5、6）。食事内容によってはガスが混じるため、境界が確認しづらい症例があるので過小評価の危険がある（図7）。

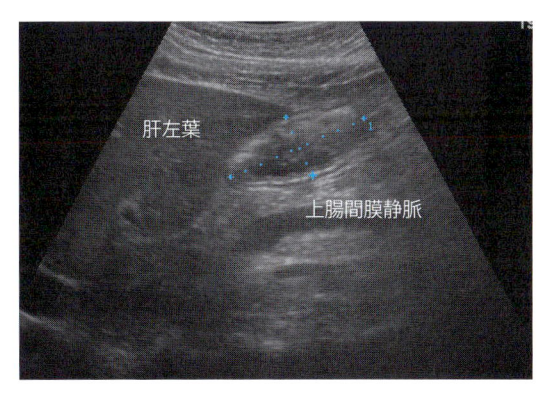

図4　胃内容物が液体の症例
胃内容物は ArgW である．前後経 53 mm，頭尾経 23 mm で，胃幽門部断面積は 9.6 cm² であった．
〔桜井康良，内田倫子，三村文昭ほか．経口補水療法（経口補水液と炭水化物負荷）の安全性の確保 －非侵襲的評価法を中心として－．麻酔 2011；60：790-8 より引用〕

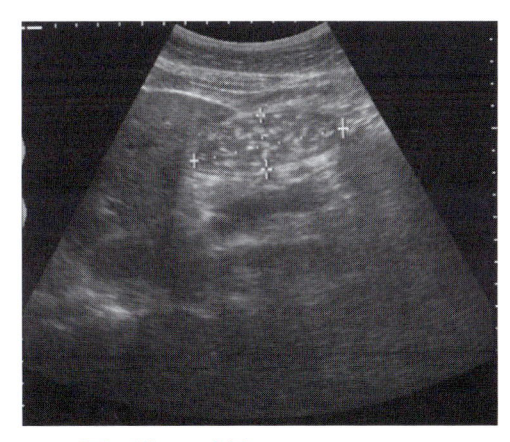

図5　緊急手術の1症例：昼食後数時間後の胃超音波画像
胃幽門部に胃内容物がモザイク状に見え，食物残渣であることが分かる．前後経 69.2 mm，頭尾経 24.1 mm で，CSA は 13.1 cm² であった．

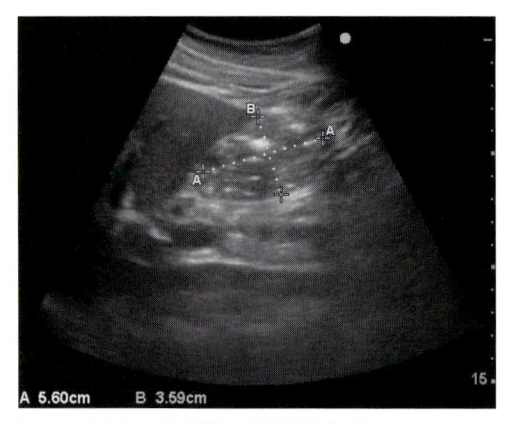

図6 昼食後3時間後の胃超音波画像
胃幽門部に胃内容物がモザイク状に見え，食物残渣によりフルストマックであることが分かる．前後経 56.0 mm，頭尾経 36.9 mm で，CSA は 16.9 cm² であった．

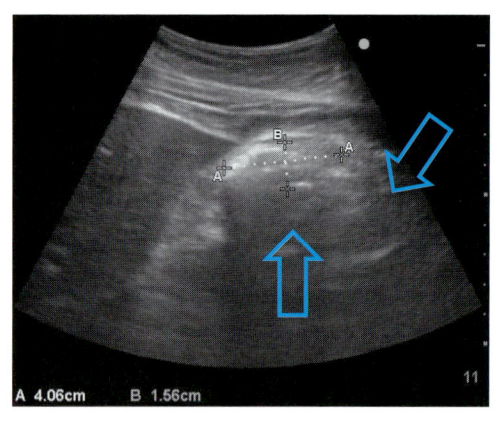

図7 図6と同一症例の昼食後1時間後の胃超音波画像
計測部分は食塊の一部だけであり，その周りに⇨に示す空気・ガスがあり，量が多すぎて全体像をとらえられていない．

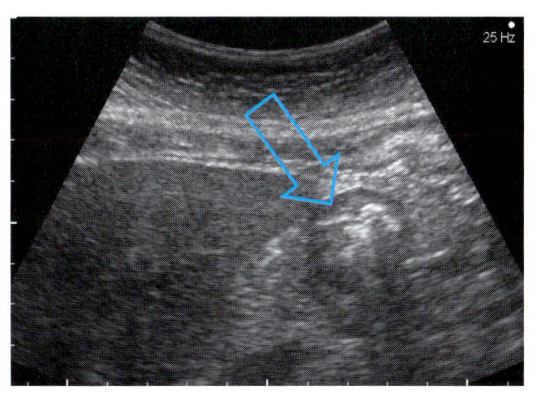

図8 バナナ摂食後3時間以上経過したときの
　　　胃超音波画像
幽門部は丸く膨らみ，内部は不均一な高輝度のパーティクルを
含むモザイク状を示し，食物残渣があると判定した．

ワザの実際

1 盗み食いの症例

　症例は、74歳、男性。泌尿器科で再発性膀胱癌に対して、TUR-Bt が予定された。腫瘍の位置が閉鎖神経に近く筋弛緩薬使用がリクエストされ、認知症もあったため全身麻酔とした。13時入室予定で、清澄水の飲水を11時まで許可し、11時が最終飲水時刻であった。12時ごろ妻が病室で枕元にバナナの皮を発見した。病棟看護師より、バナナを食べた可能性が高いと麻酔科に連絡があった。この症例の後に予定されていた脊髄くも膜下麻酔症例を先に手術して、当該症例を午後3時過ぎに入室させて、胃超音波を施行した。幽門部は丸く膨らみ、食物残渣を示唆する不均一な高輝度のパーティクルを含むモザイク状を示したため、手術を延期した（図8）。

2 妊　婦[8]

　麻酔導入時の誤嚥は帝王切開を受ける妊婦において重篤な結果をもたらす可能性がある。2012年に公表された日本麻酔科学会の「術前絶飲食ガイドライン」の中では、リスクの高い妊婦（例；陣痛のある場合、胎児心拍数に異常のある場合）などは本ガイドラインの適応とせず、患者の状態に合わせた対応とすると記載されている。しかしながら、現場での対応について記載

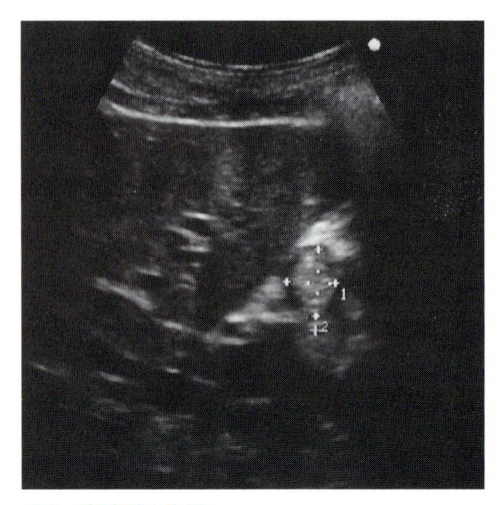

図9 定時群の症例：
　　 縦長に変形した胃の超音波画像

39歳，38週，反復帝王切開で定時帝王切開が予定された．術当日 ArgW を 250 mL と OS-1® を 500 mL を入室 2 時間前までに摂取した．CSA は 2.0 cm² で胃内容物はなしと判定した．

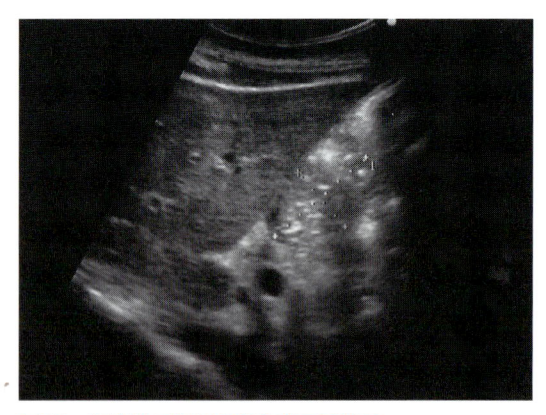

図10 朝食後 3 時間の緊急帝王切開で
　　　大量の食残が認められた症例：超音波画像

38歳，32週，切迫早産で入院中に子宮収縮が増強し，臍帯下垂のため緊急帝王切開が予定された．病院での朝食後 3 時間，最終飲水から 2 時間半が経過していた．CSA は 8.8 cm² で，モザイク状を示し，大量の胃内容物ありと判定した．

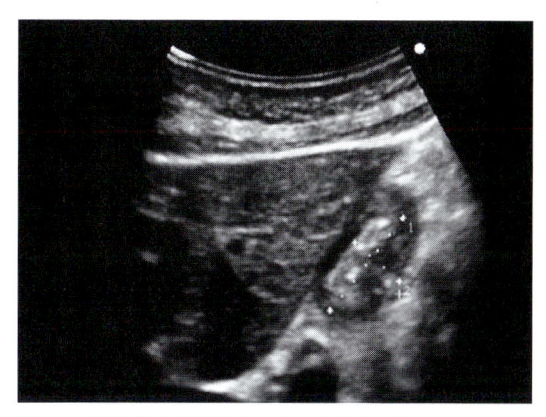

図11 絶飲食時間が長くても胃内容物があった症例：
　　　超音波画像

42歳，34週，胎児発育不全で入院中に前期破水し，子宮筋腫核出術後のため緊急帝王切開が予定された．病院での前日の夕食が最終飲食で17.5時間が経過していた．CSAは3.5 cm^{2}で，モザイク状を示し，胃内容物ありと判定した．

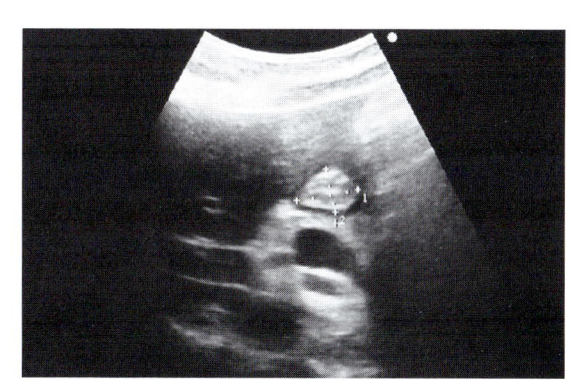

図12 入院中，分食の夕食後9時間たっても
　　　胃内容物があった症例：超音波画像

41歳，34週，切迫早産で入院中に胃もたれがあり，6回分食にしていた．骨盤位で陣発したため緊急帝王切開が予定された．夕食後に6回目の分食を食べ（手術9時間前），夜間水分を摂取（手術3時間前）した．CSAは2.6 cm^{2}とやや大きく，胃幽門部の平滑筋がはっきり確認でき，中にモザイク状の胃内容物を確認できた．

第Ⅱ章　超音波編

がない。胃超音波はその手掛かりを与えてくれる可能性がある（図9〜12）（MEMO ②）。

M_{EMO} ②

　　胃超音波が妊婦においても術前の胃内容物残存を評価する方法として応用できるのではないかと考えて、単胎の帝王切開を受ける症例を対象として、術前絶飲食の影響を調査する観察研究を施行した。帝王切開患者を定時群（8例）と緊急群（31例）に分けて、術前に胃内容物が残存するかを胃超音波で評価した。CSAが 2.5 cm^2 以上かつ高輝度のパーティクルを含むモザイク状所見で胃内容物残存ありと判定した。定時群では2〜3時間前まで清澄水を摂取しても胃内容物を示唆する症例はなかった。緊急群は胃内容物残存を8例に認め、陣痛の有無によらず10時間以上の絶食時間でも、胃内容物残存を3症例に認めた。この結果から絶飲食時間や陣痛の有無にかかわらず、誤嚥リスクが高い症例が存在することが判明した[8]。

ワザのポイント

　経食道心超音波や末梢神経ブロックなどで今や超音波装置は手術室内において必須の器械となった。妊婦の症例で示したように術前絶飲食ガイドラインを補うこともでき、緊急手術症例にも応用できる。超音波の非侵襲性を生かして、どんどん実践して下さい。

【文　献】

1）Perlas A, Chan VWS, Lupu CM, et al. Ultrasound assessment of gastric content and volume. Anesthesiology 2009；111：82-9.
2）Perlas A, Mitsakakis N, Liu L, et al. Validation of a mathematical model for ultrasound assessment of gastric volume by gastroscopic examination. Anesth Analg 2013；116：357-63.
3）桜井康良，内田倫子，三村文昭．内視鏡を用いた胃液吸引による術前経口補水療法の安全性評価．麻酔 2014；63：in press.
4）Bouvet L, Mazoit JX, Chassard D et al. Clinical assessment of the ultrasonographic measurement of antral area of estimating preoperative gastric content and volume. Anesthesiology 2011；114：1062-92.
5）桜井康良，内田倫子，三村文昭ほか．経口補水療法（経口補水液と炭水化物負荷）の安全性の確保 −非侵襲的評価法を中心として−．麻酔 2011；60：790-8.
6）三村文昭，桜井康良，内田倫子ほか．経口補水液 OS-1 は術前患者に clear fluid として安全に使用できる．麻酔 2011；60：615-20.

7）Cubillos J, Tse C, Chan VWS, et al. Bedside ultrasound assessment of gastric content：an observational study. Can J Anesth 2012；59：416-23.
8）桜井康良，内田倫子，三村文昭ほか．胃エコーを用いた帝王切開術患者の胃内容の評価．麻酔 2014；63：in press.

9 膀胱超音波検査

下出 典子

はじめに

尿量測定は周術期の血行動態、全身状態の把握において非常に有効と考えられ、手術を受ける多くの患者に対し、尿道カテーテルが日常的に挿入されている。しかし、短時間で出血を伴わない手術において、尿道カテーテルの挿入および留置は必要だろうか？ 尿道カテーテル挿入の指標として、手術時間や手術術式、輸液量、下腹部の張り具合などが考えられるが、それは各医師もしくは看護師の判断に任され、決まった指標はない。

最近、手術時に使用しやすい携帯型超音波装置が発売され、中心静脈穿刺や末梢神経ブロックなどで頻用されている。また、膀胱容量測定に特化した超音波装置も販売されている。本稿では、そんな時代の尿量測定法について解説する。

適 応

- 短時間、低侵襲の手術、あるいは術後に尿道カテーテル留置を必要としない手術を受ける患者

ワ ザ

1 腎での尿産生について考えてみる

輸入細動脈は糸球体毛細血管となりボウマン嚢へ濾過される。尿管はボウマン嚢から始まり、近位尿細管、ヘンレ係蹄、遠位尿細管を経て、集合管となる。腎血流量は心拍出量の約20％、1分間に5Lの心拍出量があれば腎血流量は1L、そのうち糸球体に濾過される原尿は100 mLである。近位尿

第Ⅱ章 超音波編 93

細管、ヘンレ係蹄、遠位尿細管、集合管で水分や電解質は再吸収され、尿量は 1 分間に 1 mL となり膀胱へ排出される。周術期には表 1 の因子が尿産生を規定していると考えられる。

2 膀胱における排尿メカニズムについて考えてみる

　膀胱容量が 300 mL 以上になるとその刺激が橋に存在する排尿中枢を興奮させ、この興奮は仙髄副交感神経核を興奮、排尿筋を収縮させる。同時にこの興奮は仙髄陰部神経核を抑制し、外尿道括約筋弛緩、膀胱頸部の緊張解除、排尿筋の弛緩解除、そして副交感神経を抑制することにより、尿道内圧が低下、排尿筋の収縮と尿道内圧が低下し、排尿が起こる。周術期には表 2 の因子が排尿メカニズムに影響を与えていると考えられる。

3 尿道カテーテルについて考えてみる

　病院における感染症の約 30％が尿路感染、そしてその原因のほとんどが尿道カテーテルによるものということで、その挿入留置に関して明確な基準が設けられている[1]。周術期の使用は表 3 に示すとおりである。
　また、エビデンスレベルは低くなるが、下記のことが推奨されている。
・手術患者の尿道カテーテルはルーチンでなく、必要時使用する（Level 1B）。
・術後使用の適応がない場合、術後できるだけ早く、できれば 24 時間以内に抜去する（Level 1B）。

4 術後尿閉の危険性について考えてみる

　尿道カテーテルを挿入しなかった場合、術後尿閉の危険性は否定できない。尿閉を発症すると患者は尿意を感じても排尿できず、膀胱の過伸展による下腹部痛や嘔気、徐脈、低血圧、高血圧、不整脈、心停止を起こす可能性がある。また、感染症の報告もある。術後尿閉となる術前・術中・術後リスク因子を表 4 に示す[2]。
　予防は上記を避けるようにすることなのだが、現実的には難しい。診断は、全身麻酔後や鎮静中と臨床症状では分かりにくいため、腹部の張り具合などや手術時間、輸液量などで決定する場合が多い。治療は尿道カテーテル挿入である。

表1 尿産生規定因子

患者自身によるもの	既往歴(血圧・糖尿病),内服薬(利尿薬など)
手術によるもの	抗利尿ホルモン,輸液量,出血量,血行動態(血圧),電解質,血糖値,利尿薬など
神経系	交感神経,副交感神経

表2 排尿規定因子

手術そのもの	手術時間,手術手技,輸液量,出血量
麻酔薬	吸入麻酔薬,静脈麻酔薬,麻薬,筋弛緩薬,局所麻酔薬
循環作動薬	抗コリン薬,α作動薬,β遮断薬

表3 カテーテル感染からみた尿道カテーテル留置基準

適正使用	重篤な患者で正確な尿量測定が必要
特定の手術のための周術期使用	・泌尿器科手術あるいはその他の尿生殖器に連続した構造への手術を受ける患者 ・長時間になりそうな手術(この場合は術後回復室で抜去する) ・手術中に大量輸液あるいは利尿薬の投与を受ける可能性がある患者 ・尿量の術中監視が必要
不適正使用(例)	・尿道あるいは隣接した構造物の修復がないのに術後長時間使用する場合 ・硬膜外麻酔の効果が延長しないのに術後長時間使用する場合

(Gould CV, Umscheid CA, Agarwal RK, et al. CDC. Guideline for prevention of catheter-associated urinary tract infections 2009. http://www.cdc.gov/HAI/ca_uti/uti.html より改変引用)

表4　術後尿閉のリスク因子

術　前	・年齢＞50歳 ・男性 ・鼠径ヘルニア手術・肛門直腸手術 ・前立腺肥大既往あり ・神経系疾患既往あり（脳・脊髄疾患，糖尿病，アルコール性神経疾患） ・術前内服薬：α遮断薬・β遮断薬
術　中	・鼠径ヘルニア手術や肛門直腸手術で750 mLを超える輸液 ・長時間手術 ・脊髄くも膜下麻酔 　1. 長時間作用性局所麻酔薬の使用 　2. 局所麻酔薬の大量使用 　3. 麻薬の大量使用 　4. モルヒネ（脂溶性の低い麻薬）の使用 　5. μオピオイド受容体選択性麻薬 ・硬膜外麻酔 　1. 挿入部位：腰椎レベル＞胸椎レベル 　2. 長時間作用性局所麻酔薬の使用 　3. モルヒネ（脂溶性の低い麻薬）の使用 　4. μオピオイド受容体選択性麻薬 　5. アドレナリン添加
術　後	・回復室入室時、膀胱容量＞270 mL ・鎮静薬の使用（ミダゾラム） ・硬膜外麻酔による術後鎮痛

（Baldini G, Bagry H, Aprikain A, et al. Postoperative urinary retention. Anesthetic and perioperative considerations. Anesthesiology 2009；110：1139-57 より改変引用）

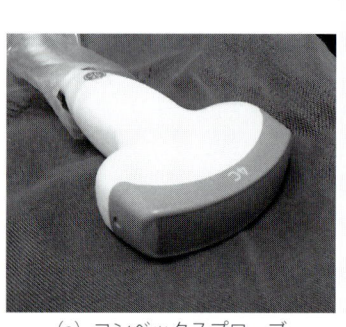

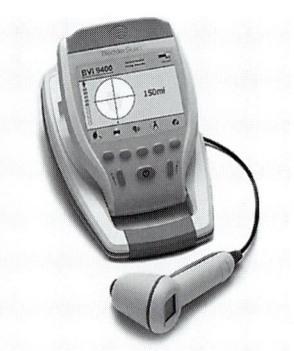

　　　　（a）コンベックスプローブ　　　　（b）ブラッダースキャン®
　　　　　　　　　　　　　　　　　　　　　　　　　BVI 9400
　　　　　　　　　　　　　　　　　　　（画像提供：ベラソンメディカル株式会社）

図1　膀胱超音波

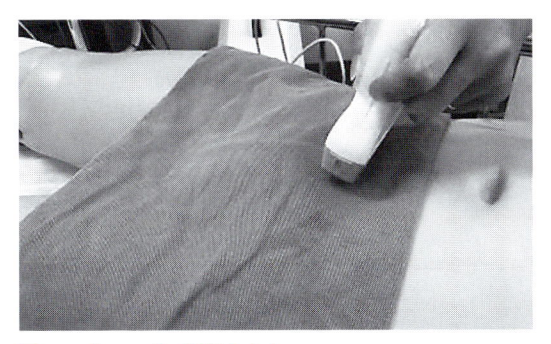

図2　プローブの位置と向き

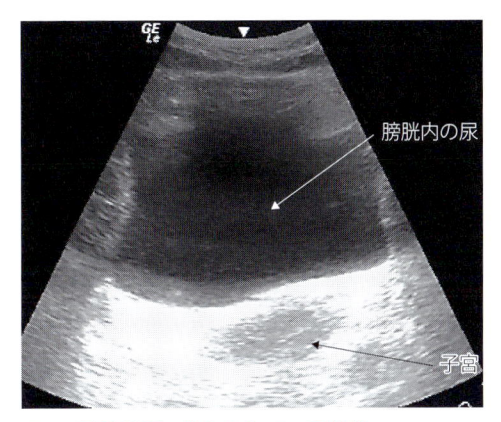

図3　膀胱が尿で満たされている状態

5 測定方法の実際

　膀胱容量測定には、超音波装置（コンベックスプローブ）を使用する方法と、膀胱容量測定に特化した超音波装置であるブラッダースキャン®（ベラソンメディカル）を使用する方法がある（図1）。

1）コンベックスプローブの場合

　患者を仰臥位とし、恥骨結合の二横指頭側の下腹部にプローブを置き、膀胱に向けて少しプローブを傾けて描出する（図2）。膀胱に尿が充満すると図3のように見える。女性の場合、膀胱の背側には子宮が確認できる（図3）。尿道カテーテルを挿入すると、膀胱内にあるバルーンがきれいに描出される（図4）。このときの膀胱容量を測定してみよう。測定式の一つである、

第Ⅱ章　超音波編　97

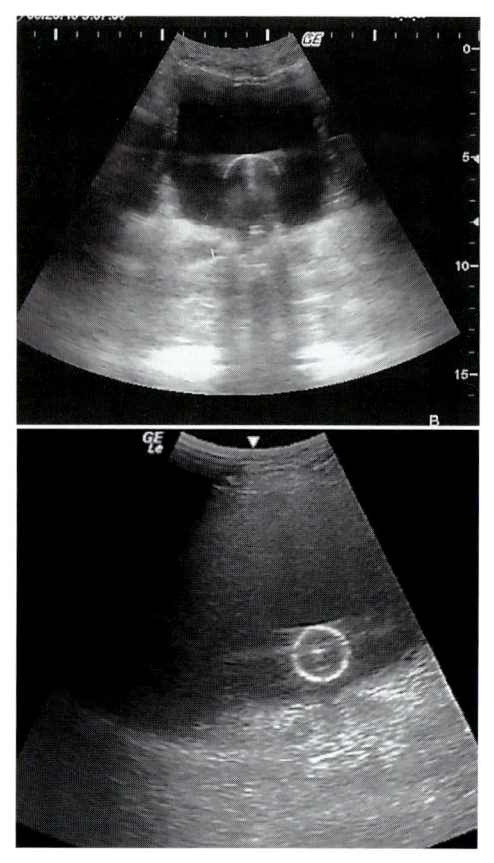

図4 膀胱内で描出された尿道カテーテル

　膀胱容量＝膀胱の短径（cm）×長径（cm）×深さ（cm）×π/6 を用いて計算すると、
　10.83×11.14×7.35 ×π/6 ≒ 464（mL）となる（図5）。
　排尿後、もしくは膀胱内に尿が溜まっていない膀胱は、尿が充満しているときとは全く違う。かろうじて尿道カテーテルのバルーンが確認できる（図6）。

2）ブラッダースキャン® の場合（MEMO ①②）
　同様に、患者を仰臥位とし、恥骨結合の二横指頭側の下腹部にプローブを置き、膀胱に向けて少しプローブを傾けて描出する（図7）。手元のボタン

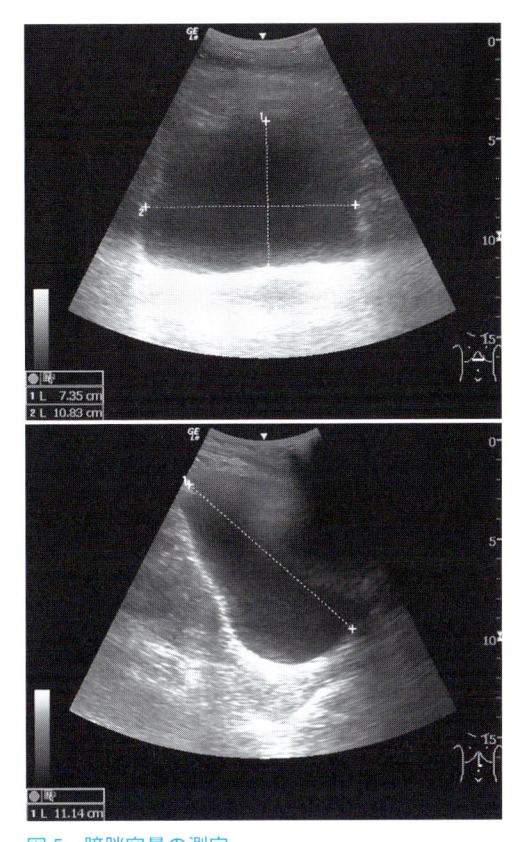

図5 膀胱容量の測定
短径（cm）×長径（cm）×深さ（cm）×π/6
10.83×11.14×7.35×π/6≒464 mL

を押すとプローブのビームが一回転して膀胱容量を測定し、短軸・長軸のエコー画像とともに報告される（図8）。

MEMO ①ブラッダースキャン®による測定は簡単か？

　コンベックスプローブを用いて測定する方法は、計算式を用いて計算しなくてはいけないこともあり、すぐにはできない。ブラッダースキャン®ではどうだろうか？ プローブによる圧迫の強さで膀胱は変形しやすく測定量も変化するため、3回測定しその平均値で評価する。10回ほど測定してみると、だんだん測定値が一定となる[3]。

第Ⅱ章　超音波編　99

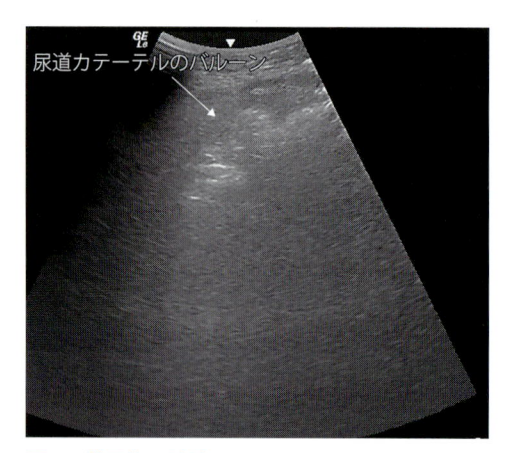

図6　排尿後の膀胱

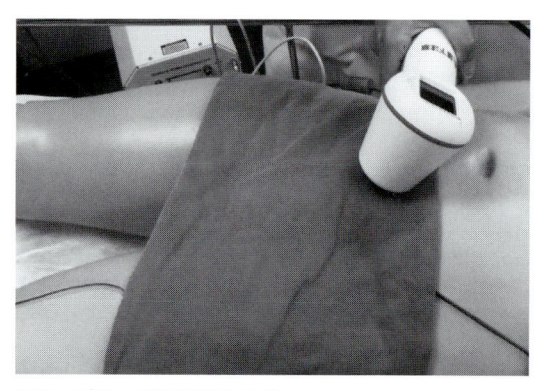

図7　プローブの位置と向き

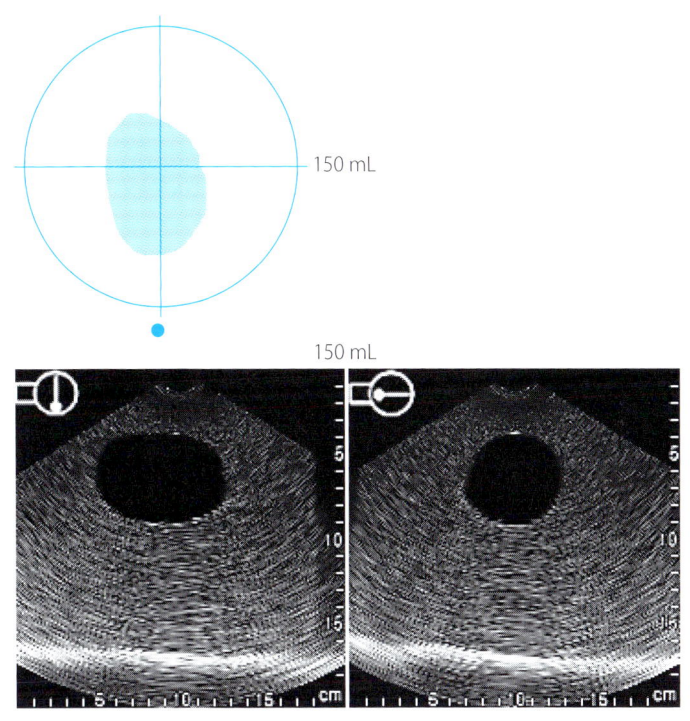

図8　ブラッダースキャン® による測定結果

MEMO ②膀胱容量は何 mL で尿道カテーテルを挿入するのか？

　膀胱容量 300 mL を超えると、膀胱内圧は急激に上昇する。しかし、就眠中はその倍まで許容範囲とする報告もある。このため、文献 2 では 600 mL を尿道カテーテル挿入の基準としている。麻酔中は就眠中と同様と考えるとしても、麻酔覚醒中に手術台で排尿する可能性や、ベッド搬送中にベッド上で排尿する可能性は否定できない。上半身の手術であっても、麻酔覚醒後すぐに自力でトイレに行けるとは考えにくく、ベッド上で尿器を用いての排尿となる。下半身の手術でベッドが汚染されれば感染症の危険性もある。これらのことを考慮したうえで、尿道カテーテル挿入の基準量を決定するとよいと考える。ちなみに女性は子宮が存在するので、男性の膀胱容量の 8 割程度であることを覚えておく必要がある。

ワザの実際
1 症例1

　72歳、女性、身長153 cm、体重45 kg。アレルギー性鼻炎、副鼻腔炎にて内視鏡的鼻内手術が予定された。特記すべき既往歴はない。全身麻酔、ラリンジアルマスク（laryngeal mask airway：LMA）で人工呼吸管理した。手術時間は2時間21分、麻酔時間は3時間32分で、手術中の輸液量は1,500 mLであった。手術終了時、輸液量が多いのではないかという議論になったため、ブラッダースキャン®を用いて測定したところ、1回目150 mL（図8）、2回目186 mL、3回目169 mLで平均値168 mLであったため、尿道カテーテルは挿入せず病棟へ帰室とした。帰室4時間後に、自力排尿を確認した。

2 症例2

　35歳、女性、身長158 cm、体重43 kg。外側半月板損傷にて関節鏡下半月板切除術が予定された。特記すべき既往歴はない。全身麻酔、LMAで人工呼吸管理した。手術時間1時間17分、麻酔時間2時間で、手術中の輸液量は700 mLであった。手術終了時、主治医から、膝の手術であり帰室後すぐに車イスでトイレに行くことはできないと言われたため、ブラッダースキャン®を用いて尿量を測定した。1回目550 mL、2回目552 mL、3回目580 mLで平均値561 mLであったため、尿道カテーテルを挿入し560 mLの尿量が得られた。

ワザのポイント

　膀胱超音波を用いて膀胱容量を測定することで、尿道カテーテル挿入が決定できる。今まで外科医、麻酔科医、看護師で挿入するかしないか悩んでいたが、手術終了前に測定することにより、効率的な手術室運用が可能となり、またカテーテル費の節約となる。また、尿道カテーテル挿入後に尿の排出が見られない場合、膀胱容量の確認やカテーテルが正しく膀胱内まで挿入されているのかといった確認にも有用である。

【文　献】

1 ）Gould CV, Umscheid CA, Agarwal RK, et al. CDC. Guideline for prevention of catheter-associated urinary tract infections 2009. http://www.cdc.gov/HAI/ca_uti/uti.html
（新潟県六日町病院 HP．全文和文掲載．市川高夫訳．）
2 ）Baldini G, Bagry H, Aprikain A, et al. Postoperative urinary retention. Anesthetic and perioperative considerations. Anesthesiology 2009；110：1139-57.
3 ）大岡均至．ブラッダースキャン® 使いこなし術．泌尿器ケア 2008；13：51-5.

10 気胸の超音波診断

田中　博志・鈴木　昭広

はじめに

　国家試験で「気胸の診断法は」と問われれば、ひと昔は"胸部X線"、今でも"胸部CT"あたりがわが国のスタンダードかもしれない。しかし欧米では、気胸の診断に超音波が使用されており、その有効性に関する報告がこの10年来蓄積している。超音波による気胸診断の感度は、胸部X線より高いとする報告はすでに多く、また、超音波の有用性は2011年のNew England Journal of Medicine の総説でもとりあげられるに至っている。超音波による気胸診断は、手技自体は極めて単純・簡単である。肺が動いているか否かを確認すればよいだけだ。ただし、そのワザを単に使うだけではなく、「空気の存在が超音波画像にどう影響するのか？」「なぜそう見えるのか？」という気胸診断の根源をなす原理を知ることが達人への近道である。手術室で働く麻酔科医にとって、術操作を中断させることなく、患者の被ばくなしに簡便に繰り返し施行できる超音波装置はたいへん便利で、覚えておいて損はない。以下、超音波とそのワザについて解説する。

適　応

●術前・術中・術後の気胸の診断と経過観察

ワ　ザ

1 基本事項

1）体　位

　体位は問わない。胸壁にプローブを当てることさえできれば仰臥位のみな

らず側臥位や腹臥位でも施行可能である。

2）部　位
　導入後や手術中の評価を想定し、ここでは仰臥位での解説とする。胸腔内の空気は基本的に重力の影響で高いところからたまっていく。つまり、体を横から見て、最も高い肋間をねらうことが、わずかな気胸の検出には有利である。しかし初心者はまず前胸部の第2～4肋間の観察から始めるとよい。可能なかぎり、第2・4・6肋間、前胸部〜側胸部へと複数か所の評価を行う。なお、超音波装置による気胸診断では、プローブを当てた直下の胸腔しか評価できないことに注意が必要である。

3）使用器材（トランスデューサー）
　気胸の診断に絞れば、胸膜の動きが分かるリニアプローブがよい。近距離の観察のため、高周波数がより望ましく、深度も通常5cm以下でよい。肺の性状を評価したい場合はより深い部分の観察も必要となるためコンベックスプローブを用いる。

4）プローブの当て方
　体軸に対して縦方向に、肋骨走行に直行するように当てるのがコツである（図1）。上下の2本の肋骨を同時に映し込むことで、その2つの肋間の直下にある胸膜を簡単に同定することができる（図2）。また、肺は呼吸性に頭側〜尾側に動くので、縦に当てたほうがその動きをとらえやすい。

2 正常肺画像（図3）
　気胸肺診断を行うためには正常肺画像の理解が欠かせない。以下に代表的な正常肺所見を確認する。

1）lung sliding
　正常肺では、肺は呼吸に同期して膨張と収縮を繰り返す。肺が動いている様子は、胸膜の動きとして超音波でとらえることができる。呼吸運動に伴う胸膜の横方向への動きは"lung sliding"と呼ばれ、正常肺を示す最も代表的な所見である。このときに見ている胸膜は臓側胸膜である。

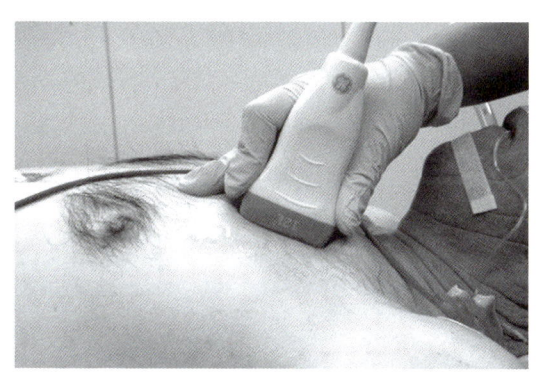

図1　プローブの当て方
第2肋間鎖骨中線上での走査を示す．
体軸と平行，肋骨の走行に直行するように当てるとよい．
プローブがずれないように，手の一部をしっかりと胸壁に固定する．

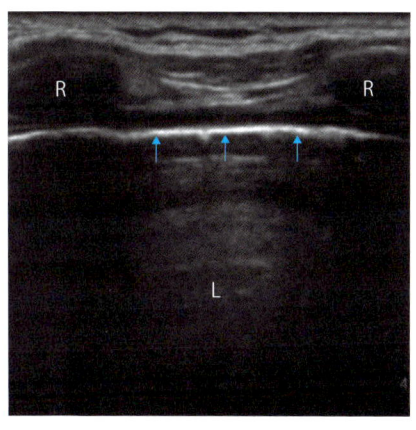

図2　基本超音波画像
肋骨（R）は低輝度の楕円構造として観察できる．2つの肋骨の下に線状の高輝度陰影をなす胸膜（▲）が見える．胸膜より遠位は肺実質に相当する部分となる（L）が，肺そのものの姿をとらえているとは限らない．

第Ⅱ章　超音波編

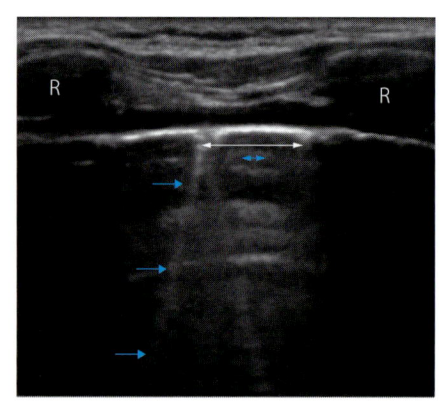

図 3　正常肺超音波画像
lung sliding：呼吸に同期した左右の大きな動き（○───○）．
lung pulse：心拍に応じた細かい左右の動き（←→）．
comet-tail：胸膜から画面端まで伸びるアーチファクト（→）．
呼吸運動に応じて左右に動く．

2）lung pulse

　肺は心臓と接しているので、心拍に同期して振動する。その動きは胸膜の細かい振動となって超音波でとらえられ、"lung pulse" と呼ばれる。"lung pulse" は、"lung sliding" より動きが小さく、心リズムに一致しているのが特徴である。心拍を聞きながら施行すれば判別は容易で、当然、心臓の影響が大きい左肺のほうが検出しやすい。

3）comet-tail

　胸膜面から画面端まで伸びる線状のアーチファクトで、B-line とも呼ばれる。正常肺でも見える場合と見えない場合がある。水分の多い肺に見られることが多いが、1 画面に 2〜3 個であれば病的意味はない。"lung sliding" に応じて、"comet-tail artifact" が左右に動くことで、より "lung sliding" が確認でき、正常肺所見の判定を補完する。

3 気胸肺画像

　気胸肺画像は、超音波が空気で完全に反射されることによって生み出されるアーチファクト画像である。その画像は、上記の "lung sliding"、"lung pulse"、"comet-tail" などの胸膜の動きを認めない、全体的にぼやっとした

画像が特徴である。よく見ると、空気の表面（胸膜相当の深度）とプローブとの間で、特徴的な等間隔の美しい多重反射像を示している。この気胸肺を構成するアーチファクトの仕組みを理解することが、超音波による気胸診断を理解する最大のポイントである。以下、数式を含む音響インピーダンスの解説を行うが、この段落は気胸の超音波診断に馴染むほどその奥深さを実感できるようになる。この段落を面白いと思えたときこそが達人の極みにたどりついた証といえよう。

1）空気の音響インピーダンス

超音波画像は、各組織間の音響インピーダンス（Z）の差から発生する反射波を受信して画像化している。

その反射率（Rp）は、数式 $Rp = \dfrac{Z_2 - Z_1}{Z_2 + Z_1}$ で求められる。

組織間の音響インピーダンスの差が大きければ、超音波はより大きく反射し輝度は高く（白く）表示され、逆にその差が小さければ輝度は低く（黒く）表示される。例えば、血管内のように均質な物質内であれば、反射波がないため血管内は均一な黒で表示される。

通常の超音波検査の対象となる軟組織の音響インピーダンス［$kg/m^2/s \times 10^6$］は、およそ 1.3 ～ 1.7 ぐらいの範囲内にあるが、空気の音響インピーダンスは 0.0004 と桁違いに小さい（表1）。この大きな差が、空気による超音波の反射率をほぼ100％にする仕組みである（上記の数式に Z_1 = 0.0004、Z_2 = 1.3 を代入すると、Rp = 99.9％）。つまり、気胸の病態では両胸膜間（壁側・臓側）に空気が入り込むため、超音波は空気の層を通過できずにすべて反射する。よって、空気の後ろは虚像となり、臓側胸膜の動きも確認できなくなる。「超音波は空気の層でほぼ100％反射する」、これこそが気胸判別における最も重要なポイントである。

2）気胸肺画像（正常肺所見の消失）

気胸肺では、空気の層で超音波がすべて反射されるので、臓側胸膜まで超音波は届かず、正常肺で見られた各所見（lung sliding、lung pulse、comet-tail）はすべて消失する。見えている高輝度の線状陰影は壁側胸膜となる。壁側胸膜より下の部分は、画像らしきものが示されているがそれはすべて虚像であり、反響像からなるただのアーチファクトである（図4）。

表1 体組織の音響インピーダンスと反射率

	音響インピーダンス [kg/m²/s×10⁶]	水に対する反射率 [%]
空気	0.0004	99.9%
脂肪	1.38	5.2%
水	1.53	—
血液	1.61	2.5%
筋肉	1.70	5.3%
骨	7.80	67.2%

空気のインピーダンスは桁違いに小さく，そのため反射率はほぼ100%となる．また補足として，骨はインピーダンスが逆に大きく，反射率も高い．これが音響陰影を生む理由でもある．逆に，いくばくかの超音波が骨を通過することがあるために，図2で見たように肋骨の裏側に存在する胸膜が観察できることがある．

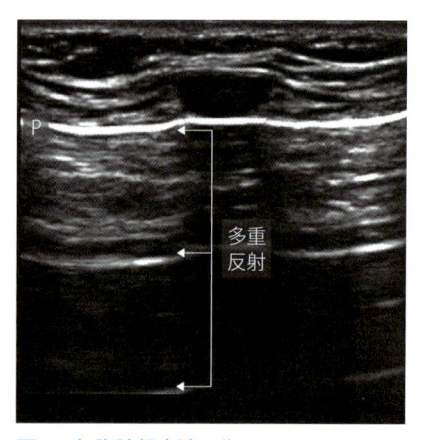

図4 気胸肺超音波画像

Pが壁側胸膜面．直下の空気層の表面に超音波が反射して輝度が高く表示されている．胸膜面の下は超音波が胸壁内を多重反射（—）して形成される虚像．

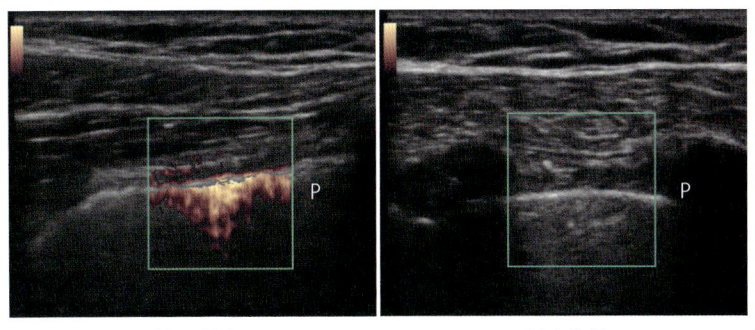

(a)正常肺　　　　　　　　(b)気胸肺

図5　カラードプラ画像
(a) 正常肺：見えているのは臓側胸膜なので，その下に呼吸運動に応じてカラーが乗る．
(b) 気胸肺：見えているのは壁側胸膜なので，呼吸してもその下にカラーは乗らない．
P：胸膜レベル

3) カラードプラによる気胸の判別

　正常肺では胸膜とその下の肺実質に超音波が届く．すると，パワードプラでは肺の動きを感知して，ビームが届く肺上部にカラーが乗った画像が得られ，power sliding sign と呼ばれる（図5-a）。逆に，気胸肺では，胸膜の下にはビームが届かないので肺の動きは検知できず，胸膜のレベル近くでのカラーの検出がなくなる（図5-b）。

4) Mモードの活用

　正常肺では胸膜面から下には基本的に超音波は届かないが，胸膜面から出るアーチファクトが影響して，肺実質深度部分は砂嵐のようなチラチラ細かく動くアーチファクト画像になる。つまり，Mモードの画面では，胸膜の上は波のような画像に，胸膜の下は砂のような画像として表現される（図6-a）。気胸肺では，胸膜の下には一切ビームは届かずすべて反射するので，画面全体がバーコードのように表示される（図6-b）。このように，Mモードでは超音波画像を1枚の絵に見立てて判断することが可能であり，簡便でお勧めの方法である。正常肺では画面全体を波打ち際に見立て "seashore" サインと，気胸では画面全体を "stratosphere（成層圏の意）" あるいは "barcode" サインともいう。

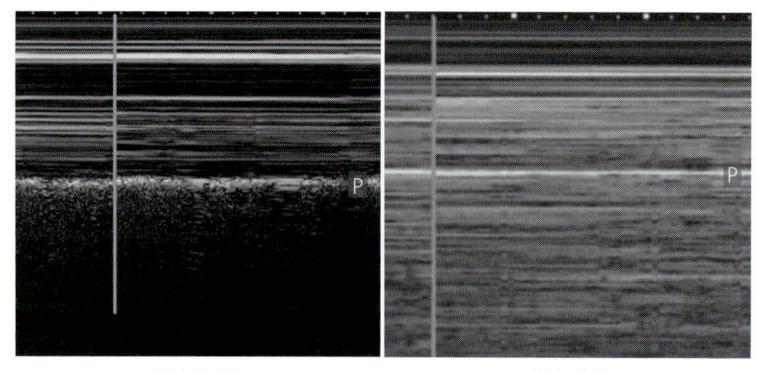

(a)正常肺　　　　　　　　　　　(b)気胸肺

図6　Mモード画像
(a) 正常肺（seashore）：胸膜面の上は波様，下は砂様
(b) 気胸肺（barcode）：画面全体が横線
P：胸膜レベル

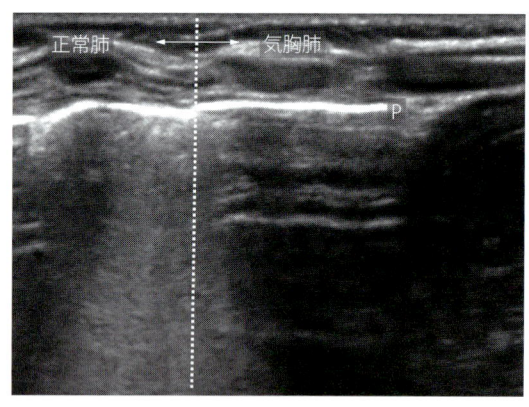

図7　lung point
正常肺と気胸肺の境目が lung point．呼吸運動に応じて，正常肺が画面内に入り込んだり，出ていったりを繰り返す画像が見られる．
P：胸膜レベル

5）lung point の検出

　正常肺と気胸肺の境目を超音波で検出できることがあり、その境目を"lung point"という（図7）。この所見がある場合の気胸判定感度は100％とされる。

ワザの実際

　症例は、50歳、男性。肝細胞癌に対して区域切除術が予定された。麻酔導入後、右内頸静脈より超音波ガイド下で中心静脈穿刺を試みた。その際、シリンジ内に空気の吸引を認めた。聴診での左右差は認めず、バイタルサインに変動もみられなかった。確認の胸部X線では右肺尖部にわずかな気胸を認めた。気胸増大の可能性も否定できず、胸腔ドレーンの留置を考えたが、外科医と相談のうえ緊急時には術野および胸壁から脱気処置をすることとし、術中は胸壁の超音波診断で経過観察を行い手術施行となった。手術開始前に、右第2肋間鎖骨中線〜前腋窩線上の超音波診断施行部位のアクセスを確保し、緊急脱気部位の目安をつけて手術に臨んだ。術中は、1〜2時間おきに同部位でエコーを施行し、"lung sliding（＋）、lung pulse（＋）、Mモードで seashore（＋）"などの所見確認を継続的に行った。明らかな超音波所見の変化もなく手術は終了し、抜管後も優位な変化は認めず、胸部X線撮影後ドレーン留置も要せず帰室となった。その後、気胸は経過とともに改善、消失した。

ワザのポイント

　気胸判定における超音波診断所見のポイントは2つ。まず、正常肺所見を何度も見て確認しておくこと。もう一つは、空気の層が超音波を100％反射することの理解である。正常所見が見られず、かつ、反射像が見られれば、そこには空気の存在が疑われる。ただし、巨大ブラなどの気胸と似た所見があること、動かない肺と気胸は異なることなど注意が必要な点もあるので、臨床情報と合わせての総合的判断が大切である。術中に気胸に出くわすことはまずないため、気胸所見のトレーニングには分離肺換気の手術を利用することをお勧めする[2]。

M_{EMO}　気胸の広がりの評価

　臨床的な気胸の大きさを推定するためには、第2肋間鎖骨中線、第4肋間前腋窩線、第6肋間中・後腋窩線を評価して気胸の大きさを推定する方法が報告されている。また、lung pointの部位を数か所で確認することでも広がりの目安になる。ただし、現段階のコンセンサスでは、気胸の広がりの評価としてはCTがゴールデンスタンダードである。逆に、回復過程を追う際には頻回のX線やCTを回避するために超音波は有用と考える。

【文　献】
1）Christopher LM, Joshua AC. Point-of-care ultrasonography. N Engl J Med 2011；364：749-57.
2）田中博志，鈴木昭広，岩崎　寛ほか．超音波を用いた気胸診断－分離肺換気下の手術患者での検討－．麻酔 2013；62：128-33.

11 橈骨動脈穿刺

飯田　高史

はじめに

　歴史的に最も古い観血的動脈圧測定は1733年に生理学者であるHarveyによって行われた。一方で聴診による血圧測定は1905年にKorotkovによって行われ、1980年代後半には自動血圧計が広まった。そして現在、これらの血圧測定法は医療現場で欠くことができないものとなっている。特に観血的血圧測定は連続した圧波形による計測が可能なことから厳重な血圧管理や血行動態が不安定な場合に適応がある。

　多くの場合、橈骨動脈にカテーテルが挿入されるが、動脈硬化を伴う高齢者、未熟児などではしばしば難渋することがある。血管には当たるのだがカニュレーションができなかったり、穿刺部が腫脹し拍動が触知できなくなったりといったことは、麻酔科医なら誰もが経験したことがあるのではないだろうか。

　一方、末梢神経ブロックや内頸静脈穿刺は、超音波ガイド下に行われる頻度が高くなり、成功率の上昇や必要な薬物量の減少が報告されている。同時に超音波診断装置そのものの性能が上がり、解像度も格段に向上している。これからは穿刺のみならず触知が困難な橈骨動脈に対しては、盲目的な職人技で闇雲に闘いを挑むのではなく、超音波ガイド下に確実にカテーテル留置を成功させる、そんな時代ではないだろうか。

　本稿では触知困難な橈骨動脈に対し超音波診断装置を使用することで、名人よりも早く確実にカテーテル留置を成功させるコツについて解説するが、この手技は足背動脈・浅側頭動脈や末梢静脈のカニュレーションにも応用可能である。

適　応

- 橈骨動脈の拍動が触知困難な症例（急性大動脈解離、動脈硬化など）
- 循環動態が不安定、または麻酔導入によりショックバイタルとなる可能性の高い症例（外傷、透析、イレウスなど）
- 低心機能
- 極度の肥満
- 未熟児、新生児など小児全般

ワ　ザ

1 穿刺する前から勝負はついている

　超音波ガイド下に手技を施行する場合、穿刺そのもの以前に重要なコツがある。確実な前腕の固定や、超音波診断装置との位置関係、ベッドの高さなどの事前準備がその後の成否を左右する。さらに、症例にあわせて穿刺針やプローブを選択することも重要である。

　前腕を外転・外旋させたのち、手関節を軽度伸展できるように下に枕を入れ、手掌尺側と母指をテープで手台に固定する（図1）。

　超音波診断装置は対側で穿刺方向の延長線上に設置する（図2）。

　立位・坐位のどちらでも穿刺は可能であるが筆者は坐位で行うことが多く、そのほうがプローブを把持する際の手の固定が容易である。この時点で施行者の脇がしまるようにベッドの高さを調整する。穿刺針は一般的な静脈留置針でもよいが、困難症例では末梢動脈用カテーテル（BDインサイト-A™；日本ベクトン・ディッキンソン）が有用である。プローブは5〜15 MHz程度のリニアプローブを使用するが、ホッケースティック型のものはさらに操作が容易であり、特に新生児など対象が小さい場合は必須である。また、通常動脈は皮下の浅い位置を通過するため、超音波診断装置の質は問題にならないことが多い。

2 プレスキャンを行う

　穿刺位置を決定するために超音波によるプレスキャンを行う。

　超音波プローブの操作は、末梢神経ブロック同様にPART（Pressure、Alignment、Rotation、Tilt）が重要となる[1]。左手でエコーゼリーを塗布し

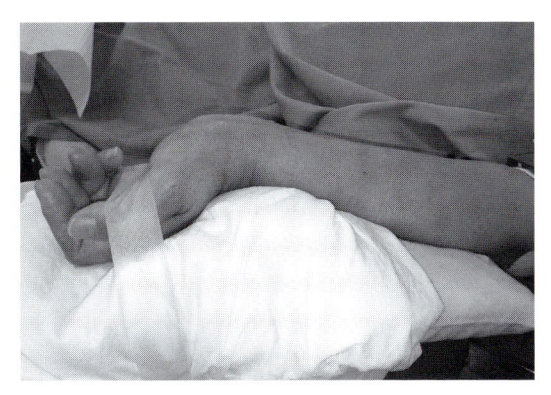

図1　前腕の固定

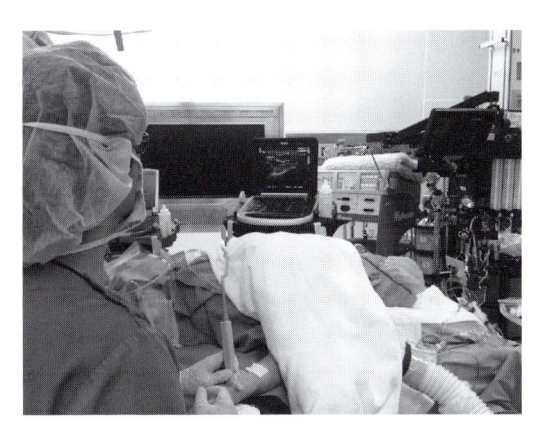

図2　超音波診断装置の位置

たプローブを把持し、橈骨動脈を短軸で描出する。確認が困難な場合は深度を調整しながら、カラードプラモードを使用し、手関節から肘関節の間でプローブを移動させる。プローブに圧がかかりすぎると血流を阻害してしまう可能性がある。動脈が確認できたらカラードプラを解除し、ゲインを調整して内膜の厚さを確認する（図3）。

　ゲインが低いと内膜まで低輝度な画像として描出されてしまうためカテーテル留置に失敗する原因となる。内腔が確認できればどの位置でも穿刺は可能であるが、できるだけ蛇行していない部位を選択しマーキングする。また、

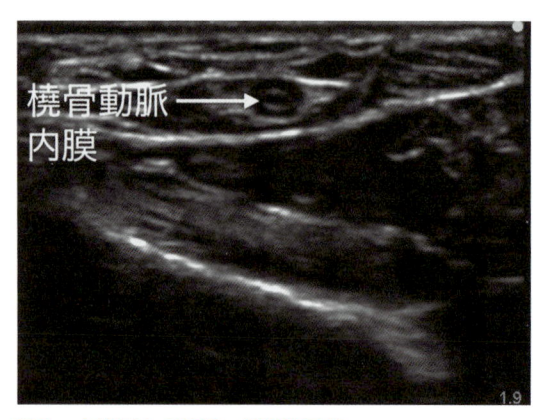

図3　内膜厚さの確認：超音波画像

橈骨動脈穿刺後の末梢側虚血を防ぐために、尺骨動脈の血流を確認しておくことも重要である。

ワザの実際

症例は、82歳、女性。閉塞性動脈硬化症に対し大腿膝窩動脈バイパス術が予定された。糖尿病性腎不全にて透析導入されており、心筋梗塞の既往がある。心機能は EF 30％で全周性に壁運動が低下している。

1 穿刺前準備

プレスキャン後にプローブについたエコーゼリーをしっかり拭き取る。刺入部の消毒には 0.5％以上のクロルヘキシジンを用いることが、2011 年の CDC（米国疾病予防管理センター）ガイドラインで推奨されている。清潔操作を行うためにプローブには滅菌カバーを使用するか、少量のエコーゼリーを塗布した上に滅菌済みのテガダーム™（スリーエムヘルスケア）などを貼付する（図4）。

2 穿　刺
1）刺入点の決定

酸素投与後にフェンタニル 25 〜 50 µg を静脈内投与し、プレスキャンで

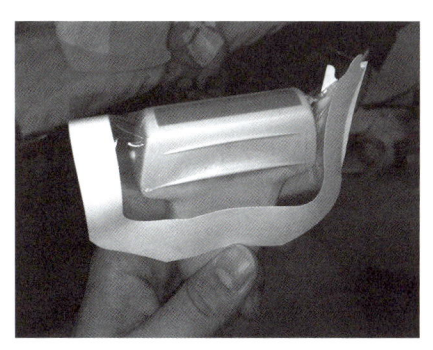

図4　テガダーム™による簡易的なプローブカバー

マーキングした部位より1〜2cm程度末梢側に1%リドカイン0.5mL程度で皮下に局所浸潤麻酔を行う。これによる膨隆が超音波ガイド下穿刺を困難にすることはない。
　交差法では、穿刺針が超音波断面を貫通する部位のみが描出されるため、プローブの縁を刺入点として穿刺すると針と血管がなす角度が垂直に近づき、カニュレーションが困難となる。脈拍触知法での穿刺が困難であった患者20名に対し、超音波ガイド下での穿刺を施行したところ、血管深度およびプローブと刺入点の距離から算出された刺入角度は15±2.3°であった。

2）本穿刺
　マーキングした部位にプローブを当て、モニターの中心に動脈を短軸で描出する。局所浸潤麻酔を施行した部位から交差法でインサイト-A（22G, 38 mm）をゆっくり刺入していく（図5-a）。
　この時、ベベル針は上側を向け血管直上に穿刺針が描出されるよう調整する（図5-b）。
　穿刺針を進めながら、超音波プローブも先端を追いかけるように中枢側に水平移動させる。血管壁を貫通する瞬間を描出するのがコツである（図6）。
　血液の逆流が確認できたら、ガイドワイヤーを挿入する（図7-a）。
　抵抗がある場合は血管内に入っていないと考えるべきである。次にプローブを90°回転させ、長軸で血管とガイドワイヤーを描出する（図7-b）。
　ガイドワイヤーが血管内に確実に入っていることを確認し、外筒を挿入する（図7-c）。

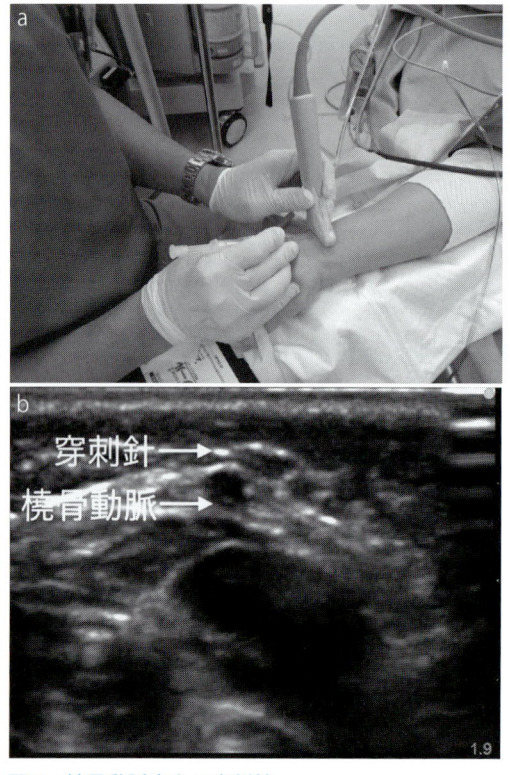

図5　橈骨動脈直上の穿刺針

ワザのポイント

　なぜ盲目的な穿刺が成功しないのだろうか。答えは穿刺時の血管内腔が細いからである。超音波ガイド下で中心を確認し、血管の走行に対し平行に近づくように穿刺することで血管径が細くてもカニュレーションは可能である。超音波ガイド下にカニュレーションを行うと、血管径に対するカテーテルの太さよりも、留置できるだけの十分な長さがあるのかが問題であることが理解できる。盲目的方法での先端が当たって進まないという現象は、たいていの場合、動脈の内膜を完全に貫通していないことが原因である。

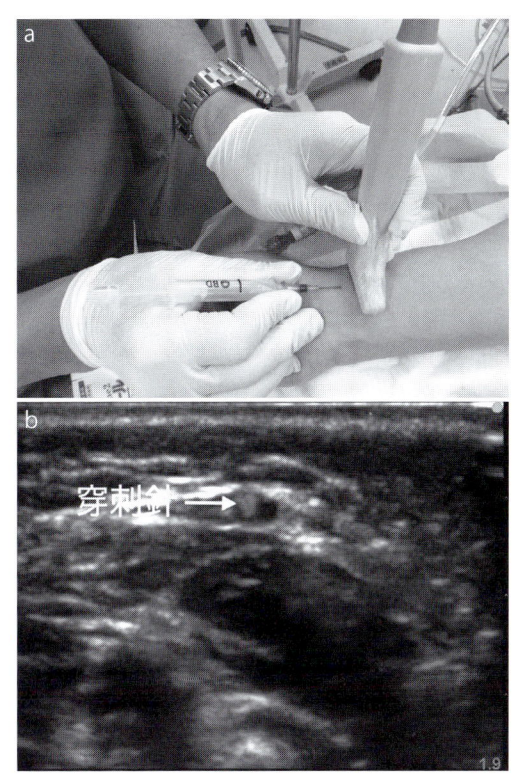

図6 橈骨動脈内の穿刺針

MEMO　平行法と交差法、どちらを選択するべきか

　最初から平行法による穿刺も可能であるが、2 mm 程度の血管と穿刺針を長軸で同時に描出し、中心から穿刺するのは手技的に難易度が高い。一方、交差法では、針の先端の確認さえできれば、血管の中心に穿刺することが容易である。ただし、刺入角度の確認は困難であるため、ガイドワイヤー挿入後に長軸で確認する方法をとっている。これで血管内にガイドワイヤーが確認できたら外筒を刺入する。通常の静脈留置針を用いる場合はガイドワイヤーの挿入ができないため、血液の逆流確認後にプローブを動かすことなく、外筒を挿入している。結論としては、平行法、交差法のどちらにも一長一短があるので、施行者の超音波ガイド下穿刺の技術と相談しながら選択することが望ましい。

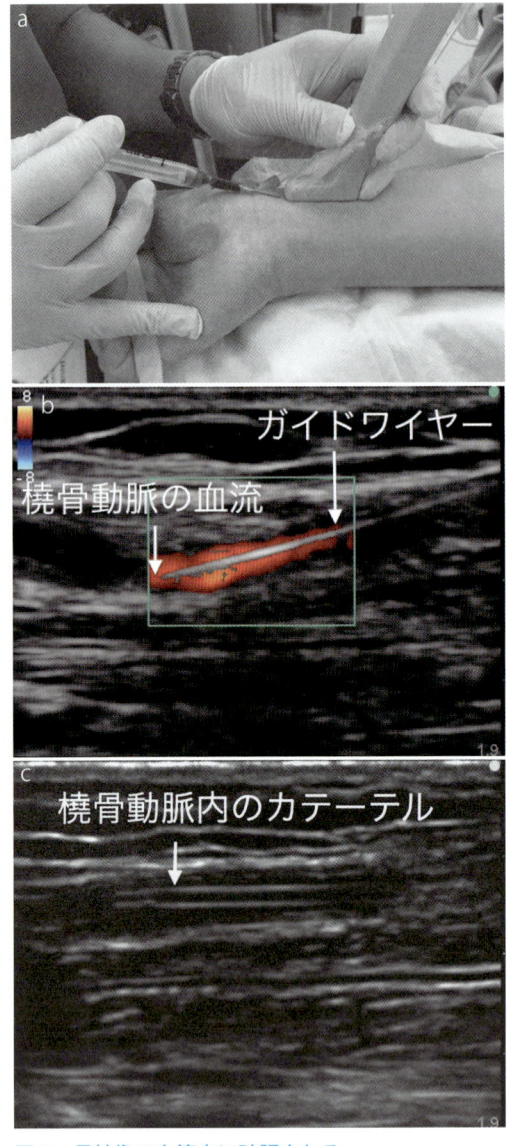

図7 長軸像で血管内に確認される
　　 ガイドワイヤーとカテーテル

MEMO　全例で超音波ガイド下に穿刺をするべきか

　2012年のASA（米国麻酔学会）、SCA（米国心臓血管麻酔学会）による超音波ガイド下血管穿刺のガイドラインでは、内頸静脈穿刺は全例で超音波ガイド下に行うことが推奨されている。一方、末梢動脈穿刺は特に推奨されていないが、血管の位置・開存性を確認するうえで超音波による診断は有用である。特に拍動を触知できない未熟児、急性大動脈解離の進展による血流低下などでは超音波ガイド下に穿刺を行うことを推奨したい。

【文　献】

1）中本達夫．超音波ガイド下末梢神経ブロックのコツとピットフォール．森本康裕, 柴田康之編．超音波ガイド下末梢神経ブロック 実践24症例．東京：メディカル・サイエンス・インターナショナル；2013．p.11-9.
2）Troianos CA, Hartman GS, Glas KE, et al. Guidelines for performing ultrasound guided vascular cannulation：recommendations of the American Society of Echocardiography and the Society of Cardiovascular Anesthesiologists. Anesth Analg 2012；114：46-72.
3）Shiloh AL, Savel RH, Paulin LM, et al. Ultrasound-guided catheterization of the radial artery：a systematic review and meta-analysis of randomized controlled trials. Chest 2011；139：524-9.

12 腋窩静脈穿刺

柴田　康之

はじめに

従来の盲目的な鎖骨下静脈穿刺は、気胸や血胸などの手技による合併症で患者を死に至らしめることがあり、医療安全の点で問題となっている。そのため手術室内では、手技的な安全性から内頸静脈穿刺が第一選択となる。しかしながら、中心静脈カテーテルを長期留置する内科系疾患の患者では、カテーテル感染[1]やカテーテル関連血栓[2]の危険性が少ない鎖骨下静脈穿刺が依然として求められる。

近年、手技的合併症を減らす目的で、超音波ガイド下中心静脈穿刺が急速に広まっているが、超音波ガイド下に鎖骨下静脈穿刺を行うのは難しい。鎖骨下静脈は鎖骨の音響陰影によって描出されないからだ。しかし、代わりに腋窩静脈は描出される。鎖骨下静脈は第1肋骨外側縁を境に、その末梢では腋窩静脈に名前を変える。腋窩静脈は第1肋骨外縁から大円筋下縁で上腕静脈と尺側皮静脈に分枝するところまで続くので、穿刺できる範囲が広い。本稿では、平行法で行う超音波ガイド下腋窩静脈穿刺についてのワザを解説する。

適応

- 内頸静脈穿刺が適切でない手術（頭頸部）
- カテーテル感染やカテーテル関連血栓のリスクを極力抑えたい症例

ワザ

右利きの術者が右腋窩静脈穿刺をする場合

①超音波装置を患者の左側面、肩あたりに置く。患者の右上肢は内転させ、体幹側面に密着させておく。
②術者は患者の右側に立ち、プレスキャンを行う。
③意識のある患者では刺入経路上の皮下組織に浸潤麻酔を行う（図1）。
④リニアプローブの外側から針を平行法で刺入する（図2）。
⑤針先が静脈壁を貫通したら、静脈血の逆流を確認する（図3）。
⑥ガイドワイヤーを挿入する（図4）。
⑦頸部と鎖骨上窩でガイドワイヤーを確認する（図5、6）。
⑧中心静脈カテーテルの挿入長を決める（図7）。
⑨ダイレーターを挿入し、中心静脈カテーテルの挿入経路を拡張させる。
⑩中心静脈カテーテルを挿入する。
⑪鎖骨上窩で、中心静脈カテーテルを確認する。
⑫右胸壁にリニアプローブを当て、気胸を確認する（図8）。

ワザの実際

1 穿刺前の準備

　平行法は針全体が描出されるため、腋窩静脈やその後方にある胸膜と針との位置関係を把握しやすい。しかし、平行法による針の描出が難しいと感じる人も少なくない。平行法で針を描出させるには2つのポイントに注意しなければならない。一つは、走査面上にある刺入点で針を穿刺すること。もう一つは、針全体を走査面上に乗せたまま刺入していくことである。

　走査面上にある刺入点で穿刺しなければ、針全体が走査面に乗らず、針全体は描出されない。刺入点を見極めるには、術者の正面に超音波装置を配置し、超音波画像を見る視軸と針の刺入方向が同じになるようにプローブを持つとよい（図1）。超音波走査面を見る視軸と針の刺入方向が交差するようにプローブを持って穿刺すると、なかなか針は描出できない[3,4]。

　従来の中心静脈穿刺のようにベッドを低くして、やや前屈した姿勢では、針全体を走査面に乗せたまま刺入し続けるのは難しい。超音波画像を見る視軸と刺入点を見る視軸の角度ができるだけ小さくなるように、処置台と超音波装置のスタンドの高さを高めに設定する。これにより刺入途中で、針と走査面のズレを修正しやすくする。イスに座って穿刺するとよい。プローブを持つ側の肘が宙に浮いてしまう場合は、肘の下に枕を置くと、肘が固定され、

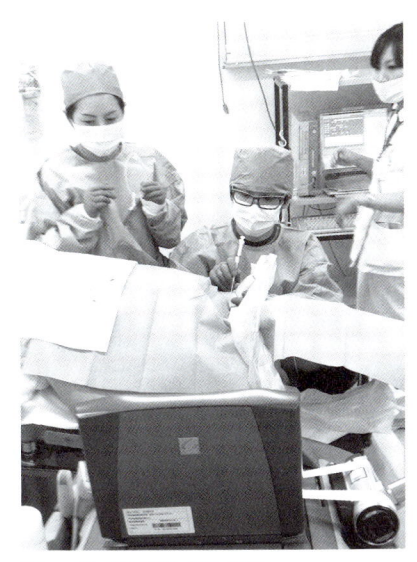

図1 腋窩静脈穿刺の様子
超音波装置を術者の正面に配置し,超音波画像を見る視軸と刺入方向が同じになるように平行法を実施している.

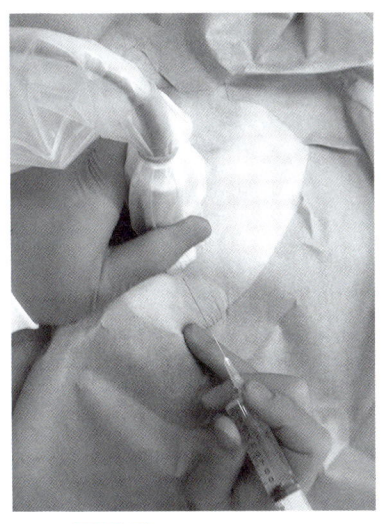

図2 浸潤麻酔
皮下に1%リドカイン2 mLを浸潤させる.

第Ⅱ章 超音波編

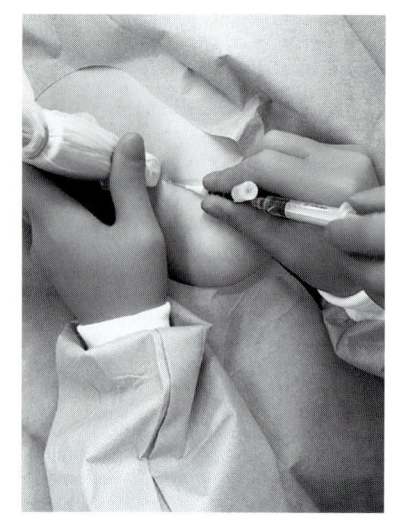

図3 血液逆流の確認
介助者に血液の逆流を確認してもらっている．

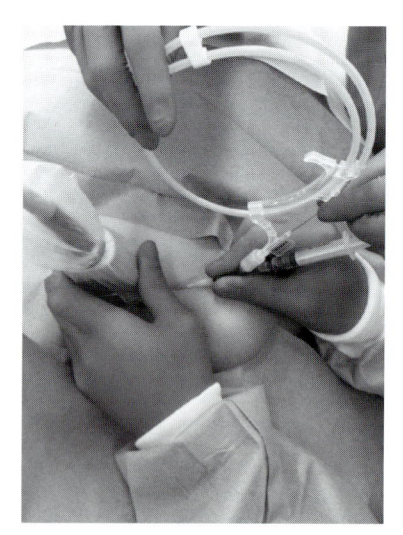

図4 ガイドワイヤーの挿入
介助者にガイドワイヤーを挿入してもらう．

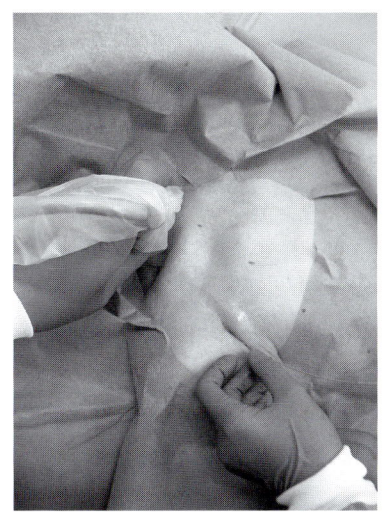

図5 ガイドワイヤーの確認（頸部）
内頸静脈にガイドワイヤーがないかを確認する．

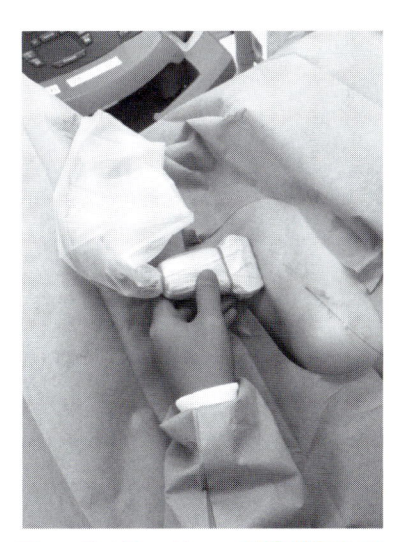

図6 ガイドワイヤーの確認（鎖骨上窩）
鎖骨上窩で鎖骨下静脈から腕頭静脈に向かうガイドワイヤーを確認する．

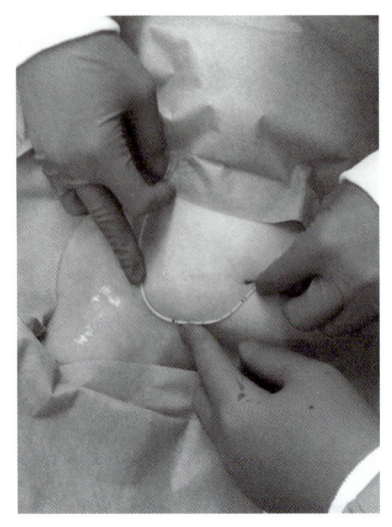

図7 カテーテル長の計測
カテーテル先端を右第2肋骨の胸骨端に置き，鎖骨胸骨端を中継させながら刺入点までの距離を計測して，カテーテル長を決定する．

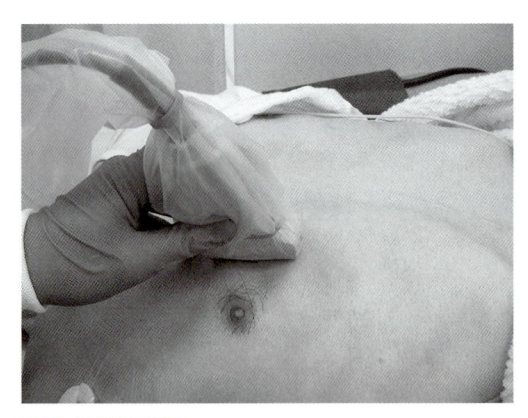

図8 気胸の確認
空気は最も，胸腔内でも最も高い位置にたまるので，右胸部で最高点あたりにプローブを当てる．

プローブ固定も安定する。

2　2人で行うと安全！

　これまでの盲目的な中心静脈穿刺は、術者1人で行われてきた。超音波ガイド下腋窩静脈穿刺も、もちろん1人で実施できるが、慣れるまでは介助者に手技の一部を行ってもらうとよい。これを Three hand technique といい、末梢神経ブロックのカテーテル挿入では一般的に行われている[5]。術者は鉛筆を持つように針を把持し、プローブの固定と針の刺入を行う。血液の逆流やガイドワイヤー挿入は介助者に行ってもらう（図3、4）。術者は針先のコントロールに集中できるので、不用意に針先を動かしてしまうことがない。

3　プレスキャン

　患者は仰臥位で、穿刺側の上肢は体幹側面に密着させる。術者は穿刺側に立つ。烏口突起のすぐ内側で矢状断面上にリニアプローブを置き、腋窩動静脈短軸像を出す。腋窩静脈を画像の中心に置いたまま、リニアプローブを回転させ、腋窩静脈長軸像を描出する。リニアプローブを若干頭側に傾けると、静脈壁はより明瞭となる。腋窩静脈短軸像から長軸像に切り替える際に、描出していた血管が腋窩静脈から腋窩動脈に切り替わってしまったことに気づかないことがあるので注意する。腋窩静脈はプローブで圧迫すれば圧排されるが、腋窩動脈は圧排されない。また、腋窩動脈は腋窩静脈より頭側で、より深層を走行して拍動している（図9）。カラードプラで血流の方向を確認してもよい。腋窩静脈に橈側皮静脈が流入するレベルより遠位で、胸肩峰動脈が腋窩静脈の前方を横切るので確認する。

　腋窩静脈の張り具合を評価し、それによって腋窩静脈へのアプローチを変える。腋窩静脈が十分に拡張している場合は鎖骨に近い静脈壁（図10）を穿刺し、腋窩静脈が虚脱している場合は第2肋骨上の静脈壁（図11）を穿刺する。中心静脈穿刺では、針で静脈壁を貫けずにそのまま刺入を続けると、静脈壁が天幕状に張ってしまうテンティング（tenting）がしばしば起きる。腋窩静脈の虚脱が著しい場合に、テンティングした静脈壁を無理に貫こうとすると、静脈壁を貫いた瞬間に腋窩静脈の後方にある肺を穿刺して、気胸を起こす。第2肋骨に向かって刺入すれば、気胸を回避できる。腋窩静脈を同定し、腋窩静脈へのアプローチが決まったら、そのプローブ位置を皮膚ペ

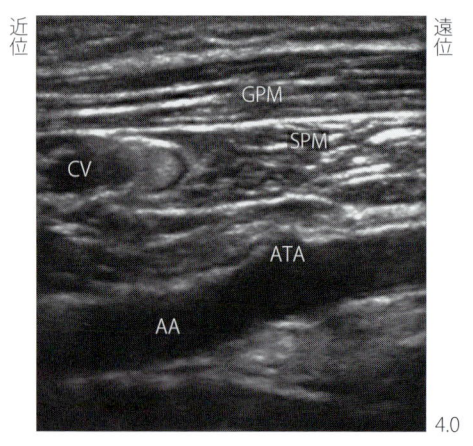

図 9　腋窩動脈長軸像：超音波画像
AA：腋窩動脈，ATA：胸肩峰動脈，CV：橈側皮静脈，GPM：大胸筋，SPM：小胸筋
腋窩動脈は腋窩静脈より頭側を走行し，動脈の内膜が見られる．圧迫しても圧排せず，拍動している．

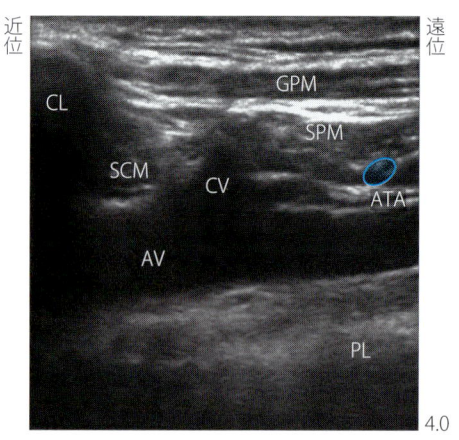

図 10　腋窩静脈長軸像（鎖骨近傍）：超音波画像
AV：腋窩静脈，CV：橈側皮静脈，CL：鎖骨，PL：胸膜，GPM：大胸筋，SPM：小胸筋，SCM：鎖骨下筋
ATA（青線）：胸肩峰動脈

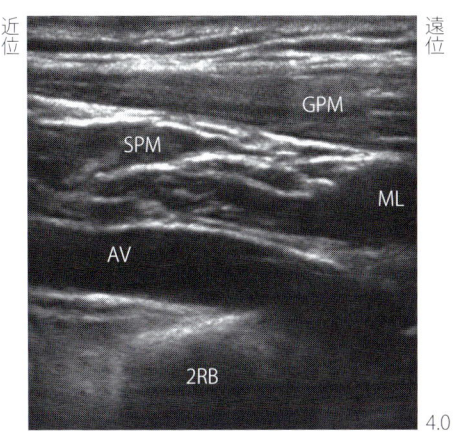

図11　腋窩静脈長軸像（第2肋骨レベル）：
　　　超音波画像
AV：腋窩静脈，GPM：大胸筋，SPM：小胸筋
ML：悪性リンパ腫

ンでマーキングしておく。

4 刺入点での浸潤麻酔

　腋窩静脈壁が明瞭に描出されるウィンドウが狭いときに、プローブを動かして針を描出しようとすると、静脈壁が不明瞭になってしまう。静脈壁が明瞭に描出されている画像上に針を描出させる必要がある。つまり、最適な画像を描出する走査面上の刺入点で穿刺するようにしなければならない。たいていは、何度か穿刺を繰り返すことになる。意識がある患者では、穿刺前に刺入点付近の皮下組織にしっかりと浸潤麻酔をしておく。さらに、刺入経路上にも浸潤麻酔をしておく。ただし、小胸筋より深層に浸潤麻酔をすると、局所麻酔の広がりで、腋窩静脈が圧排されてしまうので注意する。浸潤麻酔の際に、針が描出されているかを見て、走査面上の刺入点を見極めておくとよい。

5 虚脱あるいは収縮した腋窩静脈への対処

　脱水で腋窩静脈が虚脱している場合や、精神的緊張で腋窩静脈が収縮してしまっている場合、意識のある患者では、患者に息こらえをしてもらうこと

で腋窩静脈を拡張させることができる。ただし、安静呼気位で息こらえをしてもらう必要がある。安静吸気位や最大吸気位で息こらえをしても腋窩静脈は拡張しない。息こらえの時間を短くするために、腋窩静脈前壁近傍まで針を刺入しておいてから、息こらえをしてもらう。

6 テンティングした静脈壁の対処

　テンティングした腋窩静脈壁を貫くコツがある。静脈壁がある程度テンティングしたところで、テンティングを維持しながら、できるだけ針を寝かせて腋窩静脈の走行方向に刺入していく。針先で腋窩静脈壁を引っかけるイメージで穿刺するとよい。このように穿刺すればテンティングした静脈壁を貫いても、針先は腋窩静脈内に留まる（図12、13、14）。

　鎖骨近位部で腋窩静脈を穿刺する場合は、橈側皮静脈を経由して、そのまま腋窩静脈に針を進めるとテンティングしにくい。

7 ガイドワイヤーの確認

　ガイドワイヤーを留置したら、頸部および鎖骨上窩でガイドワイヤーが上大静脈に向かって挿入されているかを確認する。鎖骨上窩にプローブを当てるスペースを確保するために、患者に穿刺側と反対に顔を向けてもらい、頭も反対側に傾けてもらう。まず、頸部で内頸静脈短軸像（図5、15）を描出し、心臓に向かってスキャンしていきながら、内頸静脈内にガイドワイヤーがないかを確認する。内頸静脈が鎖骨下静脈や腕頭静脈と合流するところまできたら、鎖骨下静脈を描出させたまま、プローブを頭側に傾けていく。ガイドワイヤーが鎖骨下静脈から腕頭静脈に向かっているのが観察できれば、ガイドワイヤーは上大静脈に向かって挿入されている（図6、16）。

8 頭に向かったガイドワイヤーの方向修正

　ガイドワイヤーが内頸静脈内にあった場合、超音波ガイド下にガイドワイヤーを方向修正できる。内頸静脈−鎖骨下静脈−腕頭静脈合流部（図17）を描出し、ガイドワイヤーを内頸静脈から合流部までをゆっくりと引き抜く。次に、合流部よりやや頭側で内頸静脈を指で圧迫し、内頸静脈だけを完全に圧排する。超音波画像で、合流部が圧排されないのを確認する。合流部が圧排されていないことを確認したら、プローブは皮膚から離す。最後に患者に穿刺側に頭を傾けてもらいながら、穿刺側の上肢を90°以上に外転してもら

(a)静脈壁の貫通　　　　　(b)テンティング

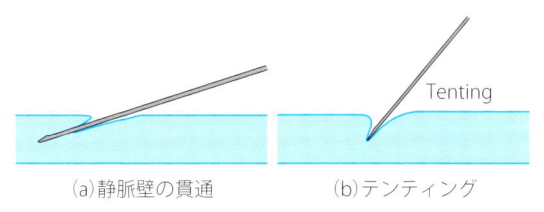

図12　テンティングの対処
(a)針先が静脈壁に達し，テンティングし始める．
(b)テンティングを維持しつつ，針を寝かせながら刺入していく．

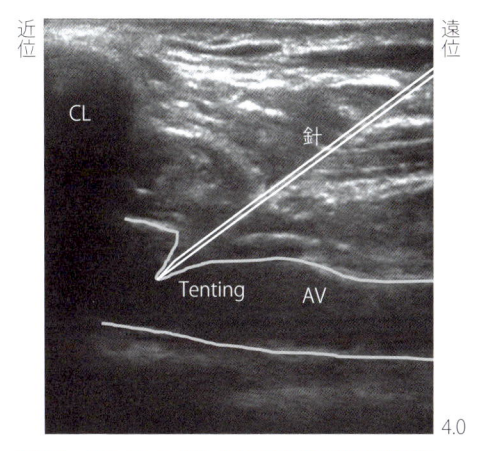

図13　テンティングした腋窩静脈：超音波画像
AV：腋窩静脈，CL：鎖骨

う（図18）。この状態でガイドワイヤーを進める。再度、ガイドワイヤーの確認を行って、ガイドワイヤーが上大静脈に向かって留置されているかを確認する。

9 カテーテル長を決める

　カテーテル挿入長は、ドレープをかけた体表の上にカテーテルを実際に当てることで計測することができる。カテーテル先端を胸骨柄結合の右端（第2肋骨の胸骨端）に当て、右鎖骨胸骨端を経由して刺入点までの長さがカテーテル挿入長となる（図7）[6]。

第Ⅱ章　超音波編　135

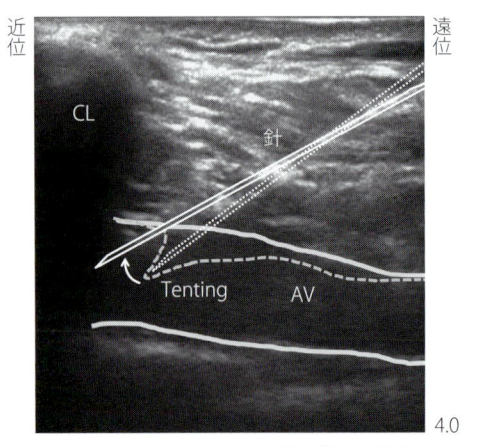

図14 テンティングした腋窩静脈の対処：
　　　超音波画像

AV：腋窩静脈，CL：鎖骨
テンティングした状態で刺入角度を変え，針を腋窩静脈の走行方向に刺入していく．

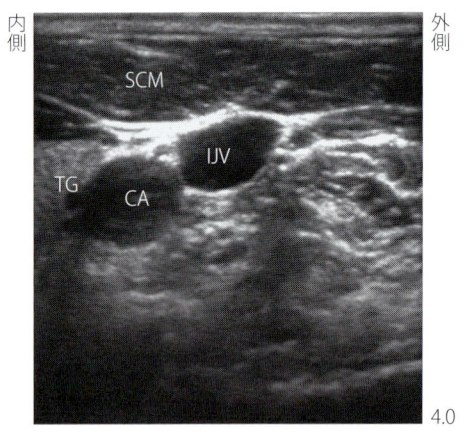

図15 ガイドワイヤーの確認（内頸静脈）：
　　　超音波画像

TG：甲状腺，CA：総頸動脈，IJV：内頸静脈，
SCM：胸鎖乳突筋
ガイドワイヤーが頭に向かって上行している場合，内頸静脈内に白い輝点としてガイドワイヤーが確認できる．

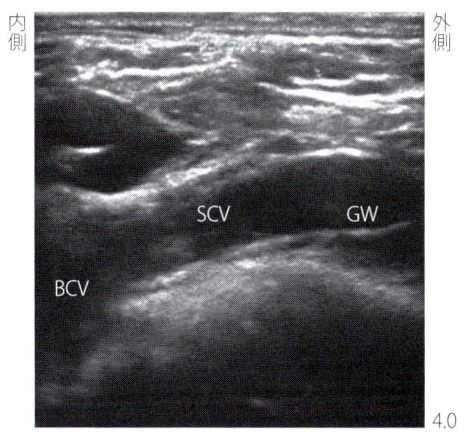

図16 ガイドワイヤーの確認（鎖骨上窩）：
　　　超音波画像
BCV：腕頭静脈，SCV：鎖骨下静脈
GW：ガイドワイヤー
鎖骨下静脈から腕頭静脈への走行に沿って，カーブを描いたガイドワイヤーが描出される．

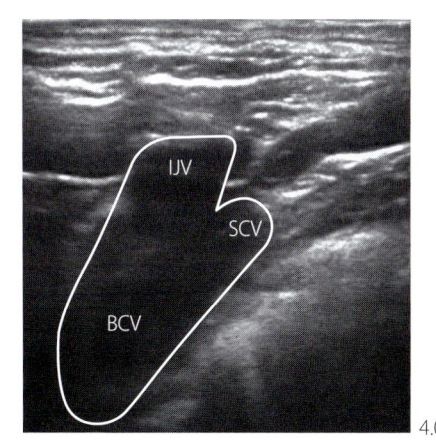

図17 内頸静脈-鎖骨下静脈-腕頭静脈合流部：
　　　超音波画像
IJV：内頸静脈，BCV：腕頭静脈，SCV：鎖骨下静脈

第Ⅱ章　超音波編　137

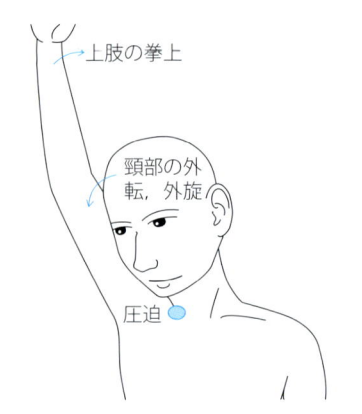

図 18　頭部に上行したガイドワイヤーの方向修正
上肢を挙上し，頸部は外転，外旋し，内頸静脈が腕頭静脈に合流する直上を圧迫する．

10 気胸の確認

　カテーテルを留置し終えたら、超音波肺画像で気胸の有無を確認する。超音波肺画像による気胸の診断は、胸部X線写真より優れている。前胸壁の最高点あたりにプローブを当て（図8）、胸膜が呼吸に連動してスライディングしているか（sliding sign）を観察する[7]。sliding sign がない場合は気胸と診断する。短時間の中心静脈穿刺で大量の空気が胸腔に入ることは少ないので、1か所だけでなく、何か所か観察して気胸の有無を確認する。

【文　献】

1) Goetz AM, Wagener MM, Miller JM, et al. Risk of infection due to central venous catheters：effect of site of placement and catheter type. Infect Control Hosp Epidemiol 1998；19：842-5.
2) Merrer J, De Jonghe B, Golliot F, et al. Complications of femoral and subclavian venous catheterization in critically ill patients：a randomized controlled trial. JAMA 2001；286：700-7.
3) Speer M, McLennan N, Nixon C. Novice learner in-plane ultrasound imaging：which visualization technique? Reg Anesth Pain Med 2013；38：350-2.
4) Sites BD, Spence BC, Gallagher JD, et al. Characterizing novice behavior associated with learning ultrasound-guided peripheral regional anesthesia. Reg Anesth Pain Med 2007；32：107-15.
5) de Jose Maria B, Banus E, Navarro-Egea M, et al. Tips and tricks to facilitate ultrasound-guided placement of peripheral nerve catheters in children. Paediatr Anaesth 2011；21：974-9.
6) Kim MC, Kim KS, Choi YK, et al. An estimation of right- and left-sided central venous catheter insertion depth using measurement of surface landmarks along the course of central veins. Anesth Analg 2011；112：1371-4.
7) Lichtenstein DA. Lung ultrasound in the critically ill. Ann Intensive Care 2014；4：1.

13 経胸壁心臓超音波検査

豊田　浩作

はじめに

　経胸壁心臓超音波検査（心エコー）は麻酔科医にとってはやや敷居の高い手技であろう。

　麻酔科医が常勤する規模の病院の多くでは、検査室に心エコーを専門とした検査技師や循環器内科医がひかえていることもあり、専門家を差し置いて心機能評価をするのにためらいがあるかもしれない。

　しかし、まさにリアルタイムの情報が得られる心エコーは周術期管理や救急現場において強力な武器となる。一刻を争う現場であるERや手術室での心エコーと検査室での心エコーは、手技や基本は同じでもその目的は異なり、細かい計測や局所的な機能評価ではなく循環血液量の推定や心臓のglobal functionといった大まかな循環動態評価が求められる。まずはプローブを当てて、おおまかな心臓の評価をしてみよう。本稿では胸壁心エコーの基本的なアプローチと簡単な評価ポイントについて解説する。

適　応

　基本的に禁忌症例はない。胸にプローブを当てるスペースがあればおよそすべての症例で施行できるが、胸壁が清潔術野である場合や、あるいは術創のガーゼドレッシングがある場合など、施行困難なこともある。

ワ　ザ

1 プローブの持ち方と体位

　プローブの持ち方と、傍胸骨アプローチ、心尖部アプローチを行う際の患

者体位を図1に示す。

　プローブは3本の指で握り、指先だけでプローブを回転できるように把持する。小指と小指球を患者の胸壁にぴったりと当て、手と一緒にプローブを固定する。これにより安定したプローブ操作が可能となる。

　患者の体位は側臥位〜左半側臥位で、左腕を腕枕にして右腕は体側に伸ばす。検者の右腰で患者の背中を支え、右腕で抱きかかえるようにして患者の体を固定する。患者が側臥位をとれないときは、背枕を入れてできるだけ体を左側に向かせる。これによって心臓の前面が胸壁により近づき、画像が描出しやすくなる。

2 基本となるウィンドウと基本画面の描出方法

　少なくとも身に付けておきたいのは、傍胸骨アプローチ、心尖部アプローチ、そして心窩部アプローチの3つである（図2）。

　ウィンドウにプローブを当てる際の心得として、闇雲に心臓を探しにいくのではなく、体内で心臓がどのような位置にあるかをイメージしてプローブを当てる。

　心臓の軸がどちらを向いているのか考え、その軸方向にプローブのマーカーを合わせるようなイメージで当てるとよい。

3 各アプローチと評価

1）傍胸骨アプローチ

　傍胸骨ウィンドウから、左室長軸像と短軸像を描出する。

a. 傍胸骨左室長軸像の描出ポイント（図3）

　ウィンドウは第3〜5肋間胸骨左縁で、できるだけ胸骨近くに当てる。
　プローブのマーカーが患者の右肩の方向を指すようにして、超音波のプレーンが心臓の長軸と平行になるイメージでプローブを当てる。

b. 傍胸骨左室短軸像の描出ポイント（図4）

　長軸像を描出している状態からプローブを時計回り方向に90°回転させる。プローブのマーカーが左上腕を指す角度まで回転させると、左室短軸像が描出できる。左室ができるだけ正円を描き、2つの腱索あるいは乳頭筋が同じように見えるように心がける。正しい中部左室短軸像が描出できれば、プローブを頭側〜尾側に倒すことで大動脈弁レベルの短軸像から心尖部レベルの短軸像まで描出できる。

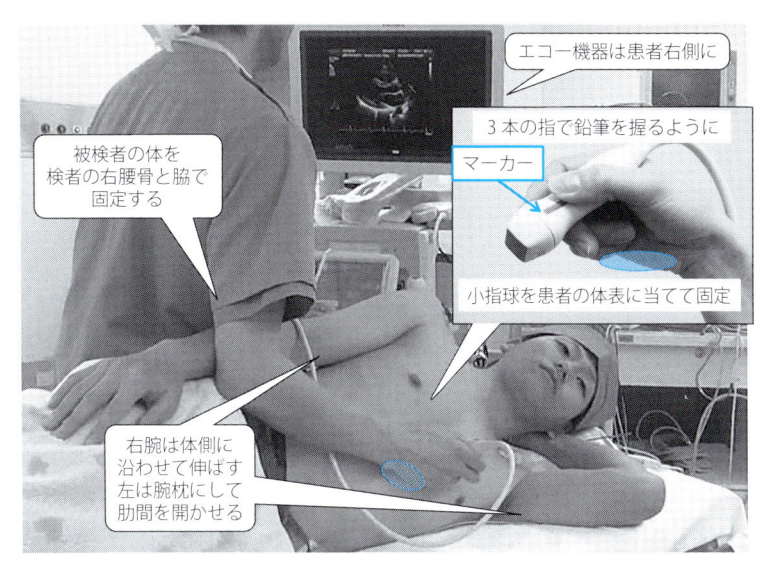

図1 心エコー検査時の体位とプローブの持ち方

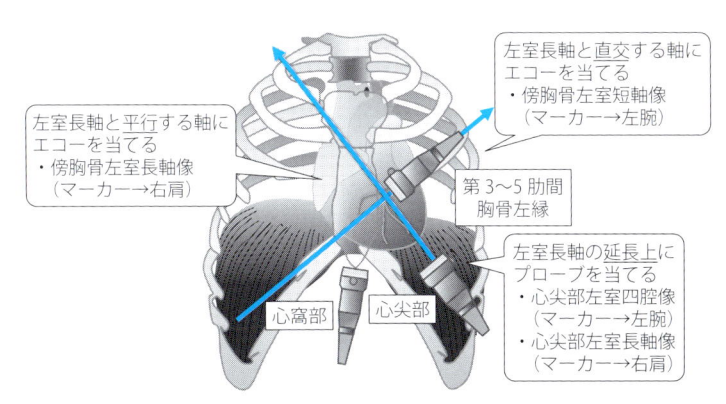

図2 心エコーのウィンドウと描出軸のイメージ
（豊田浩作．あてて見るだけ！救急エコー塾；ざっくり心エコーのススメ．レジデントノート 2012；14：1304 より一部引用）

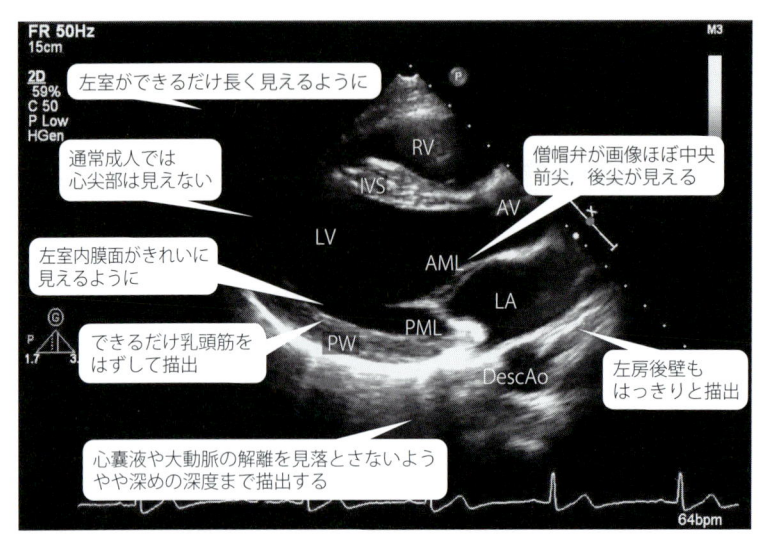

図3 傍胸骨左室長軸像の描出ポイント
RV：右室, IVS：心室中隔, LV：左室, AV：大動脈弁, AML：前尖（僧帽弁），
PML：後尖（僧帽弁），LA：左房, PW：左室後壁, DescAo：下行大動脈

c. 評　価

　傍胸骨アプローチでの観察で、左室の前負荷と収縮能を評価する。HEARTプロトコル[1]と称される簡易心エコー評価法にもとづいて解説する。
　正しい断層像が描出できたらMモードを描出し、まず拡張末期径（LVDd）を計測する。一般的には傍胸骨左室長軸像からMモードを起動することが多いが、左室長軸像からのMモードで左室の中心を通る最大径を描出するのは初心者にはやや難しい。傍胸骨左室短軸像を描出し、Mモードのカーソルが左室短軸像の中央を通っていることを確認しながらMモードを描出するほうが比較的簡便であろう（図5）。
　拡張期径（LVDd）は心電図のR波の頂点のタイミング、収縮期径（LVDs）はT波のおわりか後壁の最頂点のタイミングで計測を行う。乳頭筋や腱索を心内膜と誤認しないように、ガイドの断層像を観察しながら心内膜を同定する。同時に中隔厚と後壁厚の計測も可能であるが、時間的な余裕がなければ省略してもよい。
　LVDd計測で前負荷を評価する（図6）。LVDd＜3 cmを循環血液量低下、5.6 cm＜LVDdを心拡大と評価するが、体格の違いも考慮し2.3〜3.1 cm/

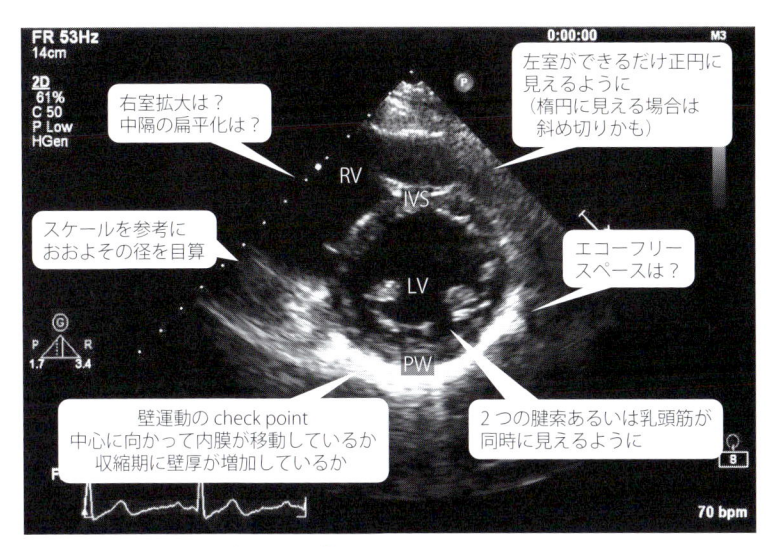

図4 傍胸骨左室短軸像の描出ポイント
RV：右室，IVS：心室中隔，LV：左室，PW：左室後壁

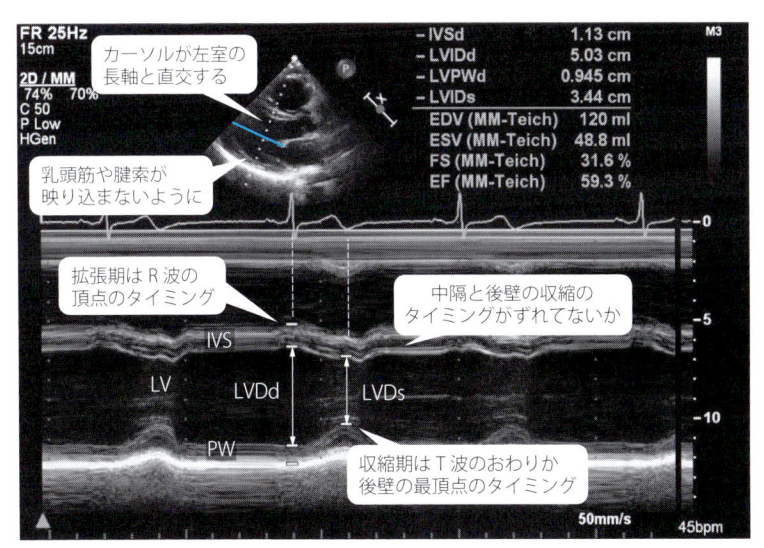

図5 傍胸骨左室長軸像からのMモード描出と測定のポイント
IVS：心室中隔，LV：左室，LVDd：左室拡張期径，LVDs：左室収縮期径，PW：左室後壁

第Ⅱ章 超音波編 143

体表面積（BSA）m² を目安としてよい。

　引き続き左室収縮能を評価する（図6）。LVDd と LVDs から内径短縮率〔fraction shortening：FS ＝（LVDd － LVDs）/ LVDd〕を算出する。

　FS ＜ 28％を収縮能低下、FS ＞ 44％を収縮能亢進と評価するが、中隔と後壁の距離のみを用いた評価であるため、他の部分に壁運動異常がある場合は精度が低下することに留意されたい。

2）心尖部アプローチ

　傍胸骨アプローチで左室の長短軸・M モード観察を行ったら、引き続き心尖部アプローチによる描出を行う。心尖部アプローチでは、傍胸骨アプローチの際よりもやや仰向けにする（左側臥位ではプローブがベッドに当たって描出しにくいため）。可能であれば心尖拍動を目で確認し、拍動している部位を目安にプローブを当てるとよい。マーカーが左腕を指すように調節する。基本的には心尖部の位置は心周期を通して一定であるが、心尖部の位置が動いて見えるときはビームが心尖部を正しくとらえておらず心室壁を斜めに切っていると考えられる。

　心尖部四腔像は初心者でも最も描出しやすい画像である。ここからプローブを反時計回りに回転させていけば二腔像と長軸像が描出できる（二腔像の描出はやや難しい）。まずは四腔像の描出を習得しよう。

a. 心尖部左室四腔像の描出と観察ポイント

　抽出と観察ポイントを図7に示す。

　四腔像を描出できたら、心房中隔の動きに注目しよう（図6）[1]。

　心周期を通じて心房中隔が右房側に凸である場合、左房充満圧が高いことを示唆しており、左室拡張能低下が鑑みられる。

　ここまでの観察で、左室の前負荷・収縮力と左房充満圧をそれぞれ評価した。これらの結果を組み合わせることで図6に示すような総合評価が可能となる。

1. 前負荷の評価

傍胸骨アプローチ M モードで
拡張末期（R 波の時相）の左室径 LVDd を計測

循環血液量低下	正常	心拡大
<3 cm	3～5.6 cm	>5.6 cm

2.3～3.1 cm/BSA(m²) が正常域

2. 収縮能の評価

傍胸骨アプローチ M モードで
Fraction Shortening (FS) を計測

収縮能亢進	正常	収縮能低下
FS>44%	FS=28～44%	FS<28%

FS=(LVDd−LVDs)/LVDd

3. 左房充満圧の評価

心尖部アプローチ四腔像で心房中隔を観察

左房充満圧低下	左房充満圧正常	左房充満圧上昇
拡張期　収縮期	拡張期　収縮期	拡張期　収縮期
収縮期に心房中隔が左房側にたわむような動き	全心周期を通じて心房中隔が左房側に反転	全心周期を通じて心房中隔が右房側に突出

4. 総合評価

	1.前負荷	2.収縮能	3.左房充満圧	
Basic State	Normal	N	N	
	→	N/↑	N	前負荷低下
	N/↓	→	N	収縮能低下
	N	↑	N	拡張能低下
	→	→	↑	収縮&拡張能低下
	N	↑	N	末梢血管拡張

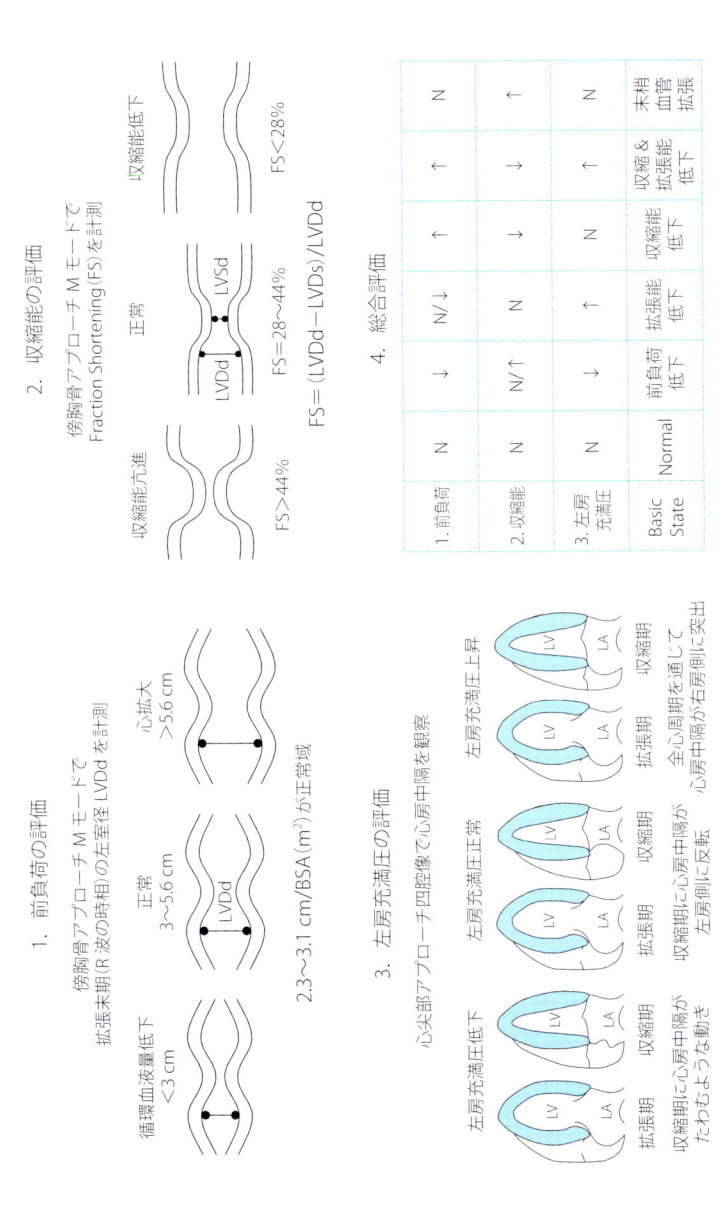

図6 HEART プロトコルによる循環動態評価

(Faris JG, Veltman MG, Royse CF. Limited transthoracic echocardiography assessment in anaesthesia and critical care. Best Pract Res Clin Anaesthesiol 2009；23：285-98 より改変引用)

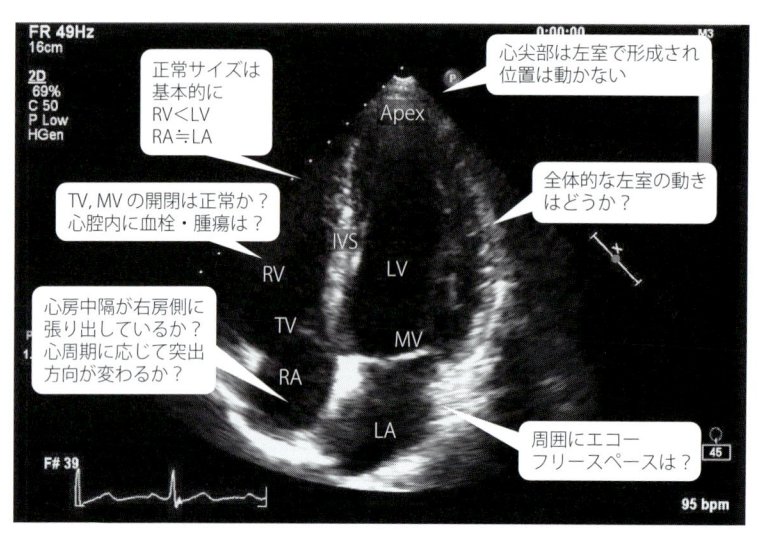

図7 心尖部左室四腔像の描出と観察ポイント
RV：右室，TV：三尖弁，RA：右房，IVS：心室中隔，Apex：心尖部，LV：左室，MV：僧帽弁，LA：左房

ワザの実際

1 症例1

　症例は、80歳、男性、165 cm、65 kg（体表面積1.7 m^2）。腹痛を主訴に救急外来来院。腹部単純X線写真で多量の腸管ガスを認め、緊急イレウス解除術が予定された。

　認知症あり、既往歴など詳細は不明。心電図では明らかな虚血を疑わせる所見なし。

　血圧140/65（90）mmHg、心拍数72 bpm

　硬膜外麻酔併用全身麻酔が予定された。

　全身麻酔導入の前に経胸壁心エコーを用いた循環評価を行い、循環動態を把握したうえでの麻酔導入を行いたい。

2 症例2

　簡易心エコーを行ったところ、下記の所見が得られた。
- LVDd/s（左室拡張末期/収縮末期径）　約40/22 mm

・明らかな局所壁運動異常なし
・心房中隔：収縮期にたわむような動き

　まず、拡張末期径 40 mm はこの患者の体表面積 1.7 m^2 を考えれば正常下限である（正常域 2.3 〜 3.1 cm/BSA）。FS は 45％とやや収縮亢進である。心房中隔の動きからは充満圧は低下しており、前負荷の低下が推察される。一方、イレウスによる脱水が鑑みられるものの血圧は 135/60 mmHg と比較的安定している。さらに詳細な評価を行いたい。

1）心窩部アプローチ

　心窩部アプローチによる中心静脈圧の推定と、心尖部アプローチによる心拍出量測定を施行してみよう。

　陽圧人工呼吸中や胸部手術後のドレッシング剤などにより、胸部からのアプローチが困難であることもある。胸部からの描出ができない場合は、前負荷の評価のために心窩部から下大静脈（IVC）を観察しよう。仰臥位にして、腹筋の緊張を和らげるため両膝を立て、プローブは心窩部やや右側で、マーカーが患者の頭側に向くよう当てる。

a. 心窩部下大静脈像と描出ポイント（図 8）

　IVC が張っている、呼吸性に静脈径が変動あるいは虚脱しているなど、IVC の径と形状変化から前負荷の状態が評価できる。長軸像を観察したらプローブを 90°回転させ短軸像を描出しよう。通常 IVC は楕円形を呈しているが、静脈圧が上がっていればほぼ正円形となる。

　心窩部からの観察が困難な場合は右肋間からのアプローチでも描出が可能であるが、血管の断面が楕円形であるために肋間から観察した血管径と心窩部から観察した径には解離が生じることを念頭に入れて評価されたい。

2）心拍出量の測定（図 9）

　心尖部左室長軸像を描出する（心尖部四腔像からプローブを反時計回りに回転）。画面をフリーズし、左室流出路（left ventricular outflow tract：LVOT）の大動脈弁直下の径 d を測定する。LVOT の断面を正円と仮定すると、$\pi \times (d/2)^2$ が血流が通過する管腔の断面積となる。

　フリーズを解除して同部位にサンプルボリュームを置き、パルスウェーブドプラ（PW）モードで左室流出路の血流速度波形を記録する。血流速度波形の縦軸は速度（cm/s）、横軸は時間（s）であるので、この速度波形の面

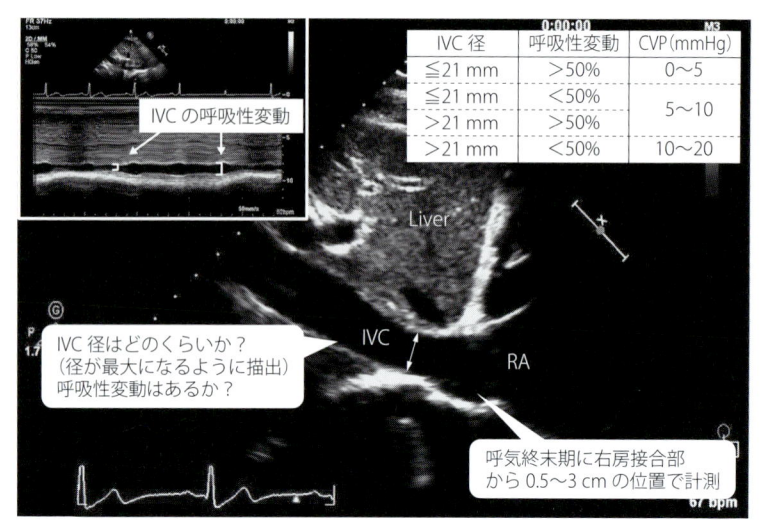

図8 心窩部下大静脈像の描出ポイントと中心静脈圧の推定
IVC：下大静脈，RA：右房，Liver：肝臓

IVC径	呼吸性変動	CVP（mmHg）
≦21 mm	＞50%	0〜5
≦21 mm	＜50%	5〜10
＞21 mm	＞50%	5〜10
＞21 mm	＜50%	10〜20

積は速度を時間で積分（velocity time integral：VTI）したもの、すなわちサンプルボリュームの部分を通過した血液の移動距離となる。VTI は、血流速度波形の外縁をトレースすることで機器に内蔵された解析ソフトにより自動的に算出される。

血流が通過する腔の断面積と血液の移動距離の積が1回拍出量となり、1回拍出量と心拍数との積が心拍出量となる。

左室流出路の VTI を用いて1回拍出量を計測する際、大動脈逆流がある場合は実際の心拍出量に対して過大評価となることに留意されたい。

3 循環評価

ここまでの心エコー検査法を用いて、前出の症例2の循環評価をしてみよう。

心窩部および心尖部アプローチの描出により下記の所見が得られた。
・IVC 径：10 mm、呼吸性変動＋＋
・LVOT 径：1.9 cm
・LVOT VTI：17 cm

図中の注釈:
- 心尖部アプローチ 左室長軸像
- 血流とエコーの方向をできるだけ平行に
- LVOT の A 弁直下にサンプルボリューム（AS がある場合は狭窄部に向かう加速血流を拾わないように A 弁から 1cm 程度離す）
- LVOT の収縮期血流速度波形の外縁をトレース
- 速度波形の縦軸は速度(cm/s)，横軸は時間(s)であり，トレースされた面積は速度を時間で積分したもの（velocity time integral：VTI）となるため，サンプルボリュームを通過した血液の距離(cm) が表示される

計測値:
- LVOT VTI
- Vmax 94.8 cm/s
- Vmean 56.8 cm/s
- Max PG 4 mmHg
- Mean PG 2 mmHg
- VTI 22.1 cm

円柱の体積＝LVOT 断面積 ×VTI
（1 回拍出量）

① 心尖部アプローチで左室長軸像を描出（できるだけ血流方向とエコーの方向と平行にする）

② 左室流出路径(LVOT 径)d を計測する（LVOT を正円と仮定し，径から LVOT 面積 $\pi(d/2)^2$ を算出）．

③ パルスドプラで LVOT 流出路の血流速度波形を描出
→ 速度波形の外縁をトレースして面積を算出
（面積＝速度時間積分＝血液の移動距離）

④ 1 回拍出量＝ LVOT 断面積 × 血液移動距離
　　　　　　＝ $\pi(d/2)^2$×VTI

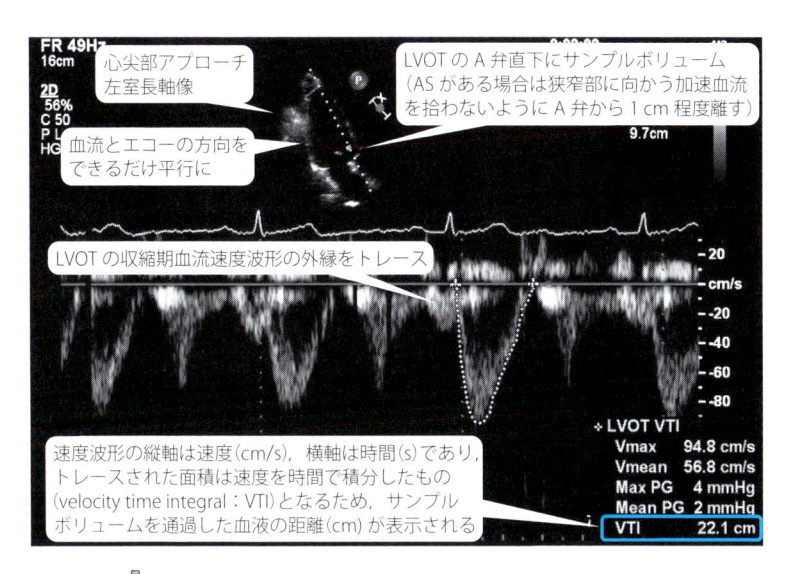

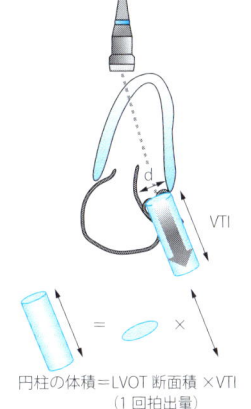

図 9　心拍出量の測定

IVCの径と呼吸性変動から、CVPは0〜5 mmHgと循環血液量の低下が鑑みられる。

次に、左室流出路の径とVTIから、

1回拍出量は $0.95^2 \times 3.14 \times 17 = 48.2$ mL となり、

心係数は 48.2 mL $\times 72$ bpm$/1.7$ m$^2 = 2.0$ l/min/m^2 とやや低下傾向であることが分かる。

平均血圧が90 mmHg、推定CVPを5 mmHgとすると、体血管抵抗（SVR）は、SVR＝（平均動脈圧－平均右房圧）/心拍出量×79.92の式より、

SVR＝$(90-5)/(0.0482 \times 72) \times 79.92 = 1{,}957$ dyne・sec・cm^{-5}

（SVRの基準値：800〜1200 dyne・sec・cm^{-5}）となる。

このように、一見ある程度維持されているように見える本症例の循環動態ではあるが、実際には心拍出量の軽度低下と循環血液量低下が痛みや他の因子による体血管抵抗の上昇で病態がマスクされていることがうかがわれた。

おわりに

本稿では短時間で簡便に循環動態の総合評価ができるHEARTプロトコルにもとづいた心機能評価法と、そこから一歩踏み込んだ心拍出量と体血管抵抗の算出法を解説した。いずれも迅速に評価可能な手法であり、時間的余裕のない手術室やERなどにおいて非常に強力な武器となるであろう。

【文　献】

1) Faris JG, Veltman MG, Royse CF. Limited transthoracic echocardiography assessment in anaesthesia and critical care. Best Pract Res Clin Anaesthesiol 2009；23：285-98.

14 帝王切開術における脊髄くも膜下麻酔・硬膜外麻酔の補助としての超音波

田中 基

はじめに

　帝王切開術の麻酔では、妊婦の気道確保の難しさ、誤嚥リスク、胎児への麻酔薬移行などの問題を考慮して、脊髄くも膜下麻酔および硬膜外麻酔が第一選択とされている。ところが近年、妊婦の高齢化やハイリスク妊婦の増加に伴い、脊髄くも膜下麻酔および硬膜外麻酔の穿刺困難例は増加している。肥満や妊娠高血圧症候群の全身浮腫による脊椎棘突起の触知困難、側彎や脊椎手術後の妊婦はその代表例である。本稿では特に、肥満の帝王切開における麻酔（脊髄くも膜下麻酔・硬膜外麻酔）でのワザについて述べる。なお、筆者の方法は、超音波スキャンとの同時穿刺ではなく、超音波プレスキャンの後に「正中法で」本穿刺を行う[1]。

適　応

　妊婦の脊髄くも膜下麻酔・硬膜外麻酔では思わぬ穿刺困難に遭遇することがある。したがって、脊髄くも膜下麻酔・硬膜外麻酔が予定されているすべての妊婦は超音波プレスキャン適応となる。以下の患者は、特に良い適応である。
- 肥満や全身浮腫により棘突起が触れにくい患者
- 側彎や脊椎手術既往により解剖の変化が予想される患者
- 血液凝固障害があり、頻回穿刺を避けたい患者
- その他、穿刺困難が予想される患者

ワザ

1 坐位で穿刺する
「坐位で穿刺したことはありますか？」

　本稿では、穿刺困難の代表例として、肥満妊婦の脊髄くも膜下・硬膜外穿刺について述べる。背部の脊椎棘突起が触知できない患者の穿刺の体位は「坐位」をお勧めする。わが国では坐位での穿刺はほとんど行われていないが、筆者が産科麻酔の研修をしたトロント大学では、硬膜外・脊髄くも膜下穿刺の大部分は坐位で行われている。坐位は左右の対称性が分かりやすく、麻酔科医の右手と左手の力のかかり方が均等となる。側臥位と異なり患者が穿刺時に前へ倒れ込んだりしない。また、妊婦においては側臥位より坐位のほうが皮膚から硬膜外腔までの距離が短くなることが知られているので、坐位にすることで特殊な長い穿刺針が必要となる頻度を減らすことができるかもしれない[2]。一般に、坐位で穿刺した場合、脊髄くも膜下麻酔の頭側への広がりが悪くなる可能性が危惧されるが、穿刺後ただちに仰臥位とした場合、側臥位での穿刺との麻酔域の広がりの差を筆者は感じていない。

2 穿刺部位の高さを同定する
「その高さで脊髄くも膜下麻酔を行っても大丈夫ですか？」

　坐位の姿勢がとれたら超音波スキャンを開始する。プローブはコンベックス型を用いる。コンベックス型の低周波プローブは、画像解像度は劣るが減衰が少なく、深度の深い脊椎領域の超音波スキャンには適する。また、特別な神経ブロック用超音波の器械がなくとも、手術室にある腹部超音波器械で代用できる。

　まず、仙骨部の正中と思われる位置にプローブを当て、矢状断を描出する。仙骨（sacrum）は連続性の高エコー領域と観察され、そのままプローブを頭側に移動させると「ギザギザのノコギリ刃」状の高エコー信号（saw sign）を認める（図1）。仙骨の隣に観察できる最初の谷がL5/Sの棘間であり、次の山がL5の棘突起（spinous process）または椎弓板（lamina）である。仙骨からL5、L4、L3…と、棘突起（または椎弓板）をカウントし、穿刺する棘間を同定する。

　一般に、硬膜外麻酔・脊髄くも膜下麻酔の穿刺点を決定する方法として、左右の腸骨稜上縁を結ぶライン（Jacoby's lineまたはTuffier's line）を参考

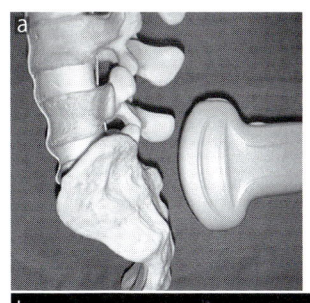

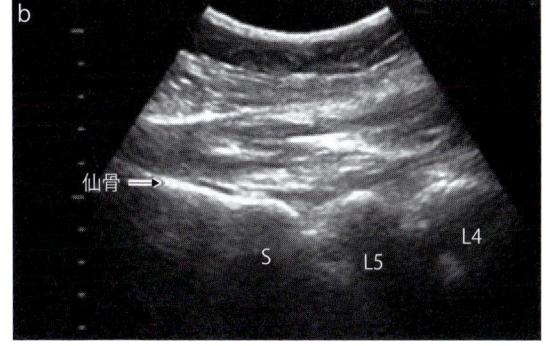

図1 矢状断における，仙骨から下部腰椎の超音波画像
（saw sign）
仙骨は連続した高エコー領域として観察される．
仙骨に続いて，腰椎の棘突起または椎弓板がノコギリの刃状に観察される．

にすることが多い。このラインはL4付近を通ることが多いとされているが、妊婦ではどうであろうか？ トロント大学のMargaridoらは超音波画像を用いて「妊娠満期の妊婦では、Jacoby's lineは90％以上の確率でL3/4より高い位置を通る」と報告している[3]。この事実は、麻酔科医の予想よりも高い棘間で穿刺している可能性があり、脊髄くも膜下麻酔では脊髄損傷の危険がある。神戸アドベンチスト病院の安藤らは、超音波画像を用いた研究により、帝王切開予定の妊婦において穿刺時の体位が丸くなった場合と丸くならない場合でJacoby's lineの高さは異なると報告している[4]。これは、体位によりJacoby's lineの高さは変化する可能性を示してしている。例えば術前腹部X線写真を撮影する立位と、脊髄くも膜下・硬膜外穿刺時の体位ではJacoby's lineの高さは異なる可能性もある。また肥満妊婦では腸骨稜上縁を正確に触知することすら困難な場合もある。以上のことから、筆者は穿

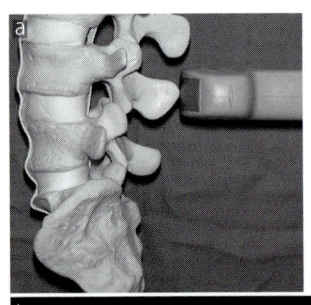

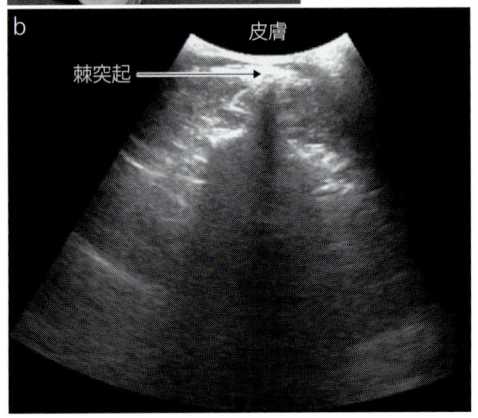

図2 水平断における，棘突起レベルでの腰椎の超音波画像
棘突起の奥には音響陰影が観察される．

刺部位の高さは穿刺時に超音波画像で同定することをお勧めしている。

3 穿刺点および硬膜外腔までの深さを同定する
「長い針は必要ですか？」

　超音波矢状断画面により穿刺する棘間の高さが決まれば、プローブを90°回転させて超音波水平断画像にて、最適な穿刺点をマーキングし、硬膜までの深さを同定する。

　超音波画面で構造物が左右対称となる場所が体の正中である。プローブの位置が棘突起（spinous process）レベルであれば、棘突起が高エコー信号として描出され、その奥に音響陰影（acoustic shadow）を認める（図2）。プローブを頭側または尾側に移動させると棘間の構造物が観察できる（図

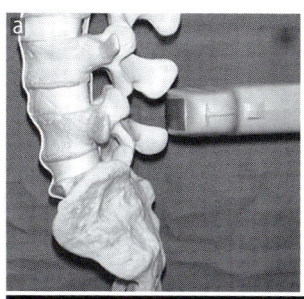

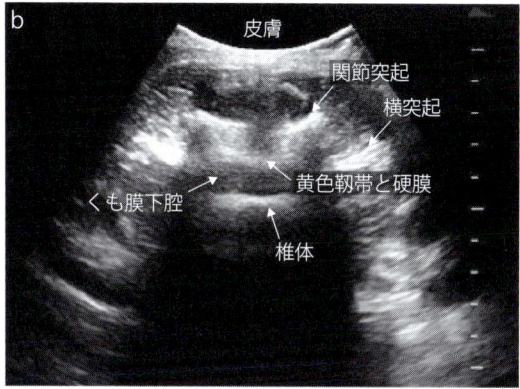

図3 水平断における，棘間レベルでの腰椎の超音波画像
関節突起，横突起，黄色靱帯と硬膜，椎体が高エコー領域として観察される（flying bat sign）．黄色靱帯と硬膜は一塊となって観察されることが多い．硬膜と椎体の間の低エコー領域がくも膜下腔である．

3）。棘間からは関節突起（articular process）、横突起（transverse process）、黄色靱帯と硬膜（ligamentum flavum and dura mater）、椎体（vertebral body）が高エコー領域として観察される。黄色靱帯と硬膜は、一塊の高エコー信号として観察されることが多い。硬膜と椎体の間の低エコー領域がくも膜下腔（dural sac）である。トロント大学の Carvalho は、この水平断画像を「飛び立つコウモリ」に見立てて "flying bat sign" と呼んでいる[5]。穿刺に最適な棘間が見つかればマーキングをする。

　穿刺に最適な棘間とは、プローブの角度を多少上下に動かしても棘間の構造物が明瞭に描出できて、左右の構造が対称的な棘間である。プローブの角度を上下に少し変化させただけで棘間の構造物が見えなくなる棘間は、狭い棘間であり、穿刺針が骨に当たりやすいので避ける。構造物が非対称な棘間

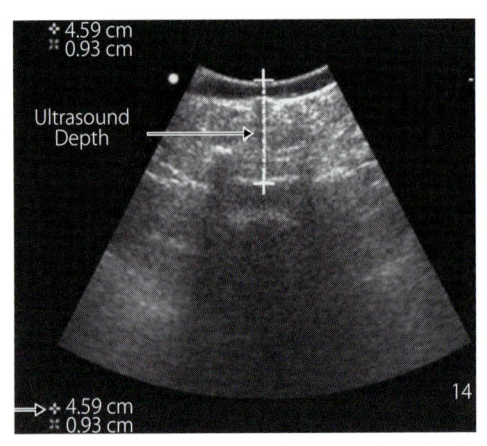

図 4　皮膚から硬膜までの距離を測定：超音波画像
この症例では，4.59 cm と測定された．

は麻酔が片効きになったり、神経根を損傷しやすいので避ける。黄色靱帯・硬膜の高エコー領域が明瞭に描出できない棘間は、硬膜外穿刺時に、硬膜を誤穿刺しやすいと考えられるので避ける[6]。

　穿刺に最適な場所を見つけて解剖学的構造の確認が終了すれば、モニター画面をフリーズし、機器に備え付けのキャリパーを用いて皮膚から硬膜（黄色靱帯・硬膜の高エコー構造物の一番腹側）までの距離を測定する（図 4）。非肥満の妊婦であれば、超音波による皮膚から硬膜までの計測と、実際の硬膜外針による皮膚から硬膜外腔までの距離は、ほぼ一致する[7]。

　肥満妊婦の場合、硬膜外腔までの深さはどの程度であろうか？　トロント大学の Sahota らの報告では、平均 BMI 39.6 kg/m^2 の満期妊婦（n = 60）において皮膚から腰部硬膜外腔までの距離を測定したところ 6.6 ± 1.3（mean ± SD）cm であった[8]。つまり、8 cm 程度の長さの硬膜外針であれば、大部分の症例で穿刺可能ということになる。ただ、硬膜外針が斜めに入った場合は、硬膜外腔までの距離が長くなって硬膜外針が届かなくなる可能性がある。したがって、肥満妊婦において通常の硬膜外針で硬膜外麻酔を成功させるには、皮膚から硬膜外腔までの距離が最短となる穿刺点を見つける必要がある。もし、最短距離が針の長さを超えることが超音波スキャンにより、前もって分かっていれば、事前に長い硬膜外針を準備することもできる。

　皮膚から硬膜外腔までの距離測定で注意すべき点は、非肥満の妊婦であれ

ば超音波で測定した距離と実際の針の深さはほぼ等しくなるが、肥満妊婦では超音波で測定した距離は実際の針の深さと比較して短くなる傾向にあるということである（超音波で測定した長さより、やや長い硬膜外針が必要になる）。肥満患者の柔らかい背中に超音波プローブを押し付けてスキャンすることが原因と考えられている[9]。

4 実際の穿刺におけるワザ
「脊硬麻針（needle-through-needle 法）のススメ」

肥満妊婦の穿刺に使う針は、脊硬麻針（needle-through-needle 法）をお勧めする[10]。一般に、深い部位の脊髄くも膜下麻酔は、太い針で穿刺したほうが針の操作性や直進性が良く、成功率が高いと考えられる。しかし、太い脊麻針は、硬膜穿刺後頭痛（post-dural puncture headache：PDPH）を起こす確率が高いと考えられる。若い女性は PDPH を起こす頻度が高い。その点、脊硬麻針は使いやすい。また肥満の帝王切開は手術時間が長くなることも多く、硬膜外カテーテルを留置しておくことで、麻酔薬の追加投与が可能となる。われわれは、スミスメディカル社製 CSEcure®（セキュア®）インターロック付脊硬麻針〔18G 硬膜外針（長さ 8 cm）、27G ペンシルポイント脊麻針〕を頻用している。

ワザの実際

実際の症例をもとにワザを解説する。

症例は、33 歳、女性。身長 146 cm、体重 92 kg（BMI 43.2 kg/m^2）。妊娠 37 週 2 日、オキシトシンにより分娩誘発中であったが、分娩停止のため緊急帝王切開術の麻酔を依頼された。

1 麻酔計画

脊硬麻針を用いた needle-through-needle 法による脊髄くも膜下硬膜外麻酔併用麻酔（combined spinal-epidural anesthesia：CSEA）を予定した。超音波スキャンを行わない脊髄くも膜下麻酔では、予想よりも高い棘間を穿刺してしまう可能性を考慮して L3/4 を穿刺点としているが、今回は超音波スキャンにより正確に穿刺棘間の高さを同定できるので L2/3 を穿刺点とした。

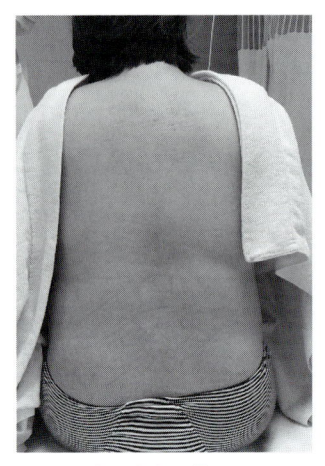

図 5 症例患者の背面
触診では棘突起を触知することは
できなかった.

2 体　位

　患者を手術室ベッド上で坐位とした（図 5）。触診では脊椎棘突起を触知することはできなかった。患者の足をイスまたは台にのせて、処置中に足がぐらつかないようにした。介助者は患者の肩を支え、左右に傾かないよう注意した。一般に、極度に体を丸める姿勢を患者に要求せずとも、「肩を落としてリラックスする姿勢」を求めれば、穿刺に適した姿勢となることが多い。

3 超音波によるプレスキャン（矢状断画像）

　コンベックスプローブを用いて矢状断超音波画像を得た。肥満患者の場合、正中からクリアな矢状断画像を得られない場合も多い。そのような場合は、正中より 1〜2 cm ずらして、傍正中法（paramedian approach）の要領で、正中に向かってスキャンするとクリアな画像を得られる場合も多い（図 6）。

4 超音波によるプレスキャン（水平断画像）

　矢状断により穿刺する棘間の高さを同定できたのち、次に水平断により穿刺点を決定した。皮膚から棘突起までの距離は 3.39 cm と測定され、これが棘突起を触診できなかった理由と考えられた（図 7）。幸い、L2/3 レベルで関節突起、横突起、黄色靱帯・硬膜、椎体を観察できた（図 8）。皮膚か

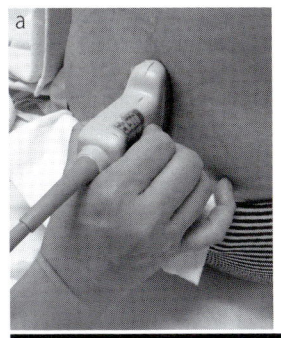

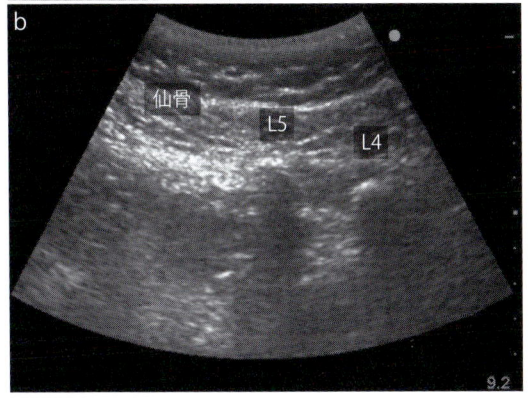

図6　矢状断における，仙骨から下部腰椎の超音波画像
（saw sign）
肥満患者では，傍正中法（paramedian approach）に準じて，正中より1～2 cmずらしたほうがエコービームが入りやすい．仙骨に続いて，腰椎の椎弓板がノコギリの刃状に観察できた．

ら硬膜までの距離は6.97 cmと計測された（図9）。最も超音波画像が鮮明に見える部位にマーキングをした（図10）。
　一般に、皮膚から硬膜外腔までの距離の同定には水平断画像が用いられるが、肥満患者では黄色靱帯・硬膜までの距離が遠くクリアな画像を得られないことも多い。水平断画像での距離測定が困難な場合には、画像を得やすい矢状断での皮膚から硬膜までの距離測定でも代用できることが報告されている[8]。

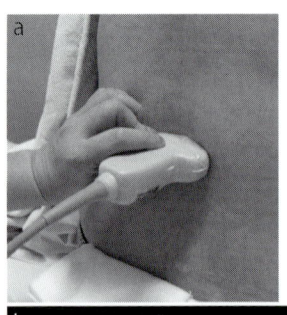

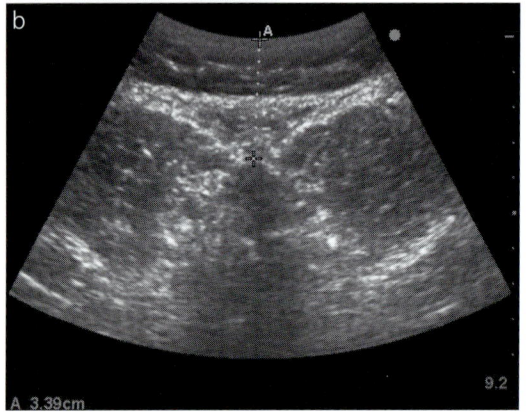

図7 水平断における，棘間レベルでの腰椎の超音波画像
皮膚から棘突起までの距離が 3.39 cm もあった．
このため棘突起が触診できなかったと考えられた．
図2 では皮膚から棘突起までの距離は非常に短い（比較して
ほしい）．

5 穿　刺

　麻酔科医が穿刺するときの姿勢は、必ずしも座って行う必要はない。患者が坐位の場合（特に患者の身長が高い場合）、麻酔科医は立ったままのほうが容易に穿刺できる場合も多い。北米では立位で穿刺を行う麻酔科医は多い。
　背部を消毒後、穴あき滅菌ドレープを貼付するが、上側がはがれやすいので左右の肩にテープで固定した。
　まず穿刺点から 1％リドカイン 10 mL を用いて、皮下から超音波で確認した棘上靱帯の深さまで十分に潤滑麻酔を行った。浸潤麻酔が不十分だと、体が動くことでマークした穿刺点がズレてしまい、穿刺困難となる。
　次に、マーキングした穿刺点（L2/3）から脊硬麻針（CSEcure®；スミス

160

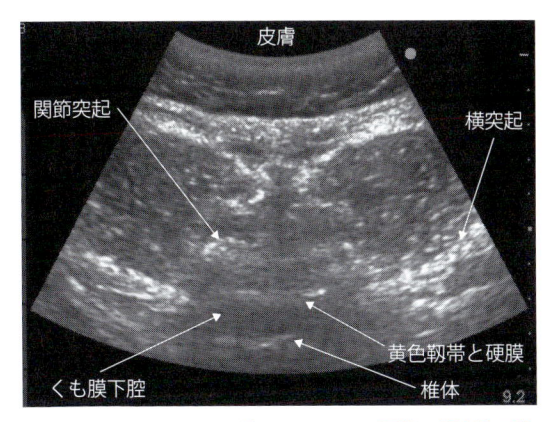

図8 水平断における，棘間レベルでの腰椎の超音波画像
関節突起，横突起と硬膜，椎体が高エコー領域として観察できた．

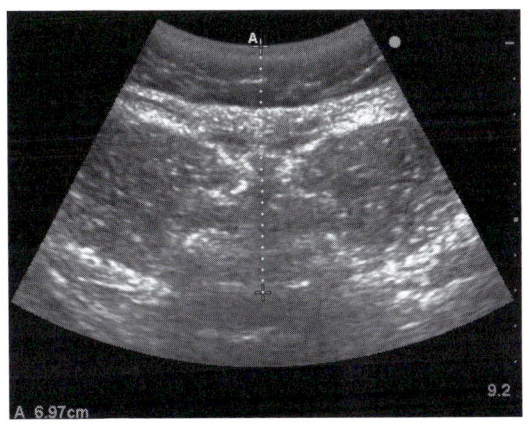

図9 皮膚から硬膜までの距離を測定：超音波画像
超音波では 6.97 cm と計測された．実際には硬膜外針は 7 cm で硬膜外腔に達した．
肥満患者では，超音波による皮膚から硬膜までの計測は，やや短かめに計測されることが多い（本文参照）．

第Ⅱ章 超音波編

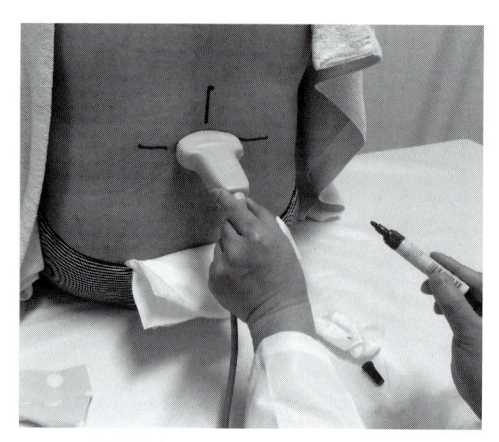

図 10　穿刺部位にマーキング
マーキングの交点が穿刺部位となる.

メディカル）を穿刺する。穿刺の角度は、プレスキャン時に最も画像が鮮明に見えた角度に合わせる。超音波で測定した距離の 1 〜 2 cm 手前から抵抗消失（loss of resistance：LOR）法で硬膜外腔を同定する。深さ 7 cm で硬膜外腔を同定し、超音波計測との誤差 0.03 cm はほとんどなかった。

続いて脊硬麻針の中に脊麻針（27G）を挿入した。脳脊髄液の流出を認めたのちに、脊麻の薬液（0.5％高比重ブピバカイン 12 mg ＋フェンタニル 10 μg ＋塩酸モルヒネ 0.15 mg）を注入した。

肥満患者の脊髄くも膜下麻酔を行う場合、局所麻酔薬液量を減らすべきとする考えがあるが、筆者の同僚であった Lee らが検証したところ BMI 25 未満と BMI 35 以上の脊髄くも膜下麻酔による帝王切開の麻酔に必要な局所麻酔薬液量の差はなかった[11]。この結果を受け、筆者は肥満妊婦でも脊髄くも膜下麻酔の薬液量を減らしていない。われわれは、肥満妊婦の帝王切開術中は、呼吸トラブルを回避するため Semi-Fowler 位を保っているが、その体位が脊髄くも膜下麻酔の広がりすぎを防いでいるのかもしれない。

6 カテーテルの固定

肥満妊婦は皮下組織の可動性が大きいため硬膜外カテーテル先端の位置が移動しやすく、背中を擦って移動する傾向にあるため硬膜外カテーテルが事故抜去しやすい。通常われわれは硬膜外腔内に硬膜外カテーテルを 4 cm 程

度留置しているが、肥満妊婦においては 7 〜 8 cm 留置している。また、体を丸めた状態よりも背中を伸ばした状態のほうが皮膚から硬膜外腔までの距離は長くなることが知られている。したがって、体を丸めた状態のままテープ固定をすると、背中を伸展した際に硬膜外カテーテルが抜ける可能性がある。硬膜外カテーテルをテープ固定する際は、背中を伸ばした状態で固定する。

ワザのポイント

"Practice makes perfect!"

肥満妊婦の硬膜外腔は深い。どうしても超音波画像が不鮮明となるため、初心者は諦めてしまうことも多い。まずは非肥満患者で練習して、肥満妊婦の超音波ガイド下脊髄くも膜下・硬膜外穿刺にチャレンジすることをお勧めする。「非肥満妊婦の脊髄くも膜下・硬膜外穿刺では超音波なんて必要ない」と考えられる読者も多いであろうが、思わぬ発見も多い。慣れてくれば非肥満患者のスキャンは、わずか数分である。"saw sign" と "flying bat sign" を見つけて楽しんでいただきたい。

MEMO　肥満妊婦と妊娠高血圧症候群妊婦の超音波画像上の違い

肥満妊婦と浮腫を伴う妊娠高血圧症候群妊婦は、いずれも皮膚から硬膜までの距離は長い。しかし、超音波画像の見え方には違いがある。一般的に肥満妊婦よりも妊娠高血圧妊婦のほうが超音波画像はクリアである。筆者は、脂肪組織はエコービームを反射するが、水分（浮腫）はエコービームを通過させることが原因なのではと考えている。

MEMO　盲目的手技から可視化手技へ

筆者は、特別なリスクのない帝王切開の麻酔において硬膜外麻酔を施行している研修医に出くわした。側臥位で背部を触診して穿刺をしていたのだが、なかなか入らない。筆者が交代したのだが、確かに難しい。背部の浮腫が予想以上に強く、脊椎棘突起が分かりにくい。ついには私が硬膜誤穿刺をしてしまった。最終的には坐位にして超音波スキャンをすると 1 回で麻酔成功。触診とは、ずいぶんと穿刺点がズレていた。触診のみの「盲目的手技」の限

界と、硬膜外・脊髄くも膜下穿刺を超音波ガイド下の「可視化手技」に変えてゆく必要性を改めて感じた。

MEMO　最初から超音波ガイド下穿刺を！

　筆者は、「硬膜外麻酔・脊髄くも膜下麻酔が入らない」とヘルプのコールを受けることも多い。しかし、すでに頻回穿刺をされていると、皮下の血腫や loss of resistance の生理食塩液や空気によって、超音波画像が非常に見えづらくなる。穿刺困難が予想される場合は、最初から超音波ガイド下穿刺を考慮してほしい。そのほうが盲目的に穿刺を繰り返すより手術開始までの時間が短くなり、患者も楽である。

【文　献】

1）田中　基．超音波ガイド下の硬膜外・脊髄くも膜下穿刺．奥富俊之，照井克生編．周産期麻酔．東京：克誠堂出版；2012．p.233-40.
2）Hamza J, Smida M, Benhamou D, et al. Parturient's posture during epidural puncture affects the distance from skin to epidural space. J Clin Anesth 1995；7：1-4.
3）Margarido CB, Mikhael R, Arzola C, et al. The intercristal line determined by palpation is not a reliable anatomical landmark for neuraxial anesthesia. Can J Anesth 2011；58：262-6.
4）安藤俊弘，島田憲宏．妊婦体位がヤコビー線を指標とした脊髄くも膜下麻酔の刺入部位に影響するか？．麻酔 2013；62（suppl）：106.
5）Carvalho JCA. Ultrasound-facilitated epidurals and spinals in obstetrics. Anesthesiology Clin 2008；26：145-58.
6）Lee Y, Tanaka M, Carvalho JCA. Sonoanatomy of the lumbar spine in patients with previous unilateral dural punctures during labor epidurals. Reg Anesth Pain Med 2008；33：266-70.
7）Arzola C, Davies S, Rofaeel A, et al. Ultrasound using the transverse approach to the lumbar spine provides reliable landmarks for labor epidurals. Anesth Analg 2007；104：1188-92.
8）Sahota JS, Carvalho JCA, Balki M, et al. Ultrasound estimates for midline epidural punctures in the obese parturient：Paramedian sagittal oblique is comparable to transverse median plane. Anesth Analg 2013；116：829-35.
9）Balki M, Lee Y, Halpern S, et al. Ultrasound imaging of the lumbar spine in the transverse plane：The correlation between estimated and actual depth to the epidural space in obese parturients. Anesth Analg 2009；108：1876-81.
10）Ross VH, Dean LS, Thomas JA, et al. A randomized controlled comparison between combihed spinal-epidural and single-shot spinal techniques in morbidly obese parturients undergoing cesarean delivery：Time for inifiation of anesthesia. Anesth Analg 2014；118：168-72.
11）Lee Y, Balki M, Parkes R, et al. Dose requirement of intrathecal bupivacaine for cesarean delivery is similar in obese and normal weight women. Rev Bras Anestesiol 2009；59：674-83.

第Ⅲ章　気道管理編

　麻酔科の領域で近年最も進歩したのが気道管理である。

　気管挿管へのビデオ喉頭鏡の適応は大きく進んだ。マッキントッシュ喉頭鏡を使った気管挿管がどちらかというと1人の手技であったのに対して、ビデオ喉頭鏡を使った挿管は同一の視野を複数人で共有できるため、教育はもちろん挿管困難時の対応など安全性でも優れている。ビデオ喉頭鏡としては現在、エアウエィスコープとMcGRATH™MACの2つが双璧である。ここで両者の違いや長所・短所などを比較して使用の参考にしてもらいたい。

　一方、全身麻酔中の気道確保としては気管挿管だけでなく、声門上器具を用いる頻度が増えてきた。声門上器具は最初のラリンジアルマスク・クラシックから進化を続け、より確実な気道確保が可能になってきた。また、緊急時には声門上器具で気道確保をした後に、そこから気管挿管することもできる。声門上器具の使いこなしが、現在の麻酔科医にとって気道管理の最も重要なポイントであるのは間違いない。

（森本　康裕）

15 McGRATH™ MACビデオ喉頭鏡

鈴木　昭広・八木原　正浩・上村　明

はじめに

　1928年にアレキサンダー・フレミングが発見したペニシリンは1940年代から臨床に使用され始め、感染症に対する人類の対応に大きく貢献した。現在、抗菌薬はペニシリン以外にも多様なものが開発されている。幅広い菌に有効なカルバペネム系抗菌薬は便利であるが、耐性菌を生むリスクがあり、無分別かつ安易な使用ははばかられる。時を同じくして1940年代、マッキントッシュ型喉頭鏡が気道管理分野に登場し、その発展に大きく寄与した。現在、喉頭鏡も各種利用可能になり、筆者はそれらの祖先たるマッキントッシュ型を"骨董鏡"と呼んでいる。抗菌薬の世界とは反対に、挿管された人の喉頭が耐性を獲得して挿管の難易度が上がっていくことなどない。最初からbroadに対応できる器具を使用することに何の躊躇もいらない。しかし、多くの医師・研修医は骨董鏡を用いた挿管に固執し、良視野で成功率が高まるビデオ喉頭鏡の類を第一選択に用いているとは見受けられない。2013年の米国困難気道ガイドラインでは初回挿管からビデオ喉頭鏡を使用することを考慮してよいこととなっている。本稿では、McGRATH™ MACビデオ喉頭鏡（コヴィディエン ジャパン）を紹介する。

〈McGRATH™ MACの概要〉

　McGRATH™ MACビデオ喉頭鏡は高輝度LED光源によるカメラを喉頭鏡の先端に備え、ディスポーザブルブレードを装着して利用する。ブレードは現在 #2、#3、#4 の3タイプが利用可能で、曇り止めコーティング処置が施されている。ハンドル部には2.5 inchの小型液晶を備え、先端カメラがとらえた映像が表示される。バッテリーは独自規格であり、合計250分使用でき、残量はモニター上に表示される。本体は感染対策として浸漬消毒、

プラズマ滅菌が可能である。総重量は 200 g と手軽である。声門は直視、間接視いずれでも観察ができる。

適　応

- 喉頭観察、気管挿管、異物除去などに適応がある。
- 特に困難気道用の挿管器具ではない。通常挿管で初回から使用して差し支えない。
- 2 歳未満の小児への使用はブレードサイズの制限があり困難

> **MEMO　McGRATH™ MAC は第 2 世代の喉頭鏡**
>
> 喉頭鏡はマッキントッシュやミラー型のように声門の直接観察を行うものを第 1 世代型と呼ぶ。第 2 世代型は CCD カメラやファイバーを利用した間接視を行うもので、ブレード形状がマッキントッシュ型に似て直視・間接視の両方を利用できるタイプ（視野改善能は大きくない）と、極端なブレード形状を有しており直視では全く声門観察ができない（視野改善能は大きい）ものに分けられる。日本で発売されている McGRATH™ MAC はマッキントッシュ型のブレードに近い第 2 世代型だが、欧米では X-blade という強弯ブレードも利用可能である。ちなみに、チャネルあるいはチューブガイド溝と呼ばれる構造をもつものが第 3 世代型で、多くは J 字型のデザインである。

ワ　ザ

1 通常挿管

McGRATH™ MAC はブレードデザインがマッキントッシュ型に似ているため、喉頭展開はマッキントッシュのそれとほぼ同等と考えることができる(図 1)。スニッフィング（Sniffing）ポジションや backward、upward、rightward pressure（BURP）など、マッキントッシュ型での挿管で有用とされるテクニックはすべて利用できる。筆者の同門の秦・平井らによれば McGRATH™ MAC での喉頭展開時にはマッキントッシュのそれと比べ、声門視認性を示す percentage of glottic opening score（声門開口部を最大 100％とした場合にどの程度見えたかを示す指標）は平均で 30％程度改善する。

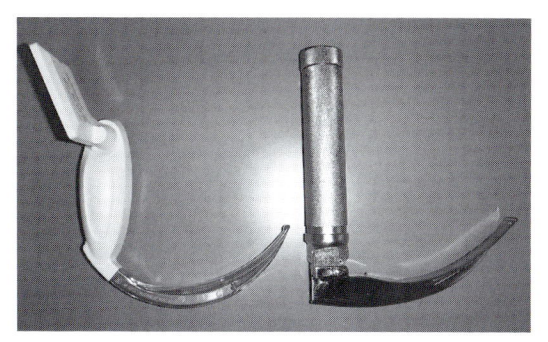

図1　McGRATH™ MAC とマッキントッシュ型"骨董鏡"
ブレードの曲りは McGRATH™ MAC がやや強いが，操作はマッキントッシュ型とほとんど同じと考えてよい．

2 Straight blade technique

　ビデオ喉頭鏡を用いて喉頭蓋をブレード先端で直接すくいあげる喉頭展開法を straight blade technique と呼ぶ（図2）。マッキントッシュ型での気管挿管の際には喉頭鏡の先端は喉頭蓋谷に挿入し、喉頭蓋を前上方に吊り上げるようにして声門を視認し、直接拳上は御法度であった。というのも、視野を得るためには大きな外力が喉頭蓋後面に加わり、気道損傷を引き起こす危険があったからである。喉頭蓋の直接拳上はデザイン的に愛護的な受動ができるミラー型にのみ許される展開方法であったが、ビデオ喉頭鏡はカメラ視点が声門のすぐ手前にあり、小さな拳上力でも喉頭を視認することができる。間接拳上で視野が改善しにくい場合はオプションとしてこの方法を試みることも可能である。もちろん McGRATH™ MAC でルーチンに行うべき手技ではなく、愛護的操作が必須である。

3 異物除去

　McGRATH™ MAC には、ブレードデザインに適合する異物鉗子、SUZY が存在する（図3）。異物も取れるビデオ喉頭鏡というのは最大の特徴の一つである。というのも、従来、マッキントッシュ型は声門を直視観察し、チューブの通り道を兼ねる直線視野を確保することが気管挿管に必要であった。異物除去も同様に、直線視野内にある異物を、これまた直線状をしたマギル鉗子で除去していた。第2世代型のビデオ喉頭鏡は、直視できない"コーナーの曲がり角"の先まで観察することを可能としたのだが、直線状のマギル

第Ⅲ章　気道管理編　　169

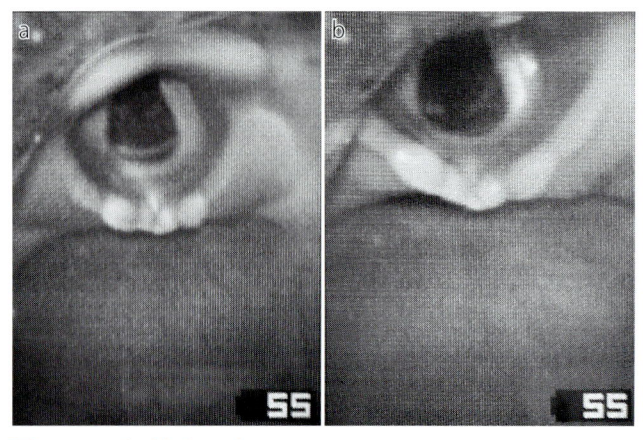

図2　Straight blade technique
（a）本来推奨されている喉頭蓋の間接挙上．ブレード先端は喉頭蓋谷にある．
（b）オプションとして喉頭蓋を直接挙上する straight blade technique．
　　実際に信州大学の Hyuga らはこの方法で挿管した事例を報告している．

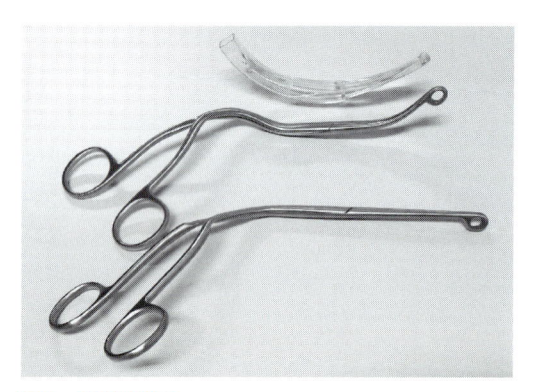

図3　SUZY 鉗子
手前が直視観察用のマギル異物除去鉗子．中央は McGRATH™ MAC のブレードデザインに適合する SUZY 異物除去鉗子．直視で見えない部分に届き，異物除去を容易にする．

鉗子はその曲がり角の先に届かない。つまり、「異物を観察できるが、除去できない」ために結局マッキントッシュとマギル鉗子に持ち替えて処置をしなければならなかった。McGRATH™ MAC と SUZY は、良視野での観察と異物除去を行えるため、これまでマッキントッシュ型が行ってきた業務のすべてを引き継ぐことができ、骨董鏡を引退させる有力な後継者となりえるのである。

4 大口径チューブの挿入

McGRATH™ MAC のブレードにはガイド溝がない。チューブの声門への誘導はやや困難となる反面、太径チューブの使用に際してサイズの上限はない（患者の開口度次第）。麻酔科でよく使用する分離換気用のダブルルーメンチューブのみならず、近年集中治療領域でよく用いられるカフ上部吸引付チューブの挿管にも使用しやすい。

5 経食道心エコープローブや胃管挿入の補助にも利用可能

経食道心エコー（TEE）プローブや胃管などは従来盲目的に誘導されることが多かったが、喉頭鏡を用いて口腔内を観察しながら挿入するほうが出血などの合併症は少ないことが報告されている。経鼻胃管挿入時には SUZY 鉗子を補助として利用できる。ブレードは挿管終了後にすぐに捨てる必要はなく、胃管や TEE の挿入にも利用しよう。廃棄のタイミングは難しいが、再挿管のリスクがなくなるまでは万一のためにとっておくべきと考える。

6 経鼻挿管

経鼻挿管の際にも、声門視認性が良いためチューブが気管内に進んだことをしっかりと見とどけることができる。チューブが見えるが声門に進まない場合には従来の方法と同じく、カフインフレーション法（カフを 10 mL ほど入れてチューブ先端を浮かせて声門に進みやすくする）、あるいは SUZY 鉗子で方向を微調整するとよい。

7 気管チューブの入れ替え

気管チューブの入れ替えの際にも McGRATH™ MAC で声門を視認しながら入れ替えるとよい。カメラが声門のすぐそばにあるため、声門観察が容易である。もちろん、チューブエクスチェンジャーなどを利用する際にもチュ

ーブ先端が声門に対してどのように位置しているか、披裂部に当たっていないかなどの情報を得やすく、骨董鏡での観察よりも優れている。

> **MEMO　McGRATHの論文、思っているより少ない!?**
> 　McGRATHという名前で論文検索をすると、喉頭鏡でのヒットは意外に多い。しかし、そのほとんどはMcGRATH™ MACの前に発売されたMcGRATH series 5というブレード湾曲が強いタイプの喉頭鏡のデータである。2013年10月現在、McGRATH™ MACは販売1年を経ているにもかかわらずPubMEDではたった3本の論文しかヒットせず、そのすべては日本人によるものだ。曲りの強い第2世代型喉頭鏡は声門の視認性を追求するあまり、①喉頭は見えないがチューブを挿管できない、②カメラで見ていない口腔内での軟部組織損傷、が相次いで報告された。その反省からか、series5のデザインをマッキントッシュに近づけたMcGRATH™ MACが発売されるに至ったようである。先に紹介したX-bladeのデザインはseries 5のそれと近い。というわけで、McGRATHの論文を読む際には必ずしもMcGRATH™ MACのデータではないことがあることに留意していただきたい。

ワザの実際

1 異物除去

　高齢者の鳥肉による窒息事例を救急外来でMcGRATH™ MACとSUZYで除去した報告がある[1]。McGRATH™ MACでの良視野下での喉頭観察、SUZYでの異物除去、引き続く気管挿管、その後の気管内吸引を経て救命した事例であり、ビデオ喉頭鏡と専用異物鉗子の有用性と喉頭鏡の今後の方向性を示す事例であった。小児における異物除去の事例をコラムで示す。

COLUMN　SUZY 鉗子が有用であった小児の硬貨誤飲事例

三重大学附属病院臨床麻酔部　八木原　正浩・上村　明

【症　例】（図4）
- 3歳7か月、男児、身長96 cm、体重12 kg
- 100円硬貨誤飲の3時間後に食道異物摘出術を施行
- 気管挿管時の喉頭展開では、硬貨は視認できなかった。

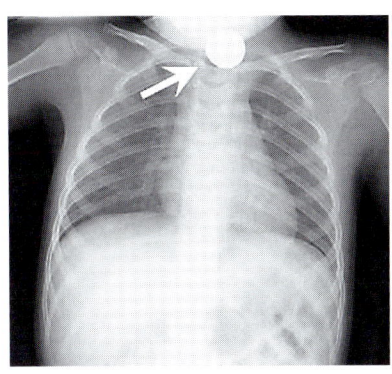

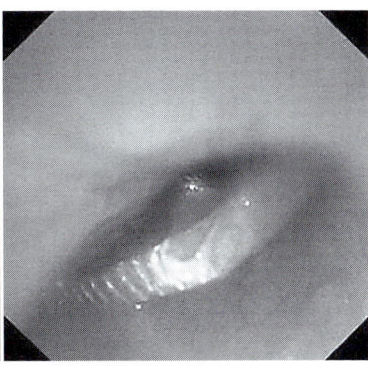

図4

【硬貨摘出までの経過】
① 経口内視鏡で食道第1狭窄部（口から15 cm）に硬貨を認めたが、鉗子を挿入するスペースがなく、細径の内視鏡を使い、経鼻操作で再度硬貨を確認した。
② 経鼻内視鏡で硬貨を確認しながら、マッキントッシュ喉頭鏡で展開してマギル鉗子での摘出を試みたが、マギル鉗子が咽頭後壁にあたり、食道に挿入できなかった。
③ SUZY 鉗子に切り替えると、食道に挿入できたが、マッキントッシュ喉頭鏡では直視下に SUZY 鉗子先端を確認できず、内視鏡の視野に鉗子先端を進められなかった。
④ McGRATH™ MAC（ブレード #2）で喉頭周囲を見ながら、経鼻内視鏡に沿わせて SUZY 鉗子を挿入したところ、視野に鉗子先端が入り硬貨を摘出できた。

【今回のポイント】
- 小児では異物の確認、摘出操作を行うスペースが限られており、間接視しながら鉗子の挿入・操作が可能なスペースを確保できる McGRATH™ MAC は有用である。
- 摘出した小児外科医によると SUZY 鉗子はマギル鉗子より、明らかに挿入・操作が容易であった。
- 経鼻内視鏡で異物を確認し、McGRATH™ MAC で喉頭周囲および経鼻ファイバーを見ながら、弯曲がマッチした SUZY 鉗子を適切な方向へ誘導できた。

2 チューブの入れ替え

　ピーナツによる気道異物を除去したのち化学性肺炎で挿管管理を要した2歳、10 kg の男児で、経口チューブの固定性が悪く事故抜管のおそれがあるために経鼻挿管に入れなおした事例を経験している。McGRATH™ MAC を口腔内に挿入し、経鼻から挿入したチューブが咽頭内に進行したことを確認後、喉頭展開を行い Cormack Ⅰ度の声門視認性を確認したうえで既存のカフなし 4.5 mm チューブをゆっくりと引き抜き、咽頭内に見える経鼻チューブを進めた。あいにくチューブが食道に向かうため SUZY 鉗子を用いて先端方向を調整し、留置を行った。周囲スタッフも小型モニターで状況を把握できるため、介助者がチューブの深さを調節したり器具を渡すなどでき、チーム医療の実践に非常に役立った事例である。

ワザのポイント

　第2世代型喉頭鏡は声門視認性が向上するがチューブの留置に難渋することがある。McGRATH™ MAC は直視も併用可能なので、ブレード挿入時は口腔を直視し、口蓋垂を越えたくらいからモニター画像に注目する。ただし、口唇の巻き込みや歯牙の圧迫に関しては常に注意をはらい、特に介助者に観察してもらうべきである。声門が確認できれば、チューブを口腔内に挿入する際には視線を手元に戻して、先端が口腔内に進むのを見とどける。モニター上にチューブ先端が現れたらモニターを見るようにする。このように書くと一見煩雑に思えるが、視線を手元とモニターとで切り替えることはほとんどストレスなく行える。

　なお、スタイレット角度をどうするのか、というのは正直術者の好みと手技に依存することが大きいため、一律に定めることは困難である。チューブにはマギルカーブという独特の角度がそもそもついている。筆者は基本的にはスタイレットを使用せず、ブレードに沿わせるように滑らせて声門方向に進めている。喉頭展開が困難な場合には適宜スタイレットの調整が必要になると考える（図5）。

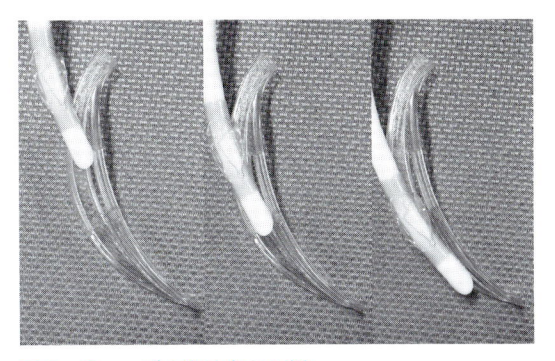

図5　チューブの進め方の1例
スタイレットを使用しない場合，チューブ先端をブレードの
カーブに沿わせるように進めると声門方向に向けやすい．

MEMO　第2世代、第3世代の使い分けはどうする？

　気管挿管を行うという麻酔業務だけの問題であれば、筆者はチューブガイド溝を有するエアウェイスコープなどの第3世代型喉頭鏡がエビデンスも充実しており、最も信頼性が高い挿管器具であると考えている。その意味では、McGRATH™ MAC はマッキントッシュから脱却できない麻酔科医をビデオ喉頭鏡側にシフトさせるための器具となる。操作はマッキントッシュと同じであるため、初心者に向いているかどうかはいまだエビデンスがない。一方、救急外来など、絶飲食・麻酔下ではない患者の対応に際しては、第3世代型喉頭鏡では適合する鉗子がないため異物除去ができない。異物を除去するために器具を持ちかえる手間を省くことができる McGRATH™ MAC を使用するのは気道管理上有利かもしれない。

【文　献】

1) Suzuki A, Tampo A, Kunisawa T, et al. Use of a new curved forceps for McGrath MAC video laryngoscope to remove a foreign body causing airway obstruction. Saudi J Anaeth 2013；7：360-1.

16 エアウェイスコープを使った覚醒下挿管

車 武丸

はじめに

本稿では、筆者の覚醒下挿管（意識下挿管）の閾値を大きく低下させるきっかけとなった、エアウェイスコープ（airway scope：AWS）による意識下挿管を紹介する。この手技はすでにいくつかの施設では一般的に行われているようである。2012年11月、日本蘇生学会第31回大会で「エアウェイスコープによる awake intubation について」というシンポジウム[※]が開かれたことも記憶に新しい。もちろん、そうはいっても意識下挿管が不可能・不適切な状況もありうるし、AWS ですべての症例の気道管理が可能なわけでもない。ここで紹介する内容に数値的・統計学的な裏付けがあるわけではないことは十分ご理解いただきたい。
（[※]当日の発表風景を収録した DVD が HOYA サービス株式会社から入手可能である。）

適 応

- 意識下挿管の利点は次の ABCD を維持しやすいことである[1]。
  A：Airway…上気道開存
  B：Breathing…自発呼吸
  C：Circulation…循環動態
  D：Defensive（or Protective）Reflex…防御反射

したがって、その適応は一般論的にはそれぞれ以下のようになる。いずれも絶対的なものではなく、患者要因・手術要因・施設環境要因・施行者要因などを考慮したうえで、症例ごとに最適な気道確保方法を決定すべきである。

　A．気道確保困難が予測される、あるいはその既往がある場合

ただし、AWS が開口制限や上気道変形のある患者に適しているかは疑問である。そのような場合には気管支ファイバースコープを選択する（MEMO ①）。
B．自発呼吸を維持したい場合
　呼吸不全・肥満
C．循環動態（MEMO ②）を維持したい場合
　麻酔導入による血圧低下が懸念される症例
D．誤嚥の危険性が高いと予測される場合

その他、頸椎不安定性などがあり、挿管後に神経症状を確認してから就眠させたい場合[2]など。

MEMO ①

筆者は上記 B、C、D の状況では AWS を選択する頻度が高い。例えば、「腸閉塞でイレウス管から相当量の排液が持続しており、血圧も低下していてカテコラミン持続投与中で、すでに誤嚥しており低酸素血症を認める」患者はその好例である。すなわち、気道確保自体は困難でないかもしれないが、麻酔導入前に確実な気道確保をしておきたい場合などである。

MEMO ②

破裂脳動脈瘤・大動脈解離など、血圧・脈拍を上昇させたくない症例における意識下挿管の妥当性については異論もあるだろう。しかし、フルストマックで睡眠時無呼吸症候群の疑われる肥満患者の脳動脈瘤破裂などは遭遇する頻度も少なくなく、悩ましいところではある。明らかな統計学的証拠はないが、自験例では意識下経口 AWS 挿管よりも意識下経鼻ファイバー挿管のほうが、反射が少なく血行動態変動も少ない印象である。

ワ ザ

意識下挿管を成功させるための三大重要事項[3]を下記に挙げる。
①表面麻酔
②鎮静
③患者の協力（MEMO ③）

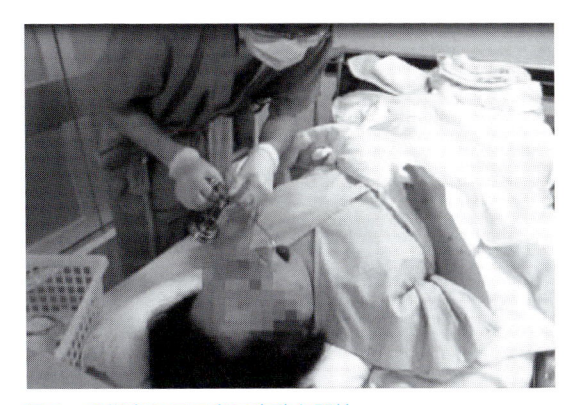

図1 手術室入口で表面麻酔を開始
手術室入口でジャクソン型スプレーを用い 4% リドカインを
後口蓋弓付近に噴霧.

MEMO ③

　協力の得られない患者には意識下挿管は適応しにくいが、ではいったい「どれくらいの」協力を得れば良いのかに関しては定量的な評価は困難であろう。これもまた明らかな統計学的証拠はないが、経口AWS挿管よりも経鼻ファイバー挿管のほうが、比較的協力不十分な患者でも施行可能な印象である。

◼ 手術室入口で前処置開始

- 4%リドカイン 0.5〜1 mL 口蓋弓付近に噴霧
- 硫酸アトロピン　0.2 mg 静注

　手術室入口で表面麻酔を開始する（図1）。

　仰臥位または坐位で開口させ、4%リドカイン 0.5〜1 mL を後口蓋弓付近に噴霧する（MEMO ④）。口腔から咽頭の表面麻酔のみならず、舌咽神経ブロック的効果も期待する。薬液は嚥下しても吐き出してもよいことを伝える。また、分泌物を減らす目的で、この段階で硫酸アトロピン 0.2 mg 程度を静注しておく。

MEMO ④ 使用噴霧器について

　細かい霧になるものを選択する。筆者は、ジャクソン型スプレー（大和製作所）・ファインアトマイザー（フジメディカル）を使用している。

2 手術室搬入後に鎮静薬投与・表面麻酔追加
- フェンタニル 100 〜 200 μg 程度、分割静注
- 喉頭鏡併用で口蓋弓付近に 4％リドカイン 0.5 〜 1 mL 追加噴霧
- 声門付近〜気管内に 4％または 2％リドカイン噴霧

1）鎮静を開始－フェンタニルのみで－

手術室に搬入後、モニタリング・酸素投与を開始しながら、フェンタニルを投与する（あるいは入口から開始してもよい）。200 μg（4 mL）準備しておき、1 〜 2 分間隔で 25 μg（0.5 mL）ずつ静注していく（MEMO ⑤）。
目安：
患者に症状を尋ねる。「少しふわっとする、天井が回ってきた」と言う患者もいる。自然閉眼傾向となる患者もいる。もちろん、「どうもない」と言う患者もいるが、その程度でも挿管は可能である。合計 100 〜 200 μg となることが多い。搬入時と特に変化はないと言う患者でも 200 μg を上限としている。常に患者と会話しながら鎮静と表面麻酔を施行することが、過鎮静に陥る危険性を最小限に抑える。

MEMO ⑤
フェンタニルのみでは鎮静効果が不十分で挿管操作が苦痛として記憶に残るのではないか、と患者への精神面の影響を心配される方も少なくない。しかし、約 50％の患者では挿管された記憶はない。記憶が残っていてもそれほど苦しくなかったという反応が大部分である。もちろん、可能かつ必要と思えばその他の鎮静薬（あるいはレミフェンタニル）を使用したほうが快適さという点では上質となりえるかもしれない。

2）表面麻酔
鎮静と並行して表面麻酔を追加していく。
①まず、口蓋弓付近に 4％リドカインを追加噴霧（図 2）：
マッキントッシュ喉頭鏡を浅めに（舌圧子程度）挿入し、口蓋垂が視認できる程度に舌を圧排する。左右の後口蓋弓基部付近に計 0.5 〜 1 mL 程度、追加噴霧する。分泌物は適宜吸引する。

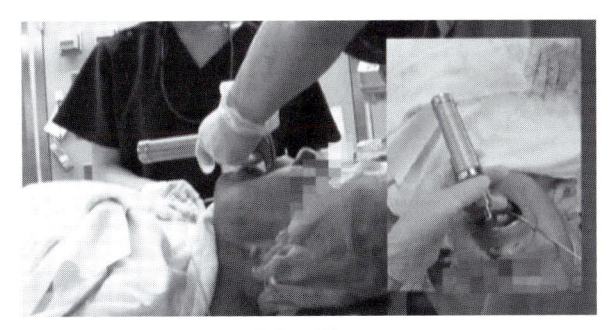

図2　口蓋弓付近へ表面麻酔を追加
マッキントッシュ喉頭鏡を浅く挿入し，口蓋弓付近に4％リドカイン噴霧（ジャクソン型スプレー使用）．

②次に声門（〜気管内）付近に4％リドカインを噴霧（図3）：
　1〜2分経過したところで，今度は，やや深めに，可能なら喉頭蓋の先端が見える程度まで展開し，ノズル先端をその下面に滑り込ませ，吸気に同期させて噴霧する。この操作には可能ならMcGRATH™ MACなどのビデオ喉頭鏡を使用して間接視すると，マッキントッシュ喉頭鏡で直視するよりも少ない力で視野が得やすく有利であろう。
　このとき，ジャクソン型スプレーは逆さまに保持した状態では薬液が霧状になりにくい。この操作にはファインアトマイザーが便利であろう。

a. 喉頭蓋は間接挙上でも直接挙上でも可（図4）
　ブレード先端が喉頭蓋谷に位置した場合（間接挙上）には，ファインアトマイザーのノズル先端が喉頭蓋をくぐるように誘導し，声門（方向）に4％リドカインを1〜1.5 mL噴霧する。この時点では声門を視認する必要はなく，Cormack Lehane分類でclass 3a程度で十分である。
　一方，先端が喉頭蓋下面に進んだ場合（直接挙上）は，声門を直視した状態で噴霧でき，より確実な表面麻酔効果が期待できる。意図的にこの両方とも施行する場合もある。声門付近に噴霧する4％リドカインは合計で2 mL以下としている。また，声門が直視できた場合は，気管内スプレーチューブ（10-22R84；八光）を用いて，直接気管内に2％リドカイン2 mL散布を追加することもある。
　もちろん，これらの段階で十分に声門が確認できた場合には，そのまま気管挿管も可能であろう。一方，これらの時点で声門が確認できない（あるい

第Ⅲ章　気道管理編　181

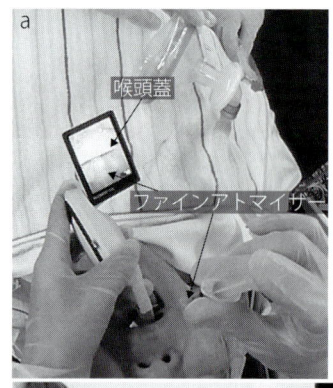

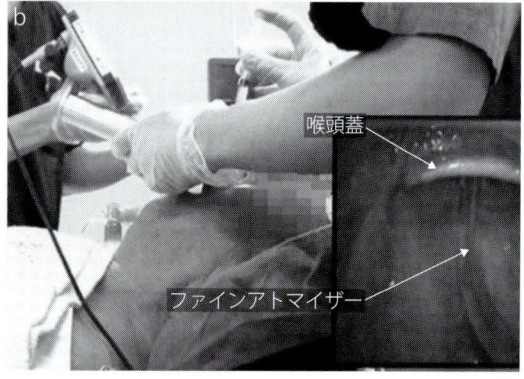

図3 声門付近へ表面麻酔
(a) McGRATH™ MAC のブレード先端は喉頭蓋谷に位置している．喉頭蓋をくぐるようにファインアトマイザーを進めて4%リドカイン約1 mL噴霧．
(b) クーデックビデオラリンゴスコープポータブル使用時．

は不十分な）場合にも、とりあえず、4%リドカインを1〜2 mL噴霧しておく。咽頭への麻酔作用はあるし、一部は気管内へ流入することで気管内への麻酔効果波及も期待できる。McGRATH™ MAC で声門が確認できなくても AWS では容易に視認できることは（特に意識下では）時折遭遇する。

3 AWS での挿管操作
- AWS を挿入・回転させ、声門開大時に挿管
- ポリ塩化ビニル製らせん入気管チューブを選択
- いわゆるスニッフィング（sniffing）ポジションは不要

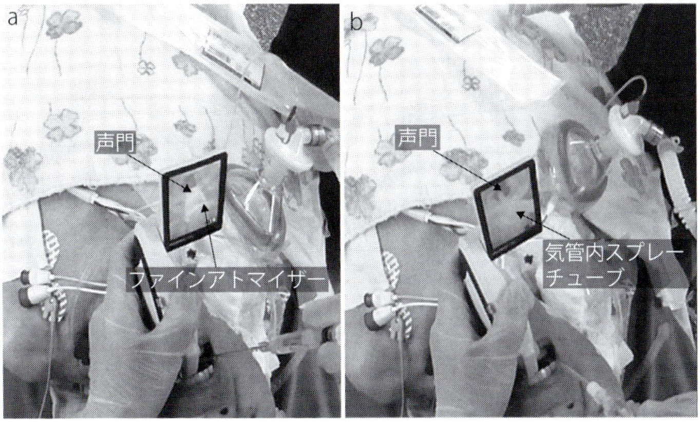

図4 可能なら気管内にも表面麻酔
(a) ブレード先端が喉頭蓋下に進んだ場合，より確実な声門付近への表面麻酔が期待できる．ファインアトマイザー先端は声門直上に位置．
(b) 気管内スプレーチューブ先端を気管内に進めれば，気管内への直接散布も可能（2%リドカイン2 mL 注入）．

　手術室内で上述のように2〜3回表面麻酔を分割投与、適度な鎮静（鎮痛）を得たら、続いてAWSで挿管する。麻酔導入後の使用法と大きな違いはない。
　要点は、
①最大限に開口してもらう、
②挿入から回転にかけて、常に正中からずらさない、
③イントロック先端が咽頭後壁に沿って進むことを意識し、舌を巻きこまない、
ことである。
　意識下使用時に留意すべきなのは、常に声門が全開大しているわけではない、という点である。声門が閉じているときは、ターゲットマークの中心に声門が位置していても分かりにくい。吸気に同期させ、声門開大時に素早くチューブを進める。
　ここまで、手術台に患者が移動してから挿管完了までは通常8〜10分程度である。

1）使用気管チューブ（らせん入チューブがお勧め）
　AWSはチューブが12時方向（患者腹側）に進むように設計されている（図

第Ⅲ章　気道管理編　183

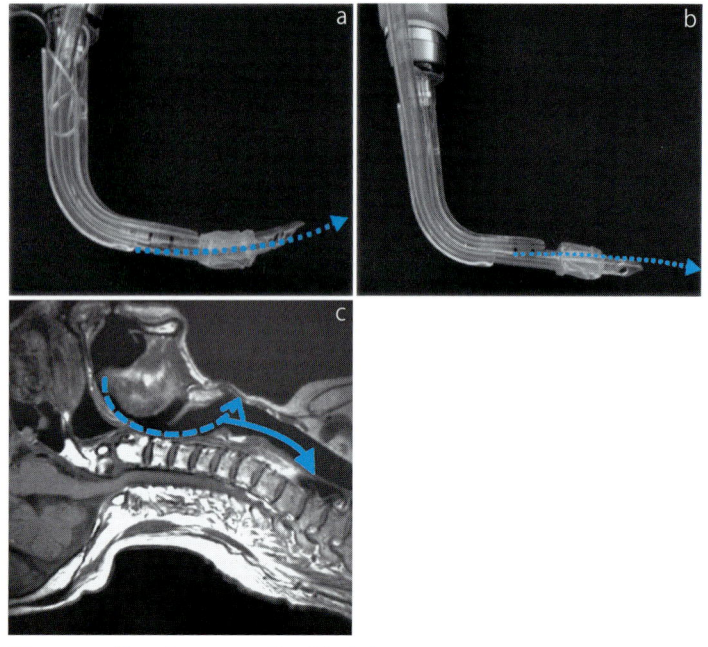

図5　AWS使用時のチューブの進行方向
(a) 通常のチューブは声門通過後も腹側へ進む.
(b) パーカースパイラルチューブ (直型) は声門通過後, 気管軸に沿って背側へ進む.
(c) 理想的なチューブ進行方向. 声門通過までは腹側に弯曲した向き (--->), 声門通過後は気管軸に沿って背側に (—→) 進む.

5)。これはチューブを声門方向に進めるためには有益だが、声門通過後も12時方向に進むと、輪状軟骨や気管前壁に衝突し、逆に挿管しにくくなる場合もある。解剖学的に考えて、声門通過後のチューブは気管内を6時方向に進むべきだからである。この現象は特に硬質のチューブを使用した場合に顕著となる。したがって、筆者はらせん入チューブを第一選択としている。

標準型イントロック (ITL-S) 使用時には、パーカースパイラルチューブ (直型) のID7.5〜8.0 mmを使用している (図6)。らせん入直型ではあるが、ポリ塩化ビニル製で適度な硬度をもつため、イントロックから出たのち、数cmは12時方向に進み、その後は6時方向へ進行する。12時方向に位置した先端がくちばし状に先細りしており、声帯開大不十分でもあたかも気管内へチューブが吸いこまれるかのように進行する印象である。

ただし、パーカーチューブの欠点は、完全脱気時にもカフ外径がかさばる※

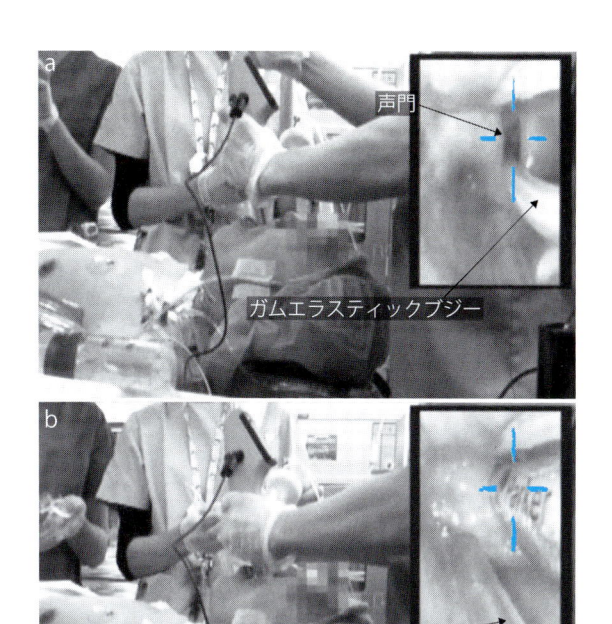

図6 パーカースパイラルチューブが有用だったと思われる症例
(a) ターゲットマークと声門はほぼ一致しているが，声門開大は不十分である．
先行させたガムエラスティックブジーも衝突して気管に進まない．
(b) ガムエラスティックブジーを抜去し，パーカースパイラルチューブ（直型）単独で進めたら円滑に挿管できた．
注：以前は意識下 AWS 挿管時には全例でガムエラスティックブジーを事前装填していた[4]が，現在は必要時のみ併用している．使用頻度は1割以下である．

ことである。薄型イントロック（ITL-T）で使用する場合、ID7.0 mm でもかなりきついことがあり、チューブ進行時に抵抗を感じる。したがって、現在、ITL-T 使用時には、マリンクロットのリンフォースチューブ（ID7.0 mm）を使用している。このチューブはカフを脱気した際の外径が小さく、薄型イントロックの狭いチューブ誘導溝も円滑に通過するためである。
(※米国では low profile のものも販売されているようである。)

第Ⅲ章　気道管理編　185

2）患者の体位

　AWS挿管時には、いわゆるスニッフィングポジションは不適切な可能性がある。その理由は、
①体外（口腔外）から声門までの視野を直線化する必要はない、
②スニッフィングポジションでは声門通過後にチューブが気管前壁〜輪状軟骨に衝突する方向に進みがち、
③イントロック先端が喉頭蓋まで届かない、あるいは、持ち上げにくい可能性がある、
などである。

　ただし、胸壁の大きな肥満患者などでは低めの枕単独使用ではAWSのハンドル本体が胸にぶつかることもある。肩甲骨部にタオルなどを入れ、頭部に向けて徐々に傾斜をつけることで対応している。

4 挿管完了から麻酔導入まで

- 確実に気管に挿管されていることを確認してから（緩徐に）麻酔導入
- イントロックは麻酔導入完了まで抜去しない。
- チューブとイントロックを十分に分離してからイントロックを口腔外へ抜去

1）まずは気管挿管を確認

　挿管できた（と思った）ら、いつもどおりの確認を省略せずに行う。
　呼気二酸化炭素分圧曲線、リザーバーバッグの伸縮や手応え、AWSの画面などから、確実な気管挿管をもう一度確認する。さらに言えば、カフ圧計も装着し、確実な気管の密閉まで確認して麻酔導入後の胃内容逆流にも備えたい。
　麻酔導入はセボフルラン5〜8％あるいはプロポフォール目標血中濃度3〜4μg/mLで開始する。就眠を急ぐ必要はない。AWSであっても食道挿管の可能性はある。意識下挿管を施行し麻酔を導入したのちに食道挿管が判明する、という悪夢は避けたい。その点では吸入麻酔薬による導入のほうが安心である。静脈麻酔薬の急速投与はできるかぎり控えている。

2）イントロックはすぐに抜去しない

　挿管後は、患者が就眠するまでは（あるいは筋弛緩薬が効いてくるまでは）AWSを入れたままで保持しておく。その理由は、以下のとおりである。

① AWS抜去前に、チューブがガイド溝から十分に右方に外れている必要がある。この右方分離が不十分なまま慌てて抜去すると、チューブが口腔内でたわんで深さが変わったり、チューブが口腔から咽頭で屈曲したりする可能性がある。
②患者がチューブを噛む可能性がある。イントロックは一時的にバイトブロックの役割を果たす。
③稀に、挿管完了し患者が入眠したのちに気道内圧が上昇して換気が困難になることがある。その場合には、思い切って筋弛緩薬を投与すると換気が可能になるようである。その際、画面上でチューブの確実な声門通過を視認することが食道挿管除外の一助となる。

5 うまくいかない場合の工夫

2007年2月から2014年3月までに施行および試行したAWSによる経口意識下挿管318例中、7例で不成功だった。いずれも表面麻酔・鎮静が不十分だったことで患者の協力も不十分となり、開口不十分・嚥下反射過大などの現象が生じたものと推察している。
　対策として次のような処置を施した。
①麻酔導入する（≒意識下挿管を断念する）（4例）：
　意識下挿管できなかった原因にもよるが、例えば、声門はターゲットマークに一致したものの声門開大不十分でチューブが進行しない場合には、麻酔導入後の気管挿管を選択したほうがよい可能性もある。また、患者が嫌がって自分でAWSを抜去した場合も麻酔導入（≒鎮静薬追加投与）せざるをえない状況かもしれない[5]。
②意識下ファイバー挿管に移行する（3例）：
　経口で反射が強く、喉頭鏡やAWSが十分に挿入できない場合でも、経鼻ファイバー挿管に移行すると、過剰な嘔吐反射や咳反射を来すことなく挿管できる可能性がある。例えば異常絞扼反射のある患者でも、意識下経鼻ファイバー挿管には十分に耐えられることもある。

　なお、筆者はこの数年、意識下経口AWS挿管を予定している際にも、可能であれば経鼻的処置を施行しておくようにしている[6]。
　その理由は以下の2つである。
①表面麻酔がより効果的となる可能性：

鼻腔からの投与により、咽頭・喉頭・気管内まで麻酔薬が流れ込む、あるいは吸入されるためと思われる。また、鼻咽頭と口腔咽頭で神経支配の重複があるため、ともいわれる[6]。

②経鼻挿管に変更する場合に速やか：

下記のような処置をしておけば、手術室内では綿棒による鼻腔内表面麻酔から開始すればよく、時間的心理的余裕が生まれる。

実際には以下のような経鼻的処置を施行しておく。これは、経鼻ファイバー挿管予定時と全く同じである[7]。

・手術室搬入 15 分くらい前：トラマゾリン 0.5 mL ずつを両側鼻孔から点鼻し、ジャクソン型スプレーでも 1 噴霧ずつ施行
・手術室入口で：4％リドカイン＋エピネフリン混合液（4：1）を両側鼻腔にそれぞれ 1 噴霧ずつ施行

ワザの実際

実際には、意識下挿管が本当に必要だったと思われる症例はそう多くはない。しかし、ここで紹介する症例は、麻酔導入していたら合併症を起こしていたかも…、と感じた代表例である。

❶ 意識下挿管完了後、就眠直後に胃内容逆流したものの、誤嚥を回避できた 1 例（図 7）

絞扼性腸閉塞に対する緊急開腹手術。術前よりイレウス管が挿入され、循環動態維持のためドパミン約 10 μg/kg/min 持続投与されていた。フェンタニル 25 μg 静注と 4％リドカインによる表面麻酔下に AWS で意識下挿管した。セボフルラン 5％で麻酔導入し約 90 秒後、呼名反応消失直後に食道方向から液体が逆流してきた。幸いにもカフは十分に気管を密閉しており、明らかな誤嚥性肺炎を来すことなく経過した。

本症例ではイレウス管はトライツ靱帯まで挿入されていたが、胃内には多量の液体が存在し、胃内圧は上昇していたのであろう。意識消失により下部食道括約筋の緊張が低下したことが一因となり、胃内容が逆流したと思われる。

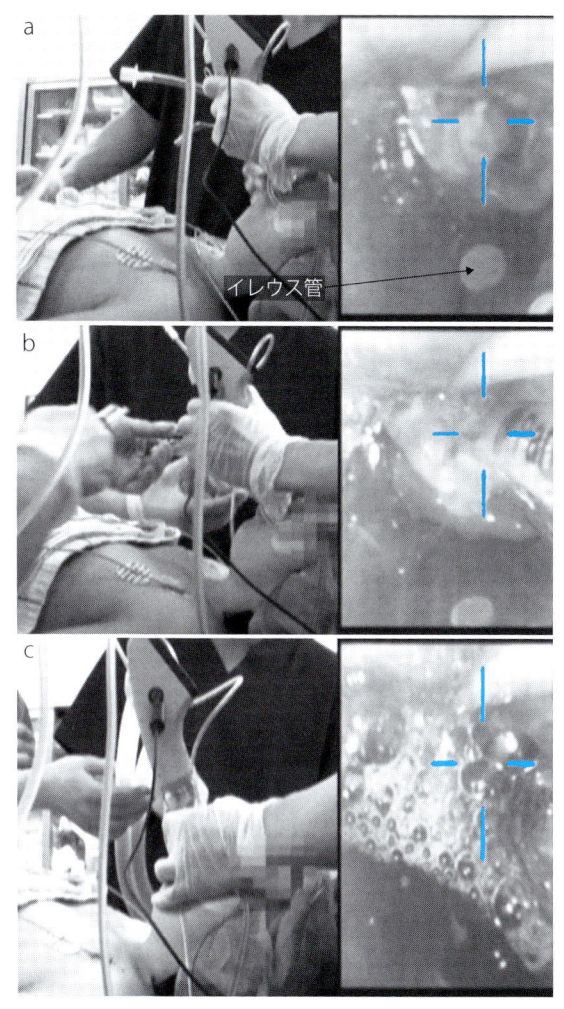

図7 意識下挿管時、就眠直後に胃内容逆流を来した症例
(a) AWS で声門を確認したところ．この段階では明らかな逆流や嘔吐は認めていない．
(b) 気管挿管直後．セボフルラン 5%投与を開始．
(c) その約 90 秒後，呼名反応消失直後，食道方向から多量の液体が逆流してきた．

おわりに

　意識下挿管は数ある気道確保手段の一つに過ぎない．その必要性を実感されない（≒できなくてもそれほど困らない手技であると考える）麻酔科医もいるだろう．確かにそのとおりかもしれない（運が良ければ…）．しかし，身につけておいて損はない．いつか役に立つときがくる．本稿が少しでも皆様の役に立ち，患者予後改善に貢献できれば幸いである．

【文　献】

1）車　武丸．手術室での意識下挿管に関する私的見解．蘇生 2013；32：36-41．
2）車　武丸．気管支ファイバースコープ．中川雅史，上農喜朗編．Difficult Airway Management －気道管理スキルアップ講座－．東京：克誠堂出版；2010．71-80．
3）車　武丸．意識下挿管のすゝめ－安全かつ快適に－．LiSA 別冊（東京麻酔専門医会 Annual Refresher Course Lecture）2012；19：50-9．
4）車　武丸．意識下挿管の実際．車　武丸編．エキスパートの気管挿管．東京：中外医学社；2010．26-34．
5）車　武丸．意識下挿管．尾崎　眞監．挿管困難対策手技マニュアル．東京：羊土社；2009．62-92．
6）Rosenblatt WH. Awake intubation made it easy! ASA Refresher Course text 2012. http://www.icaa.ir/Portals/0/FA_411_Rosenblat_W.pdf（2013 年 12 月閲覧）
7）車　武丸．気管支ファイバースコープを用いた意識下経鼻挿管．臨床麻酔 2014；38（増）：367-80．

17 声門上器具の選択と使い方

上嶋　浩順

はじめに

1981年英国の麻酔科医 Dr. Brain によって、「気道に異物を挿入することなく上気道閉塞を防ぎたい」というアイデアで作成された声門上器具（supraglottic device：SGD）、それがラリンジアルマスク（laryngeal mask airway：LMA）である[1]。

当時は LMA に疑心暗鬼な多くの麻酔科医によって普及は遅れた。

1990年の始めから、Dr. Brain の試行錯誤と、気管挿管が困難な症例に対して容易に挿入でき、換気ができるというメリットに気づき始めた麻酔科医によって、急激に使用されるようになった。ここからの LMA の快進撃は言うまでもない。ただし現在ではさまざまな種類の SGD が発売され（表1）、逆に選択方法に難渋していないだろうか？　さらにわが国での大きな問題点として、全身麻酔での SGD での管理症例の比率が他国と比較しても少ない。

今回、わが国で主に使用されている SGD の特徴を踏まえながら、「SGD の選択と使い方」について記載する。

なお SGD の定義は、「口腔・咽頭内の頭側にまで挿入して上気道閉塞を防ぐ器具」とする。つまりコブラエアウェイのような上気道閉塞が起こりやすい器具や、コンビチューブやラリンジアルチューブのような食道閉鎖式器具ではなく、表1のように喉頭マスクといわれている器具に焦点をあてる。

適応

- 誤嚥の危険性の低い全身麻酔での使用（表2）[2]
- 心肺蘇生中での使用
- 気道確保困難な症例での使用

表1　主な声門上気道確保器具

- ラリンジアルマスク
    ラリンジアルマスク社製
        クラシック、プロシール
        スプリーム
    インターメドジャパン社製
        air-Q
    東機貿社製
        Ambu
    スミスメディカル社製
        ソフトシール
    インターサージカル社製
        ソーラス
- i-gel
    インターサージカル社

表2　誤嚥の危険性の高い要因

患者背景	フルストマック 胃排泄停滞状態
手術要因	上部消化管手術 腹腔鏡下手術
麻酔要因	不十分な麻酔（導入から抜管まで） 長時間の麻酔 気道内圧が高い陽圧換気 不適切な器具（不適切に挿入された声門上器具）

(Asai T. Who is at increased risk of pulmonary aspiration? Br J Anaesth 2004；93：497-500 より引用)

ワザ

1 敵を知る前に味方を知る－代表的な SGD の紹介－

まず、代表的な LMA の特徴を述べる（表3）。

1）クラシック LMA（図 1-a）－第三の気道確保器具はここから始まった－

すべての LMA の原型はここからなる。エアウェイチューブと楕円型カフからなる最もシンプルな形状である。カフに開口部バーがあり、喉頭蓋がチューブ内へ侵入して内腔を閉塞するのを防止する。

2）プロシール LMA（図 1-b）
　－多くの麻酔科医が好んで使用するクラシック LMA の進化版－

現在わが国の SGD の約半分のシェアを占めるといわれている LMA である。クラシックの進化版であり、クラシック LMA にドレーンチューブが装着され、気道との気密性を高めるためにバックカフつきのダブルカフ構造になっている。またインフレーションチューブに赤色プラグが装着されており、滅菌時に赤色プラグを外すことによりカフの膨張を予防している。

3）スプリーム LMA（図 2）－ Dr. Brain が発明した最高の LMA －

Dr. Brain が発明した文字どおり最新かつ最高の LMA。プロシール LMA のエアウェイチューブとドレーンチューブが口腔・咽頭に合わせて彎曲して

表3 SGD分類

気管 挿管できる	第1世代		第2世代	
	リユース	シングル ユース	リユース	シングル ユース
はい	クラシック	Aura-i air-Q		i-gel
いいえ		ソフトシール ソーラス	プロシール	スプリーム

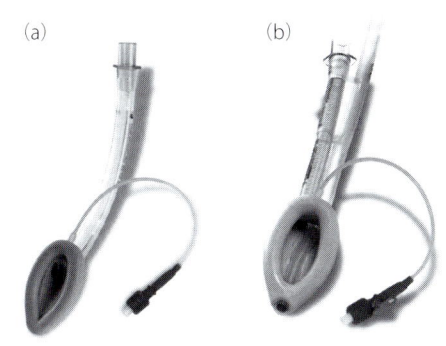

図1 クラシックLMA（a）とプロシールLMA（b）
（画像提供：泉工医科工業株式会社）

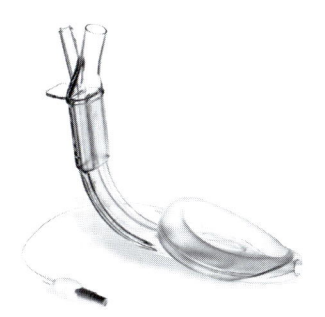

図2 スプリームLMA
（画像提供：泉工医科工業株式会社）

おり、挿入しやすくなっている。コネクタ付近に固定用の突起物が付いていることも、この LMA の特徴である。

4）air-Q（図3）－食道を新たな形で管理する LMA －

air-Q は大きくシングルユース、リユースがある。さらに LMA の種類も通常型、ブロッカー型、連動型の 3 種類ある。ファーストラック LMA の進化版で、気管挿管できる LMA である。しかも通常の気管チューブで挿入できる。ブロッカー型は air-Q ブロッカーチューブを挿入することにより他の SGD と比較しても食道の開通を閉鎖することができる。

5）Ambu LMA（Aura-i LMA）（図4）－小児から成人まで使用しやすい LMA －

わが国では知名度は低いが欧州では高いシェアをほこる LMA。特徴はどの Ambu LMA にも胃管アクセスがない。つまり今のところ Ambu LMA は胃管アクセスが必要な症例において SGD を使用する必要がないと考えている。特徴がないことが特徴で、誰でも、成人から新生児までどんな症例に対しても、ほぼ同じように使用できる SGD である。

6）ソフトシール LMA（図5-a）－わが国初のシングルユースの LMA －

なじみの薄い LMA である。クラシック LMA のシングルユース版である。クラシック LMA と同様にエアウェイチューブの腰が強いので挿入しやすい。

7）ソーラス LMA（図5-b）－きめ細やかな構造－

使用している人はほとんどいないと思う。シングルユース LMA とほぼ同形である。一点だけインフレーションチューブの位置が他の LMA と異なり、口元近くまで内蔵しているので、使用時に邪魔になりにくい。

8）i-gel（図6）－まさしく SGD の異端児－

今最もわが国でも世界でも SGD のシェアを伸ばしている SGD。カフ構造がない SGD。喉頭をすっぽり覆う LMA に対して、喉頭にぴったりと向き合う SGD である。i-gel ガイド下で気管挿管でき、胃管アクセスもある。

2 味方を使い分ける－ LMA を分類する－

後で詳しく述べるが、LMA をうまく使い分けることが LMA のワザである。

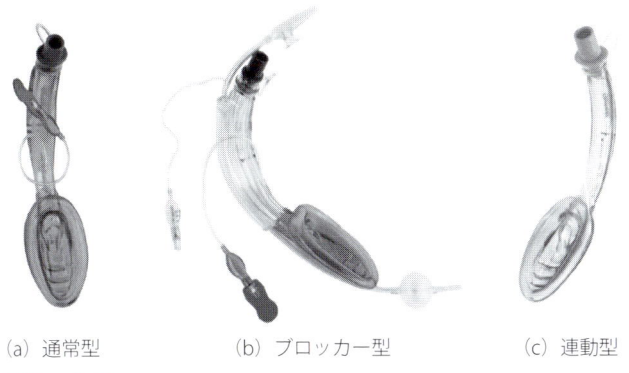

(a) 通常型　　　　　（b) ブロッカー型　　　　　（c) 連動型
図3　air-Q
(画像提供：株式会社インターメドジャパン)

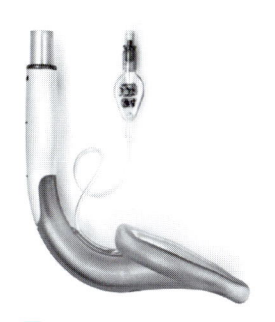

図4　Aura-i LMA
(画像提供：株式会社東機貿)

(a)　　　　　　　　　　　(b)

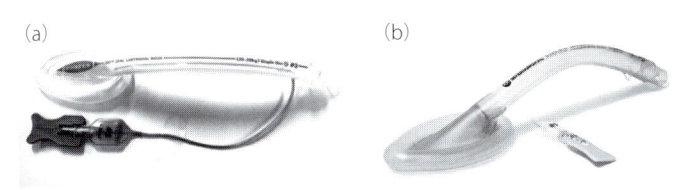

図5　ソフトシールLMA（a）とソーラスLMA（b）
〔(a) 画像提供：スミスメディカル株式会社，(b) 画像提供：エム・シー・メディカル株式会社〕

第Ⅲ章　気道管理編　　195

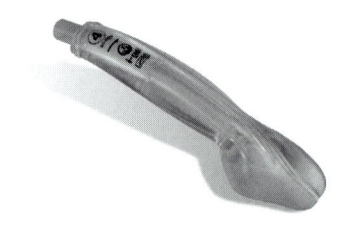

図6　i-gel
（画像提供：エム・シー・メディカル株式会社）

表3のように、胃管アクセスの有無で第1世代と第2世代に、気管挿管可もしくは不可で分類できる[3]。

次に実際の使用法に移る。

3 敵を知る－ SGD を使い分ける－

まず使い分ける前に、あなたが SGD を使用するときの成功率はどれくらいであろうか？ 多くの文献で SGD 挿入の成功率は 90％以上といわれているが、実際 90％以上の成功率で使用しているであろうか？ もし SGD 挿入の成功率が 90％以上ならば、これを読む必要がないかもしれない。

筆者はここ数年前までは成功率は 60％程度だったが、最近になり 90％程度の成功率にまで上昇した。

なぜ成功率が上がったのか？

「SGD は簡単な器具ではない」ということを認識して、「SGD を使い分ける」ことにポイントがある。

以下の 3 通りで使い分ける。

1）全身麻酔中の使用

われわれ麻酔科医は、全身麻酔中に SGD を使用したい。では何が問題か？ この議論に対して「NAP4」の議論から避けられない[4]。「NAP4」は、英国において 1 年間に手術室、救急室、集中治療室での麻酔中に発生した合併症を報告し、検討する報告書である。「NAP4」でも、SGD 使用による致死的な誤嚥が、多くの症例に起こっていることが判明した。つまり表2のような「誤嚥の危険性の高い症例には用いない」ことが重要である。「NAP4」では第 2 世代の SGD を推奨している。

以上のことから、全身麻酔中は i-gel、スプリーム LMA、プロシール LMA で管理することを推奨する。

2）心肺蘇生中の使用

心肺蘇生中での SGD 使用は躊躇されやすい。というのも心肺蘇生中では SGD は抜けやすいという欠点があるためである。その割には咽頭粘膜の血流障害や、場合によっては食道破裂などの重篤な合併症もある。実際、救急救命士も心肺蘇生の現場ではラリンジアルチューブなどの食道閉鎖式器具を選択するし、臨床現場では気管挿管を選択する人が多い。当院でも救急カートに設置していた SGD の使用はない。さらに吸引孔付ラリンジアルチューブも開発されている現在、ラリンジアルチューブに分がある。

カフを入れることなく簡便に挿入できる i-gel は、理論的に有利な器具だといえる。抜けやすいという問題も i-gel 特別の固定器具の販売で解決できると考える[5]。

この領域での i-gel の使用は有効であると考える。

3）気道確保困難な症例での使用

各国のガイドライン[6〜8]にも示されているとおり、気管挿管困難時やマスク換気不可能時に SGD の高い必要性は疑いもない。つまり挿入後気管挿管する場合と心肺蘇生中と緊急気道確保後のマスク換気ともに使用できるのがよい。

クラシック LMA、Aura-i、i-gel、air-Q での使用は有効である（詳細に関しては「第Ⅲ章 18. 声門上器具を使った気管挿管」を参照）。

ワザの実際

1 症例 1

60 歳、男性、165 cm、65 kg、脳動脈瘤に対して動脈瘤コイル塞栓術予定、合併症は特になし、全身麻酔予定

「全身麻酔中の使用」になる。まず誤嚥の危険性の確認を行い、SGD での使用が適切かどうか吟味する。

第一選択 SGD としては、i-gel、スプリーム LMA、プロシール LMA になる。今回はスプリームを使用する。

まずサイズ選択。添付文書では体重での推奨サイズがある。もちろん重要な目安にはなるが、いくつかの研究では性別と身長を基準にしてサイズを選択することを勧めている。一般的に成人男子では5、成人女性では4で推奨しているところが多い。ただし海外の文献での考察であり、実際のところ日本人は小柄なので、著者は170 cm以下の症例ではサイズを1つ下げている。
　今回の症例ではサイズ4を選択する。
　十分に麻酔深度を深めたのちに挿入する（MEMO①、②）。挿入後はカフを注入する。ここでもお作法がある。サイズ4のSGDを挿入するときに注入量を30 mL注入していないだろうか？　30 mLはカフの「最大注入量」であって「推奨注入量」ではない。周辺組織に過剰な圧を加えると咽頭痛、嚥下障害、神経損傷の原因になる。Kellerらの報告[9]においてもカフ注入量とガス漏れ予防の発生率は相関しないために、カフの過剰注入量は行わない。最大注入量の1/2～1/3程度膨らませる程度がよい。筆者の場合、今回のケースでは最初に15 mL注入してからカフ内圧計で測定して、約60 cmH$_2$Oならそのまま管理し、カフ圧が少し低そうなら5 mLだけ注入する。スプリームの固定は固定突起物を使用して固定する。
　術中は、適切な麻酔深度でスプリームLMAがずれないように管理を行う。もちろん気道内圧やカフ圧の確認は定期的に行う。
　LMA挿入4時間で手術が終了。
　導入以上に大切なのが抜管。抜管時に注意すべき合併症は「気道閉塞」と「嘔吐」である。合併症を起こすと最終的に緊急気管挿管になる症例が多い。合併症を起こさせない方法は「適切な抜去タイミング」である。
　つまり、X線の確認終了まではしっかりした麻酔深度で行い、X線終了後速やかに麻酔薬の投与を中止する。覚醒するまでは一切刺激を与えず、覚醒後はやさしく「手術が無事に終わりましたよ」と声をかけてから反応を確認して速やかに抜去する。抜去後に上気道閉塞が起こらないよう、やさしく口腔内吸引を行う。覚醒時に一切刺激を加えない場合にも、咳反射がある患者は気道過敏状態になっている症例であるために、一度麻酔を深めて深い麻酔の状態でSGDの抜去を行い、フェイスマスクに変更することも考慮する。

MEMO ① 麻酔導入薬は静脈麻酔？ それとも吸入麻酔？

　成人ではプロポフォール、小児ならセボフルランを中心とした麻酔導入で行われている麻酔科医がほとんどではないだろうか？　咽頭喉頭反射を抑えることが SGD 挿入のポイントである。結論をいうとプロポフォールとセボフルランどちらでも問題ない。ただし挿入前に両側下顎挙上を行い、反応が消失していることを確認する。サイアミラールは咽頭喉頭反射は抑えることができない。使用するなら筋弛緩薬を併用して挿入する。デスフルランも気管刺激性が強いために使用を勧められない。

MEMO ② 筋弛緩薬を使用する？ 使用しない？
－自発呼吸？　陽圧換気？－

　おそらくスガマデクスの発売で大きく変化した部分である。自発呼吸で全身麻酔を行う利点として、①胃内に麻酔ガスが入る可能性が低いこと、②呼吸の変動により麻酔深度の確認ができる、③手術終了後から抜管までの時間が早い、が挙げられる。スガマデクスの販売以来、この利点がほとんどなくなった。そのため筆者は筋弛緩薬を使用している。ただし、挿入後は SGD の位置が重要なので、導入時には筋弛緩薬は使用せず、挿入後換気に問題なさそうなら、術中のために筋弛緩薬を使用している。

2 症例 2

　病院外での救急コール。到着時、看護師が胸骨圧迫中。年齢は分からないが男性であることは分かった。気管挿管をトライしようにも後屈ができず、挿管が難しかった。

　心肺蘇生中の使用に当てはまる。まずアメリカ心臓協会 2010 のガイドラインに従うと、気管挿管をはじめとして気道確保の重要性は低いので、無理に気道確保にいく必要はないと思われる。ただ人が十分そろっているときや、心肺再開したときには、気道確保は必要になる。そのときに挿管困難症例に SGD を使用することは有効である。喉頭にピッタリと装着し、胃管アクセスがある i-gel は、この領域で使用しやすい SGD といえる。挿入が失敗してもカフ注入の操作がないので簡単に再挿入できる。挿入も特に大きな特徴はなく、サイズ 4 を入れ換気を行う。ただそれだけである。

救急カートには、ビデオ喉頭鏡のような気管挿管困難時の器具がそろっていない場合も多いので、その場合は無理に挿管しないことを勧める。

ただし、あたりまえのことではあるが、救急カートに SGD はもちろん装備しておく。

3 症例3

74歳、女性、身長 155 cm、体重 55 kg

甲状腺腫瘍に対して右葉切除術が予定された。甲状腺腫瘍による気管偏位や日常生活の呼吸苦もなかった。

通常どおり麻酔導入を行い、Macintosh 喉頭鏡にて気管挿管を試みるも Cormack 分類 3b で挿管できなかった。エアウェイスコープによる挿管を試みるも口腔内でのイントロックの操作がうまくいかず、挿管できなかった。

こういう症例に遭遇する場合はないだろうか？ 実際筆者はこういうケースの場合、気管支鏡を使用して気管挿管してしまうかもしれない。ただ何回も気管挿管を試みるうちに、マスク換気が困難になる可能性がある。そこで一度 SGD を挿入しておいて、換気の問題だけ解決してから落ち着いて気管挿管すればよい。具体的に Aura-i のサイズ 3 を挿入。挿入方法に関しては従来の SGD の方法に追従する。挿入後換気を確認、その後スパイラルの気管チューブ 6.5 mm エアウェイチューブから挿入して、気管支鏡で声門を確認しながら、気管挿管を行った。カフを脱気して気管チューブが抜けないように Aura-i を抜去、胃管チューブを挿入して、予定どおり手術を行った。

ワザのポイント

SGD を有効に使いこなすために、SGD は簡単な器具ではないことを認識して使用する。つまり SGD が好きになることがワザ習得の第一歩である。

全身麻酔症例を「気管挿管」一辺倒ではなく、手術の気道確保法を一つ一つ「おもてなし」の精神でオーダーメイドにて行い、SGD の適応があれば積極的に使用することが達人に近づく一歩である（MEMO ③）。

MEMO ③ いつでも SGD を挿入できるように

　SGD をまず使い慣れないと積極的に使用できない。使用する状況を作ることから始める。

　つまり咳反射を嫌がる診療科の抜管時に使用する。例えば呼吸器外科症例の抜管時に、ダブルルーメンチューブから SGD に入れ替えてから抜管する。さらに気管支ファイバースコープで SGD を通して気管吸引を行うこともすれば、気管支ファイバースコープにも慣れることができる。

【文　献】

1) Brain AL. The laryngeal mask－a new concept in airway management. Br J Anaesth 1983；55：801-5.
2) Asai T. Who is at increased risk of pulmonary aspiration? Br J Anaesth 2004；93：497-500.
3) Miller DM. A proposed classification and scoring system for supuraglottic sealing airway：a brief review. Anesth Analg 2004；99：1553-9.
4) Cook TM, Woodall N, Frerk C. NAP4 Report and findings of the 4th National Audit Project of the Royal College of Anaesthetists and the Difficult Airway Society：Major complications of airway management in the United Kingdom. London；The Royal College of Anaesthetists：2011.
5) 上嶋浩順, 浅井　隆. i-gel：緊急気道確保器具としての役割. 麻酔 2014；63：in press.
6) Apfelbaum JL, Hagberg CA, Caplan RA, et al. Practice Guidelines for Management for the Difficult airway：An Update Report by the American Society of Anesthesiologists Task Force on Management of the Difficult Airway. Anesthesiology 2013；118：251-70.
7) Crosby ET, Cooper RM, Douglas MJ, et al. The unanticipated difficult airway with recommendations for management. Can J Anaeth 1998；45：757-76.
8) Henderson JJ, Popat MT, Latto IP, et al. Difficult airway society guidelines for management of the unanticipated difficult intubation. Anaestheisa 2004；59：675-94.
9) Keller C, Pühringer F, Brimacombe JR. Influence of cuff volume on oropharyngeal leak pressure and fibereoptic position with the laryngeal mask airway. Br J Anaesth 1998；81：186-7.

18 声門上器具を使った気管挿管

宮﨑　直樹

はじめに

　われわれ麻酔科医は、マスク換気困難や気管挿管困難などの気道確保困難にしばしば遭遇する。気道確保困難時に対応を誤れば、患者は低酸素にさらされ、致死的な状況に陥る危険がある。1992年に米国麻酔科学会（ASA）が「Difficult Airway 患者の管理のための実践ガイドライン（Practice Guidelines for Management of the Difficult Airway）」を発表し、数度のアップデートがなされてきた[1,2]（図1）。ガイドラインにおいては声門上器具が重要な位置付けとなっている。近年ラリンジアルマスク（laryngeal mask airway：LMA）以外の声門上器具も多数発売されてきている（「第Ⅲ章 17. 声門上器具の選択と使い方」参照）。

　本稿では Difficult Airway Management（DAM）における声門上器具の使用方法、声門上器具で気道確保した後の声門上器具経由の気管挿管法について述べる。

適　応

- 全身麻酔導入後にマスク換気が不可能な場合
- 全身麻酔導入後にマスク換気が可能であるが、気管挿管が不可能な場合
- 全身麻酔導入後にマスク換気も気管挿管も不可能な場合
- 既往手術麻酔においてマスク換気困難や気管挿管困難などの気道確保困難の記録がある患者の、全身麻酔導入後の予定気道確保手段として声門上器具を使用する場合

　最終的に声門上器具で手術麻酔を完遂できる症例はそのまま声門上器具を

1. 基本的な気道管理上の問題の可能性と臨床上の重要度を評価する
   - 患者の協力や同意を得るのが困難
   - マスク換気困難
   - 声門上器具留置困難
   - 喉頭展開困難
   - 挿管困難
   - 外科的気道確保困難
2. 困難気道管理時は継続して積極的に補助酸素投与を継続する
3. 選択した管理方法の利点と実効性を考える
   - 意識下挿管 対 全身麻酔導入後挿管
   - 最初の気道挿管方法：非侵襲的手技 対 侵襲的手技
   - 最初の気道挿管方法としてのビデオ補助機能の付いた喉頭鏡
   - 自発呼吸を維持 対 消失
4. 最初の方針とそれがうまくいかない場合の代替の方針を立てる

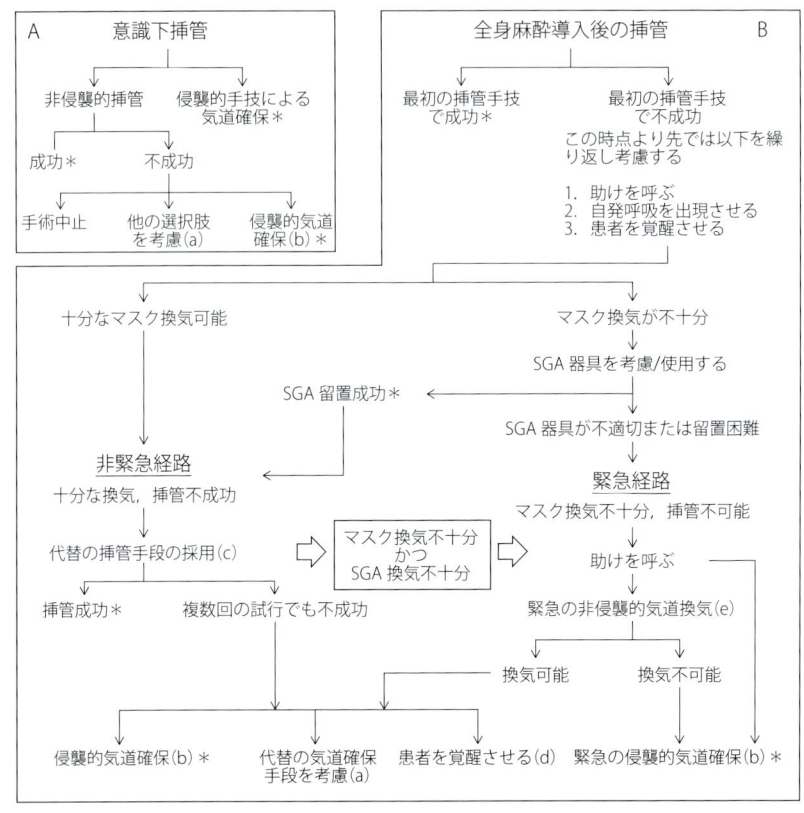

```
A  意識下挿管                                    全身麻酔導入後の挿管  B
   │                                                │
 ┌─┴─┐                                         ┌───┴───┐
非侵襲的挿管  侵襲的手技による                最初の挿管手技   最初の挿管手技
            気道確保*                          で成功*        で不成功
 ┌─┴─┐                                                      この時点より先では以下を
成功* 不成功                                                 繰り返し考慮する
 │    │                                                     1. 助けを呼ぶ
手術中止 他の選択肢  侵襲的気道                              2. 自発呼吸を出現させる
        を考慮(a)   確保(b)*                                 3. 患者を覚醒させる
```

＊気管挿管時や声門上器具留置時には呼気二酸化炭素で成否を確認すること

- 十分なマスク換気可能
- マスク換気が不十分 → SGA器具を考慮/使用する
  - SGA留置成功*
  - SGA器具が不適切または留置困難
- 非緊急経路
  - 十分な換気，挿管不成功
  - 代替の挿管手段の採用(c)
  - 挿管成功* 複数回の試行でも不成功
- マスク換気不十分 かつ SGA換気不十分
- 緊急経路
  - マスク換気不十分，挿管不可能
  - 助けを呼ぶ
  - 緊急の非侵襲的気道換気(e)
    - 換気可能
    - 換気不可能
- 侵襲的気道確保(b)*　代替の気道確保手段を考慮(a)　患者を覚醒させる(d)　緊急の侵襲的気道確保(b)*

(a)他の選択肢には(制限されるわけではないが)，マスクまたは声門上器具(ラリンジアルマスクや挿管用ラリンジアルマスク)を用いた全身麻酔下，あるいは局所浸潤麻酔や区域麻酔下での手術施行がある．これらの選択肢を実施する背景にはマスク換気が問題なく行えるという前提がある．そのため，アルゴリズムの中で緊急経路に入った場合，これらの選択肢は制限される．
(b)侵襲的気道確保には，外科的または経皮的な気道確保やジェット換気，逆行性挿管も含まれる．
(c)困難気道管理の代替手段には(制限されるわけではないが)，以下のものが含まれる．ビデオ喉頭鏡，異なる種類の喉頭鏡ブレードの使用，(ファイバースコープの使用に関らず)挿管補助器具としての声門上器具(SGA)(例えば，ラリンジアルマスクや挿管用ラリンジアルマスク)，ファイバー挿管，挿管用スタイレットやチューブエクスチェンジャー，ライトワンド，盲目的経口・経鼻挿管がある．
(d)意識下挿管を再度試みるか，手術中止を考慮する．
(e)緊急の非侵襲的な換気は声門上器具で行う．

図1　困難気道アルゴリズム

(駒澤伸泰，上農喜朗，五十嵐寛ほか訳．困難気道管理に関する診療ガイドライン－困難気道管理に関する米国麻酔科学会タスクフォースによる改訂情報．日臨麻会誌 2013；33：855 より引用)

表1 最大挿入可能な挿管チューブ内径の目安（mm）

サイズ	i-gel	air-Q	TOKIBO-Ambu ラリンゲルマスク
0.5		4.0	
1	3.0	4.5	3.5
1.5	4.0	5.0	4.0
2	5.0	5.5	5.0
2.5	5.0	6.5	5.5
3	6.0		6.5
3.5		7.5	
4	7.0		7.5
4.5		8.5	
5	8.0		8.0

実際には気管チューブの外径が気管チューブの種類によって異なるため，患者に使用する前に声門上器具を気管チューブが通過するか確かめておく必要がある．

使用すればよいが、気管挿管が好ましい症例では声門上器具経由で気管挿管を行う必要が生じる。

ワ ザ
１ デバイス
　現在、声門上器具経由で気管挿管を施行できる商品としてi-gel（日本光電）、air-Q（インターメドジャパン）、TOKIBO-Ambuラリンゲルマスク（東機貿）などがある。各声門上器具と最大挿入可能な挿管チューブ内径の目安を表に示す（表1）。実際には気管チューブの外径が気管チューブの種類によって異なるため、患者に使用する前に声門上器具を気管チューブが通過するか確かめておく必要がある。

２ 手 技
　声門上器具の留置後の手技を下記に挙げる。
①声門上器具の内腔を通過する適切なサイズの気管チューブの内腔と外側に潤滑剤を塗布する。

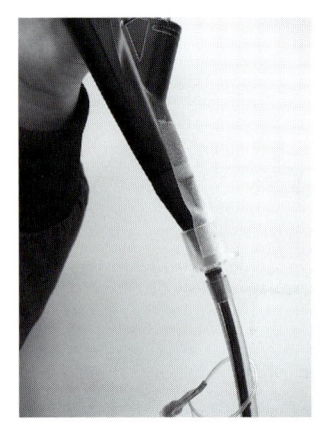

図2　気管支ファイバースコープへの気管チューブの固定
気管支ファイバースコープに気管チューブを通し，テープなどで気管支ファイバースコープに軽く固定する．

②気管支ファイバースコープ（スコープ）に気管チューブを通し、気管チューブをテープなどでスコープに軽く固定する（図2）。
③スコープに曇り止めを塗付する。
④声門上器具の内腔にスコープを挿入する。
⑤画像を確認しながらスコープを声門上器具の開口部付近まで進める（図3）。
⑥開口部付近で声門が視認できたら、そのままスコープを声門に通過させて気管内に誘導する。
⑦スコープを気管分岐部手前まで進める。
⑧気管チューブをスコープに固定するために使用したテープを外す。
⑨気管チューブをスコープに沿って気管分岐部手前まで進める（図4）。
⑩成人であれば、気管チューブを気管分岐部から3〜5 cm抜く。
⑪スコープで気管チューブの位置確認を行う。
⑫スコープを抜去し、気管チューブと声門上器具の位置関係が変わらないようにテープで固定を行う。この際声門上器具の上顎、下顎へのテープ固定を行うとともに、気管チューブを声門上器具にテープで固定する。
　気管チューブだけを残して声門上器具を抜去する場合は、挿入した気管チ

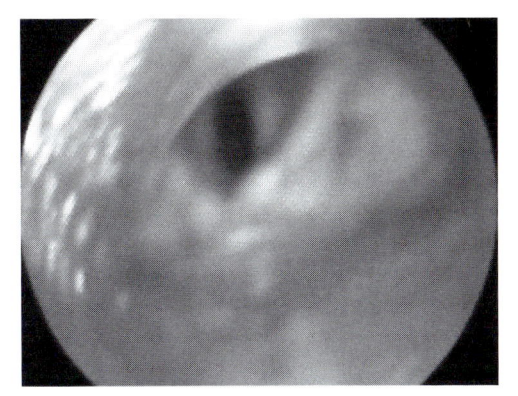

図3 気管支ファイバースコープでのぞいた声門上器具の開口部付近
開口部の正面に声門が確認できる.

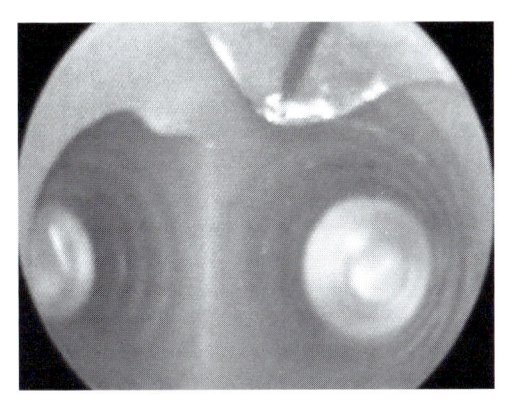

図4 気管分岐部手前に留置された気管チューブ
いったん,気管チューブは気管分岐部直上まで挿入する.

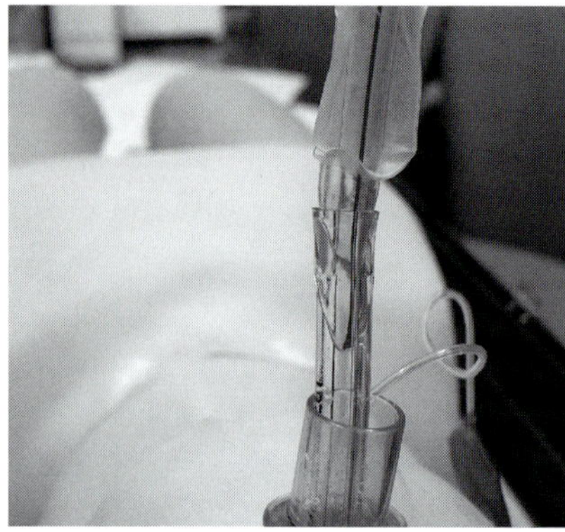

図 5 声門上器具の抜去
挿入した気管チューブのスリップジョイントを外し，同サイズの気管チューブを接続し，気管チューブを押し込みながら声門上器具を抜去する．

ューブのスリップジョイントを外して、カフなしの、もしくはパイロットバルーンを切り離した同サイズの気管チューブを接続し、気管チューブを押し込みながら声門上器具を抜去する（図5）。この際、挿管されている気管チューブのパイロットバルーンが声門上器具の内腔に引っかかってしまうことがある。声門上器具を抜去する必要がある場合は声門上器具の内腔に比して細めの気管チューブを選択しておく必要がある。

ワザの実際

実際の症例をもとに解説する。
　症例は、62歳、男性、身長168 cm、体重101 kg。結腸癌に対して右半結腸切除術が予定された。既往に睡眠時無呼吸症候群があり、夜間は持続気道陽圧（continuous positive airway pressure：CPAP）を導入されていた。また、高血圧でオルメサルタン−メドキソミル−アゼルニジピン配合錠を内服していた。術前診察時 Mallampati class Ⅲ であった。

1 麻酔計画
胸部硬膜外麻酔＋全静脈麻酔を計画

全身麻酔導入後のマスク換気困難、気管挿管困難が予想されるため、麻酔導入後は二人法でのマスク換気を予定し、経鼻エアウェイ、i-gelをスタンバイして全身麻酔導入を行うことにした。結果的に i-gel 挿入が必要となる場合には経 i-gel での気管支ファイバースコープガイド下気管挿管（ファイバー挿管）を行うことにした。

2 麻酔の実際
　胸部硬膜外麻酔施行後、頭高位の仰臥位にて3分間の前酸素化を行った。その後、レミフェンタニルを 0.5 μg/kg/min で開始した。3分経過後プロポフォール TCI で目標血中濃度を 4.0 μg/mL で開始した。入眠後、二人法にてマスク換気を試みたが、換気は不十分であった。すぐに右外鼻孔より経鼻エアウェイ 6.0 mm を挿入し、再度二人法でマスク換気を試みたが、やはり換気は不十分であった。この時点で、他の麻酔科医への応援依頼を行った。その後 i-gel のサイズ4を挿入したところ、換気十分となった。換気十分であることを確認できたため、エスラックス 60 mg を投与した。TOF 値が0となったのを確認し、気管挿管を行うこととした。

1）体　位
　仰臥位とした。ベッドの高さを調整し、スコープ操作時に、必要以上に弛まないようにした。これは、通常のファイバー挿管にも共通することであるが、弛んだ状態でのスコープの操作はしばしば容易な操作すら困難にする。スコープが弛まないようにベッドの高さを設定すると、結果として通常の気管挿管時よりもベッドの高さはかなり低くなる（図6）。

2）ファイバー挿管
①潤滑剤を塗布した気管チューブをスコープに通し、軽くテープで固定した。
②スコープの先端に異物が付いていると視野が悪くなるため、酒精綿で軽くぬぐったのち、曇り止めを塗付した。
③スコープを i-gel に挿入し、i-gel の開口部まで進めた。i-gel には喉頭蓋落ち込み防止のフィンがあるが、喉頭蓋が i-gel の開口部に落ち込むことがあり、今回も喉頭蓋の一部分の i-gel 開口部への落ち込みが観察された。いったんスコープを抜いて i-gel を少し引いてから挿入し直すと、落ち込みが解除された。落ち込みが解除されない場合でも、たいていはそのまま

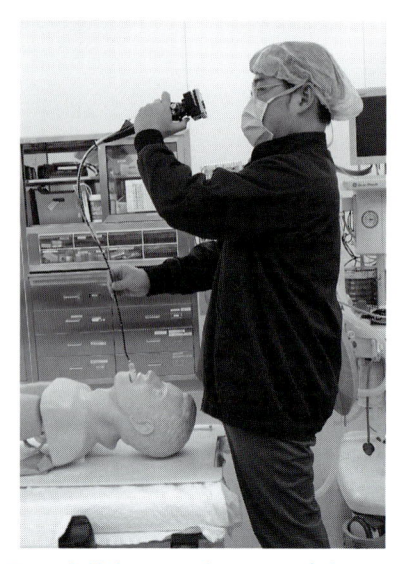

図6 気管支ファイバースコープガイド下気管挿管時の体位
仰臥位．気管支ファイバースコープが弛まないようにベッドの高さを調整する．

スコープを声門に向かって進めてもよい。気管チューブが通るだけのスペースが確保できない場合は、やはり i-gel の再挿入、位置調整がのぞましい。
④ i-gel 開口部付近から声門を確認できたため、そのままスコープを声門に向かって進めた。声門を通過したのち、気管分岐部直上までスコープを進めた。ここまで来たところでスコープに気管チューブを固定してあったテープを外した。その後、スコープに沿わせて気管チューブを進め、スコープの先端から気管チューブの先端が少しだけ見えるように位置調整した。この際に、片肺挿管にならないように気管分岐部直上に気管チューブが来るように調整しておく。
⑤ここから、気管チューブを 3 cm 引き抜いた。スコープを再度気管分岐部まで進め、そこから気管チューブ先端部までスコープを引き抜いてくる。引き抜いた距離が 3 〜 5 cm 程度であれば、気管チューブは適切な位置にあると考える。開腹術などで鉤を引いても、簡単には片肺挿管にはならない位置に気管チューブがあるといえる。
⑥ i-gel のコネクタ部分と気管チューブを一緒に巻くようにテープで固定し

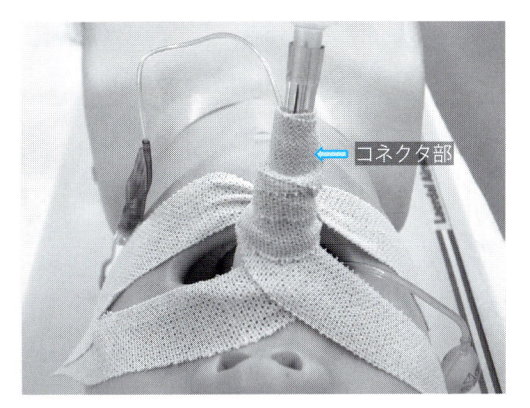

図7 気管チューブの固定
気管チューブを i-gel のコネクタ部にテープでしっかり固定する．

た（図7）．
　無事気道確保に成功したため，予定どおり手術が施行された．手術時間は2時間30分，出血量は150 g であった．

3 麻酔の実際（手術終了から抜管まで）

　麻酔導入時に気道確保困難症例であったため，慎重に覚醒，抜管を行うことにした．まずは深麻酔下に気管内吸引を行い，さらに可能な範囲で口腔内吸引を行った．その後，気管チューブの i-gel への固定テープをはがし，気管チューブのカフを抜き，気管チューブを抜去した．気管チューブ抜去後も換気十分であることを確認したのち，麻酔薬を漸減した．患者が開眼した時点で用手換気とし，自発呼吸の出現と自発呼吸下の十分な換気量を確認した．深呼吸などの指示動作に十分従えることを確認後，i-gel を抜去した．

ワザのポイント

　気道確保困難が予想される場合は，迷わず声門上器具を準備しておく．また，その後に気管挿管を必要とする手術の場合は，声門上器具経由で気管挿管できるものを準備しておく．近年エアウェイスコープの普及により，全身麻酔導入後のファイバー挿管に不慣れな麻酔科医が多くなってきたように感

じる。ファイバー挿管は麻酔科を専門とする医師にとって習得必須な手技であるが、スコープのスムーズな操作ができるようになるためには訓練が必要である。その点、声門上器具を介したファイバー挿管は、声門上器具の挿入位置が適切であれば、声門上器具の開口部の近くに声門が位置するため、スコープの誘導は容易にできる。若手の医師には是非習得していただきたい手技といえる。ただし、開口の悪い患者は、声門上器具自体の挿入自体が困難である。通常のファイバー挿管が依然として習得すべき必須な手技であることは忘れてはならない（「第Ⅲ章 19. それでも必要なファイバー挿管」参照）。

【文　献】
1) Apfelbaum JL, Hagberg CA, Caplan RA, et al. Practice guidelines for management of the difficult airway：An updated report by the American Society of Anesthesiologists Task Force on Management of the Difficult Airway. Anesthesiology 2013；118：251-70.
2) 駒澤伸泰，上農喜朗，五十嵐寛ほか訳．困難気道管理に関する診療ガイドライン－困難気道管理に関する米国麻酔科学会タスクフォースによる改訂情報．日臨麻会誌 2013；33：843-71.

19 それでも必要なファイバー挿管

竹中　伊知郎

はじめに

　ビデオ喉頭鏡の進歩により、多くの挿管困難症患者の気道管理が安全かつ容易になってきた。そのため、ファイバースコープガイド下気管挿管法（ファイバー挿管）を行う機会は減少傾向にある。しかし、どんなに優れたビデオ喉頭鏡のブレードでも、その形状は患者の多様な上気道の解剖の最大公約数をとっているにすぎないので、喉頭を見るためには上気道の形状をブレードの形に合わせる必要がある。うまく合致しなければ挿管困難となる。これに対して、ファイバースコープはそれ自体を上気道の形状に合わせることができる気管挿管器具である[1]。上気道の形状を問わないことはビデオ喉頭鏡との決定的な違いである。つまり、ファイバー挿管は外科的気道確保に至る前の"最後の砦"であることに変わりなく、気道管理の専門家である麻酔科医にとって必須の手技である。

適　応

1 挿管困難症

　前述した理由からファイバー挿管の良い適応である。米国麻酔科学会（ASA）困難気道管理アルゴリズムにおけるファイバー挿管の位置づけは、
①気道確保困難が予測または判明している患者の意識下挿管法の一つ、
②全身麻酔導入後、マスク換気は可能だが気管挿管が困難と判明した場合の代替挿管法の一つ、
③全身麻酔導入後マスク換気が困難で、声門上器具を用いて換気が可能となった場合、器具を介した挿管法の一つ（MEMO①）、
の3つである。これは、2013年に改訂されたアルゴリズムでも変更ない。

2 挿管困難症以外

挿管困難症以外でも、喉頭鏡を用いた挿管法より、ファイバー挿管のほうが容易もしくは好ましい場合がある。

①誤嚥の危険性や高度の循環不全などにより、全身麻酔の導入が危険で意識下挿管が必要な場合：

挿管困難症でなければ意識下挿管は通常の喉頭鏡でも可能だが、ファイバー挿管のほうが刺激や患者の苦痛が少ない。

②経鼻挿管：

通常の喉頭鏡やビデオ喉頭鏡を用いた経鼻挿管は、経口挿管に比べて手順がやや煩雑である。これに比べて、ファイバー挿管は経鼻挿管のほうが容易である。

③頸椎不安定性があり、挿管操作中の頸椎の動きを最小限にしたい場合：

最新のビデオ喉頭鏡でも、ある一定の頸椎の伸展が必要であるが、ファイバー挿管は頸椎を固定した状態でも可能である。

ワ ザ

1 ファイバー挿管を行う前に決めておくこと－種類－

1）挿管時の意識状態：意識下〜鎮静下〜全身麻酔下〜全身麻酔＋筋弛緩下

ファイバー挿管はいずれの意識状態でも行える。ただし、ファイバースコープは挿管器具であっても換気器具ではないことを強調したい。その施行には換気（自発呼吸を含む）ができることが原則である。したがって、気道確保困難症に対するファイバー挿管時の意識状態を選択する場合、マスク換気の困難度を考慮する（表1）。また、全身麻酔下ファイバー挿管を選択した場合、自発呼吸を温存するかどうかを決める。誤嚥の危険性や不安定な循環動態でファイバー挿管が適応となった場合は、意識下や必要最低限の鎮静下を選択すべきである。

2）挿管経路：経口挿管と経鼻挿管

ファイバー挿管は口腔、鼻腔のどちらからでもアプローチできるので、それぞれの利点欠点を考慮して選択する。一般的には、スコープの正中維持が容易なこと、解剖学的に鼻咽頭から喉頭への彎曲が口腔からと比べて緩やかなことから、経鼻挿管のほうが喉頭の観察がしやすいと考えられている。し

表1　気道確保困難度とファイバー挿管時の意識状態の選択

気道確保困難度		通常喉頭鏡を用いた気管挿管		
		不　能	困　難	容　易
マスク換気	不　能 困　難 容　易	ア ア エ	ア イ エ	イ ウ エ

ア：意識下（軽度鎮静下[*]）
イ：意識下，鎮静下
ウ：意識下，鎮静下（全身麻酔下[*]，自発呼吸温存を考慮）
エ：意識下，鎮静下，全身麻酔下，全身麻酔＋筋弛緩下
　[*]：声門上器具の挿入や外科的気道確保の困難度を考慮して選択

かし、経鼻挿管には鼻出血の危険性があり、この合併症は時としてファイバー挿管だけではなくマスク換気も困難にするので、どちらでも選択可能な場合、経口挿管のほうがよいかもしれない。また、経鼻挿管は出血傾向や頭蓋底骨折では禁忌である。

3）手順：スコープ先行法とチューブ先行法

　先にスコープを口腔（経鼻挿管では鼻腔）へ挿入するか（スコープ先行法）、チューブを先に挿入するか（チューブ先行法）を選択する。スコープ先行法は、口元（経鼻挿管では外鼻孔）により近いところでスコープを保持できるので、操作が容易である。しかし、挿管前に気管チューブをスコープにセットしておく必要があること、スコープが気管内に挿入された後のチューブ操作がやや煩雑なことが欠点である。チューブ先行法の利点欠点は、スコープ先行法の逆、つまりスコープの気管内留置まではやや煩雑であるが、チューブの進行操作が容易なことである。経口挿管の場合、自分の慣れたほうを選択すればよい。しかし、経鼻挿管の場合、スコープ先行法では、スコープが鼻腔を通過できても、それより太い気管チューブが鼻腔を通るとは限らない。そこで、①スコープを鼻咽頭まで進める、②スコープをガイドにチューブを鼻咽頭まで進める、③スコープを気管内へ挿入する、④チューブを気管内へ進める、の手順で行うスコープ先行変法がよいだろう。

表2 準備器材

器　材	経口	経鼻
ファイバースコープ（ビデオカメラ）一式	○	○
潤滑剤、曇り止め	○	○
気管チューブ	○	○
吸引装置、吸引カテーテル	○	○
ファイバー挿管用エアウェイ*	○	
鼻カニューレ（意識下・鎮静下経口挿管時酸素投与用）	○	
小児用マスク（意識下・鎮静下経鼻挿管時酸素投与用）		○
鼻腔処置用器具（消毒用綿棒，血管収縮薬含有局麻薬など）		○

＊：現在3種類が使用可能（○：推奨）
　○オバサピアンエアウェイ（Hudson社，インターメド），VBMブロンコスコープバイトブロック（VBM社，スミスメディカル），バーマンエアウェイT（Vital Signs社，東機貿）

2 ファイバー挿管の準備
1）準備器材
準備器材について表2に記す。

2）鎮静下ファイバー挿管
a. 前処置
①必要性・安全性と気道麻酔・鎮静法についての十分な患者説明
②抗コリン薬（アトロピン）、誤嚥性肺炎予防（H_2遮断薬など）、必要に応じて鎮静薬

b. 鎮静と鎮痛
①目標：
　病態によって異なるが、不快感の軽減、指示に応じて開口や深呼吸ができる、気道閉塞がない、自発呼吸の温存、適度な気道の防御反射の抑制、循環動態の安定の6つの目標を達成する。
②薬剤：
　鎮静薬（ミダゾラム：1～3 mg、プロポフォール：TCI 0.5～1 µg/mLなど）と鎮痛薬（フェンタニル：0.5～2 µg/kg、レミフェンタニル：0.05

〜 0.075 µg/kg/min など）の組み合わせで行う。デクスメデトミジン単独でも可能だが、日本では適応外使用となる。また、拮抗薬（フルマゼニル、ナロキソンなど）を忘れずに準備しておく。

c. 気道の局所麻酔
①表面麻酔：

8％リドカインスプレー（1 プッシュは 8 mg に相当、過量投与に注意）を用いて、舌〜咽頭（喉頭鏡を用いて行う）〜喉頭と表面麻酔を進める。喉頭の表面麻酔も喉頭鏡を用いて行うが、気道確保困難症では喉頭の観察が困難なので、喉頭気管用麻酔噴霧キット（MAD スプレーマジック；フジメディカル）が便利である。局麻薬を呼吸に合わせて喉頭蓋の下に噴霧すると、喉頭と気管の表面麻酔が可能である。必要に応じて、挿管操作中にスコープから局麻薬を投与してもよい（spray as you go 法）。十分に時間をかけて丁寧に行うことが成功の秘訣で、表面麻酔だけで十分なことも多い。

②上喉頭神経ブロック：

喉頭入口部と舌の一部は上喉頭神経（迷走神経の枝）支配なので、ブロックすると声門上の喉頭組織の知覚を遮断できる。23 〜 25 G 針で 1％リドカイン 1.5 〜 2 mL を両側舌骨大角下縁へ注入する（図 1）。穿刺と反対側の大角を指で押すと穿刺部位が分かりやすい。

③経気管局所麻酔：

25 G 金属針もしくは 22 G 静脈留置針を用いて、2％リドカイン 3 mL を輪状甲状膜から気管内へ注入する（図 1）。注入時は咳反射が起こるので、針で気管を損傷しないよう注意する。また、咳の際細い金属針や静脈留置針は折れ曲がることがある。

3）全身麻酔下ファイバー挿管

全身麻酔下にファイバー挿管が予定されるのは、マスク換気は可能（予測を含む）だが気管挿管が困難な患者か、意識下挿管が困難な気道確保困難症の小児や協力の得られない患者（拒否した患者を含む）に対してであろう。挿管操作中に換気が困難になった場合に備えて、通常のファイバー挿管の準備だけでなく、ASA 困難気道管理アルゴリズムの換気困難対策が迅速に行えるよう万全を期する。例えば、自発呼吸を残すかどうかの決定、内視鏡用マスクの使用（MEMO ②）、撤退方法（全身麻酔からの覚醒）の計画、緊急換気器具（声門上器具、輪状甲状膜穿刺キットなど）の準備などであろうか。

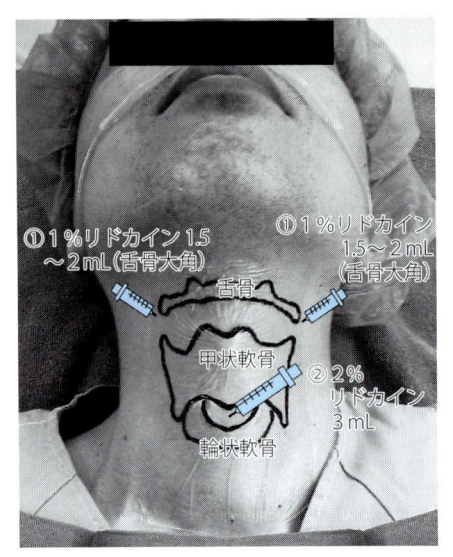

図1　上喉頭神経ブロック（①）と経気管局所麻酔（②）

詳細は他書を参考にされたい。また、全身麻酔導入後に予期せぬ気管挿管困難が判明した場合、マスク換気が可能であれば直接（ASAアルゴリズム②）、困難であれば声門上器具を介したファイバー挿管（ASAアルゴリズム③、MEMO①）が選択されることがあろう。いずれの場合も、血液、分泌物、浮腫などで上気道の状態が悪くなる前にファイバー挿管に切り換えることが、最も重要な準備となる。

3 ファイバー挿管の実際
ファイバー挿管の実際について表3に記す。

ワザの実際
1 症例1：ファイバー挿管困難
28歳、男性、頸部熱傷後瘢痕拘縮に対して瘢痕形成術が予定された。過去の麻酔歴より、マスク換気は可能だが、頭部伸展制限のため気管挿管が困難であることが判明していた。鎮静下挿管を勧めたが、以前の麻酔経験から

表3 ファイバー挿管の実際

行程	意識下・鎮静下ファイバー挿管	全身麻酔下ファイバー挿管
①	軽度頭部伸展位（＝ファイバー挿管用頭頸位）	
②	鎮静と鎮痛（意識下の場合はなし）	全身麻酔導入・マスク換気
③	上気道の表面麻酔＋必要に応じてブロック（上喉頭神経，経気管）	必要に応じて筋弛緩薬投与
④	経口挿管：ファイバー挿管用エアウェイ挿入 経鼻挿管：鼻腔内処置	
⑤	口腔内（または鼻腔内）吸引	
⑥	前酸素化	マスク換気
⑦	スコープを挿入 経口挿管：あらかじめチューブをセットしたスコープを，直接エアウェイ内へ進める（スコープ先行法）または，チューブをエアウェイ内に挿入したのち，スコープをチューブ内へ進める（チューブ先行法）． 経鼻挿管：チューブをセットしたスコープを，外鼻孔から鼻咽頭へ進め，スコープをガイドにチューブを鼻咽頭まで進める（スコープ先行変法）．	
⑧	スコープを口腔咽頭から喉頭へ（図2）[*1]	
⑨	スコープを喉頭から気管内へ[*2]，気管分岐部を確認[*3]	
⑩	スコープをガイドに気管チューブを気管内へ[*4]	
⑪	気管挿管の確認，スコープの抜去	
⑫	呼吸回路に接続，気管挿管の再確認（聴診，カプノなど）	
⑬	チューブの固定（意識下挿管の場合は全身麻酔導入）	

[*1]：十分な下顎挙上でスコープの作業スペースを確保（図3）．
[*2]：喉頭→声門→気管：スコープをアップからダウンにする操作が必要．
[*3]：気管分岐部は，①すぐに3分岐支の右上葉支，②左に長い気管支の2つが特徴．必ず2つを確認すること．
[*4]：チューブの進行は見えないので愛護的に．

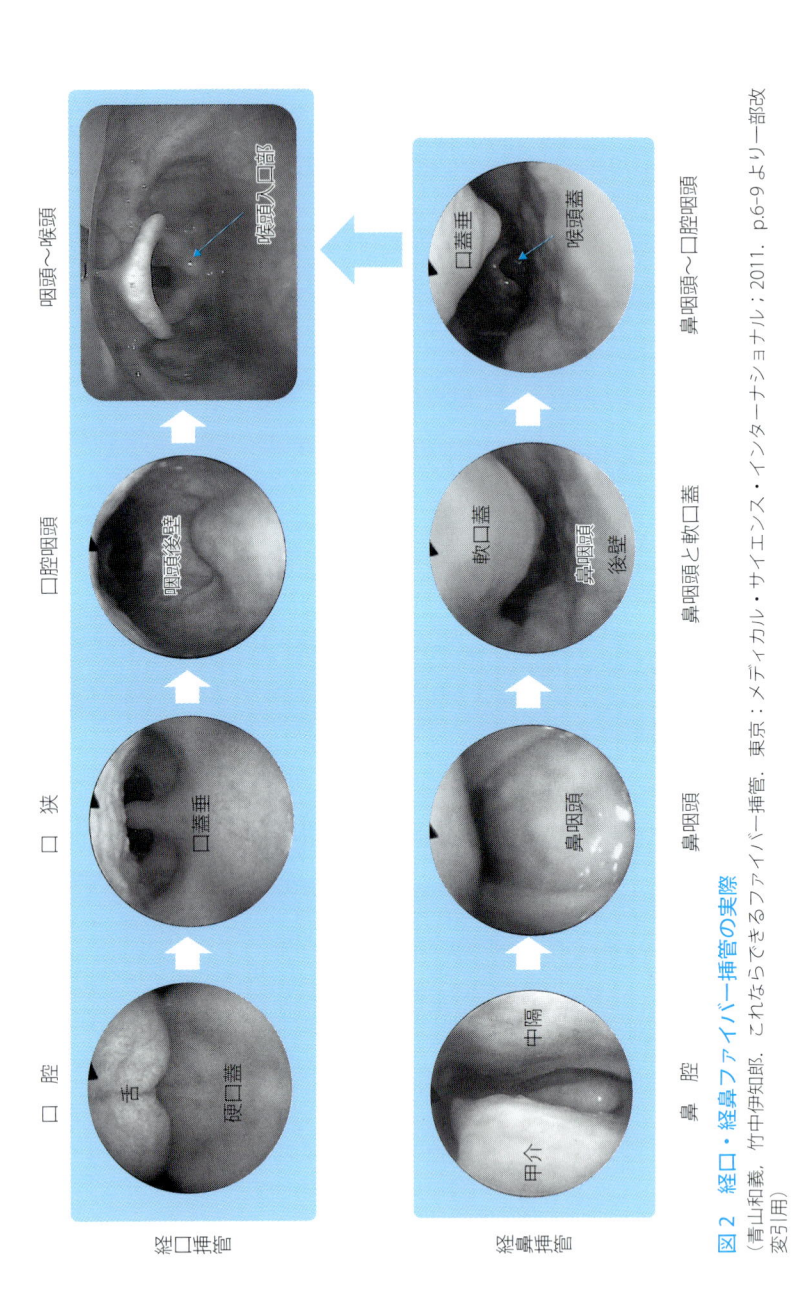

図2 経口・経鼻ファイバー挿管の実際
(青山和義, 竹中伊知郎. これならできるファイバー挿管. 東京: メディカル・サイエンス・インターナショナル; 2011. p.6-9より一部改変引用)

下顎挙上なし

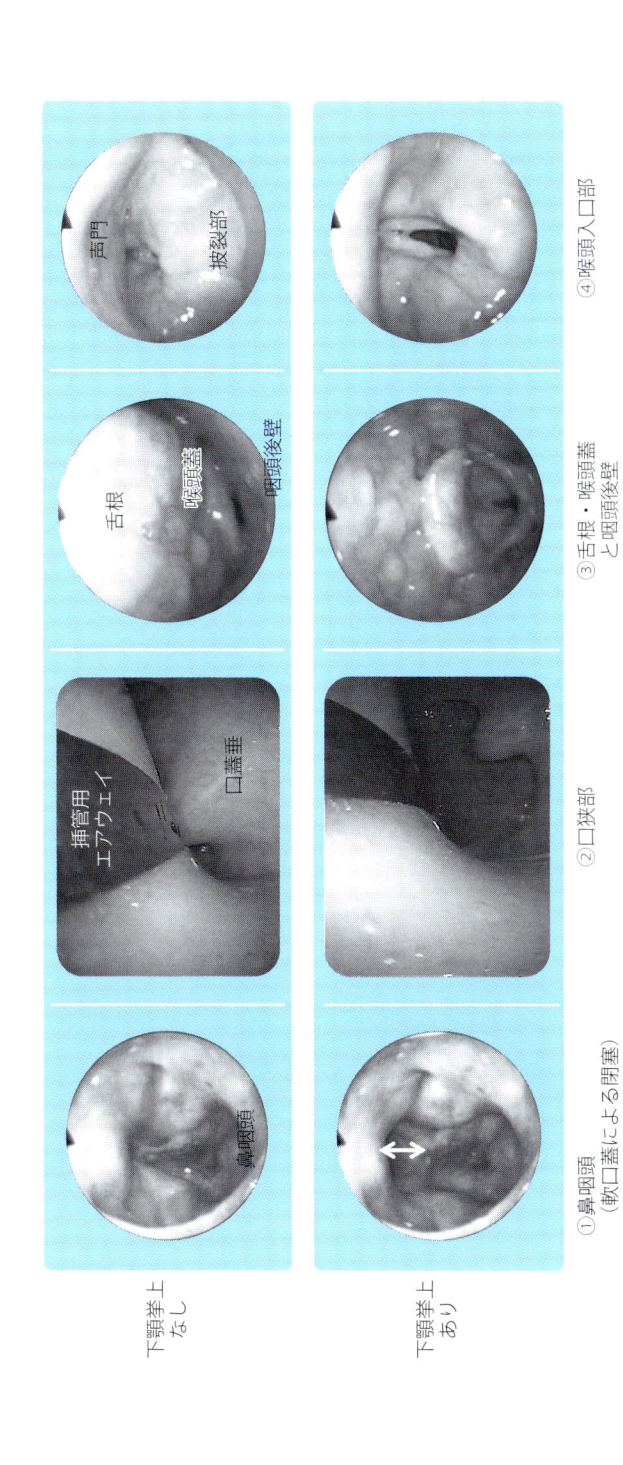

①鼻咽頭
(軟口蓋による閉塞)

②口狭部

③舌根・喉頭蓋と咽頭後壁

④喉頭入口部

下顎挙上あり

鼻咽頭

挿管用エアウェイ / 口蓋垂

舌根 / 喉頭蓋 / 咽頭後壁

声門 / 披裂部

図3 上気道閉塞によるファイバースコープ視野の閉塞と下顎挙上による改善
(青山和義, 竹中伊知郎. これならできるファイバー挿管. 東京：メディカル・サイエンス・インターナショナル；2011. p.125 より一部改変引用)

第Ⅲ章 気道管理編 221

全身麻酔下を強く希望された。そこで、ファイバー挿管と困難気道対策の準備後、全身麻酔導入、マスク換気ができることを確認し、筋弛緩薬を投与した。そして、挿管用エアウェイを挿入し、スコープをエアウェイ内へ進めた。しかし、視野が閉塞していてどっちが喉頭なのか全く分からない…。

ファイバー挿管困難である。ここでは、このような困難に遭遇しないためのコツを述べる。これはファイバー挿管の鉄則9ヶ条[2]をまとめたもので、視野の閉塞やスコープの進行困難などの挿管操作中に遭遇する問題の解決策でもある。

1) 良好なファイバー視野を得るためのコツ
①十分な曇り・分泌物対策を行う：
・曇り止めを使用する。
・十分な局所麻酔（全身麻酔下の場合は不要）と抗コリン薬の投与を行う。
・挿管操作前にできるかぎり分泌物を吸引する。
・太い操作（吸引）チャンネルをもつファイバースコープを使用する。
②下顎挙上でファイバー挿管の作業スペースを確保する：

　鎮静薬、全身麻酔薬、筋弛緩薬の投与によって上気道閉塞が起こる。特に、鼻咽頭、口狭部、舌根・喉頭蓋と咽頭後壁、喉頭入口部の4か所で閉塞が顕著となるが、これらの閉塞はいずれも下顎を挙上すると開放される(図3)。閉塞が開放されたということは、上気道組織間に隙間が生じ、ファイバー挿管のための作業スペースが広がったことを意味している。下顎挙上はファイバー挿管成功のために最も重要な手技である。

2) ファイバースコープ操作のコツ
　マネキンや気管・気管支モデルなどのシミュレーターで十分な練習を！
①スコープは常にピンと張った状態で操作する：

　スコープの先端は上下（upとdown）方向にしか動かないため、左右を見るためにはスコープを回転させなければならない。スコープにたるみがあると、スコープ本体の回転が途中のたるみに吸収されてしまうので、先端が思ったように回転しない（twisting）。スコープ本体の回転を先端に伝えるには、常にスコープをピンと張ってtwistingを防ぐ。
②スコープは正中に維持する（特に経口挿管）：

　スコープの最終目的地である喉頭や気管は正中に位置する組織なので、正

中をたどっていけば到達できるはずである。しかし、経口挿管では口腔スペースが広いため、スコープが正中から逸脱しやすい。それを防ぐには、ファイバー挿管用エアウェイ（中央に黒線を引いておくと正中が分かりやすい）を用いるとよい。スコープをエアウェイ中央から挿入し、口腔と喉頭との間の正中の重要なランドマークである口蓋垂を確認してから、スコープを進める。挿管用エアウェイ自体や気管チューブ（チューブ先行法の場合）が斜めに挿入されていないかどうかも確認する。

③進みたい組織をファイバースコープの視野の中央に位置させる：

　スコープは視野の中央に向かって進行するので、進みたい方向（組織）を常に視野中央に位置させる。

④スコープをむやみに押し進めない：

　部位や進行方向がはっきり判別できないのにスコープを進めると、先端が組織や分泌物に接触し視野はますます悪くなる。進みたい方向が分からないときは、しっかりと下顎挙上し作業スペースを確保する。

⑤視野が閉塞したら見えていた場所までスコープを引き戻す：

　視野が閉塞したらスコープを盲目的に進めるのではなく、見えていた位置までスコープを引き戻す。ファイバー挿管は時間との勝負なので（特に全身麻酔下）スコープを先へ進めがちだが、"急がば回れ"である。

⑥スコープ先端を極度に屈曲させたまま進めない：

　スコープ先端が極度に屈曲していると、目的の組織が見えていてもその方向には進まない。極度に屈曲しないと目的の組織が見えない場合は、スコープを引き戻して軌道を変える。

2 症例2：チューブ進行困難

　61歳、女性、関節リウマチ患者に人工股関節置換術が予定された。長期にわたるリウマチのため後頭骨環軸椎関節が屈曲位で固定されており、気管挿管困難が予想された。そこで鎮静下ファイバー挿管を行うことにした。適切な鎮静と十分な上気道表面麻酔後、順調にスコープを挿管用エアウェイ〜口腔咽頭〜喉頭〜気管内へと進めた。そして、スコープに沿わせて気管チューブを進めた。しかし、チューブがなかなか気管内へ進まない…。

　もう一つのファイバー挿管困難、チューブ進行困難である。ファイバー挿管ではチューブの進行が見えないので、スコープをガイドにチューブを気管内へ進める際にも困難が生じうる。また、粗暴なチューブ操作は気道組織の

損傷を来すので、愛護的に行う。

1）直視可能なチューブ進行困難
　経口挿管では、ファイバー挿管用エアウェイ内部（スコープ先行法）や咽頭後壁（スコープ、チューブ先行法）にチューブが衝突することがあるが、直視すれば解決できる。咽頭後壁（7～10 cm）と喉頭（10数 cm）への衝突はチューブの深さでも鑑別できる。経鼻挿管スコープ先行法では、鼻腔のサイズと気管チューブの太さの不均衡によりチューブ進行困難が起こるので、経鼻挿管はスコープ先行変法で行う。

2）喉頭組織への衝突
　気管チューブ先端が右の披裂軟骨や披裂間組織に衝突することによって起こり（通称 arytenoid trap）、頻度は5～75％と報告されている。経鼻よりも経口挿管のほうが起こりやすいと考えられている。多くは容易に解決できるが、時に厄介となる。

a. arytenoid trap の予防
- 細い気管チューブを使用する。
- 細い気管チューブと太いファイバースコープを組み合わせる（チューブとスコープの太さのギャップを最小にする）。
- 特殊な先端形状をもつ気管チューブを使用する（Parker チューブ、挿管用ラリンジアルマスク用チューブ、リンフォース型チューブなど）。

b. arytenoid trap 対策
- 気管チューブを少し引き戻して、90～180°反時計回りに回転させながら進める。
- その他：喉頭外部圧迫、下顎挙上、頭部伸展もしくは屈曲、喉頭鏡による補助、挿管用エアウェイの抜去など。

ワザのポイント
①患者搬入前にできる準備は手抜かりなく行う。
②ファイバー挿管時の意識状態の選択には、換気の難易度を考慮する。
③鎮静下ファイバー挿管：時間をかけて丁寧に鎮静、上気道の表面麻酔（必要に応じてブロック）を行う。

④全身麻酔下ファイバー挿管：通常の準備だけでなく換気困難対策を万全に行う。
⑤下顎挙上で十分なファイバー挿管の作業スペースを確保し、スコープ操作の 6 原則（ピンと張る、正中維持、中央化、強引に進まない、引き戻しの原則、極度の屈曲を避ける）を遵守する。
⑥チューブ進行困難を起こしにくい先端形状の気管チューブを使用し、遭遇したらチューブを少し引き抜いて反時計回りに回転させながら進める。

MEMO　ファイバー挿管の裏技

①声門上器具を用いたファイバー挿管

声門上器具のマスク開口部は喉頭と対峙しているので、器具のエアウェイチューブからスコープを進めると容易に喉頭に到達できる。ASA 困難気道管理アルゴリズムで示されているとおり、声門上器具は優れたファイバー挿管用エアウェイである。ただし、使用できる気管チューブの長さや太さに制限があることに注意する（表 4）。

②内視鏡用マスクを用いたファイバー挿管

全身麻酔下のファイバー挿管には低酸素症の危険性がある。マスク換気しながらファイバー挿管を行えばこの危険性を回避できるので、内視鏡用マスクを用いたファイバー挿管は理想的な方法といえる（図 4）。しかし、やや手技的に煩雑で、実際にやってみないと分からないちょっとした問題があるので、日頃から慣れておく必要がある。本法ではチューブ先行法がよい。詳しくは他書[2]を参考のこと。

③その他

スコープをすばやく喉頭近くまで進めるために喉頭鏡（ビデオ喉頭鏡を含む）を補助的に用いる方法や、輪状甲状膜からガイドワイヤーを逆行性に口腔へ通し、それをスコープの吸引チャンネルに挿入しスコープを気管内へ進める方法など、いろいろな補助方法が考案されているが、筆者には推奨するほどの経験がない。

表4 声門上器具を用いたファイバー挿管に必要な気管チューブの内径と長さ

声門上器具	サイズ	気管チューブの最大内径(mm)	気管チューブの最小長(cm)**
LMA-Classic (The Laryngeal Mask Company)	3 4 5	6(6.5*) 6 7	30 30 32
LMA-Fastrach (The Laryngeal Mask Company)	3 4 5	8 8 8	制限なし 制限なし 制限なし
ソフトシールラリンゲルマスク (スミスメディカル)	3 4 5	6.5 7 7.5	29 30 33
Ambu ラリンゲルマスクアングルタイプ (東機貿)	3 4 5	5.5 6 7	27 29 33
i-gel (インターサージカル)	3 4 5	6(6.5*) 7 8	28 28 30

*：気管チューブの種類による．
**：標準型気管チューブの長さは ID 6 mm で 28～29 cm、ID 7 mm で 30～32 cm が目安．
(Takenaka I, Aoyama K. Optimizing endotracheal tube size and length for tracheal intubation through single-use supraglottic airway devices. Can J Anesth 2010；57：389-90 より一部改変引用)

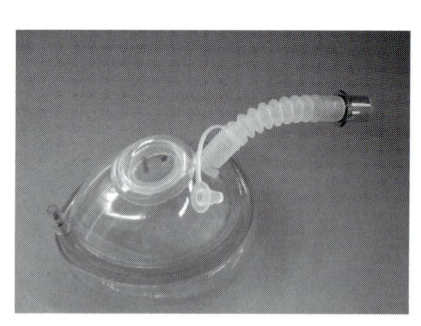

(a) VBM エンドスコピーマスク
　　(VBM 社，スミスメディカル)

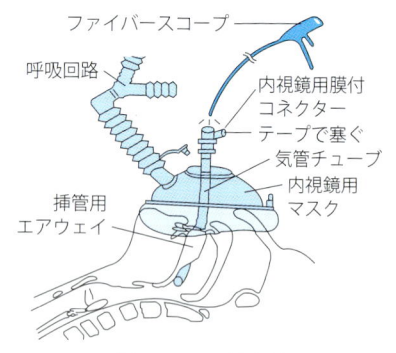

(b) チューブ先行法

図4 内視鏡用マスクを用いたファイバー挿管(チューブ先行法)
(青山和義，竹中伊知郎．これならできるファイバー挿管．東京：メディカル・サイエンス・インターナショナル；2011．p.180-1 より一部改変引用)

【文　献】
1）Ovassapian A. Fiberoptic endoscopy and the difficult airway. 2nd ed. Philadelphia:Lippincott-Raven；1996.
2）青山和義，竹中伊知郎．これならできるファイバー挿管．東京：メディカル・サイエンス・インターナショナル；2011.
3）Takenaka I, Aoyama K. Optimizing endotracheal tube size and length for tracheal intubation through single-use supraglottic airway devices. Can J Anesth 2010；57：389-90.

第Ⅳ章 その他

　ここには直接臨床とは関係ないが、知っておくと便利なワザを集めた。

　医療行為の記録は、個人の振り返りだけでなく教育や事故の際の証拠保全などの面で重要である。手術などと違いこれまで麻酔中の動画記録はそれほど行われてこなかったが、今後は可能なかぎり記録しておくことが望まれる。

　iPhoneやiPadは臨床医の中でも普及率が高い。医療用のアプリが増えてきておりパソコン用よりも安価で導入しやすい。また、Kindleなどの電子書籍化が進みつつありポケットの中の情報源として有用なパートナーになるだろう。

　20世紀の麻酔の安全性を大きく高めたのはパルスオキシメータであるのは間違いない。小型でiPhoneに接続して使えるパルスオキシメータは、臨床から個人の生活まで活用できる知的なツールとして期待できる。

（森本　康裕）

20 各種機器からの動画記録法

上嶋　浩順・山田　知嗣

はじめに

（先輩麻酔科医 A）「今後の教育のために超音波ガイド下腹横筋膜面ブロックを動画記録しよう」

（後輩麻酔科医 B）「この超音波機器はどれくらいの時間を動画記録できるんですかね…」

（A）「（超音波機器をチェックして）……60 秒しか録画できないな。困ったな…」

ここ数年、医療行為における動画記録は、臨床教育の場面や学会発表・論文投稿の際における共有記録としての重要性は高い。また、情報の開示という点からも必要性は高い。もちろん麻酔科領域でも気管挿管や超音波ガイド下中心静脈穿刺、超音波ガイド下神経ブロックをはじめ重要性が高い。

今回、各機器の動画記録の録画方法に関して具体的な製品名を記載しながら解説する。

なお動画記録に関しては、筆者が最もシンプルかつ綺麗な画像がより低コストで録画できる方法を記載しているだけで、他の接続方法や出力でもできることは考慮していただきたい。

適　応

表 1 に記載の、携帯型超音波装置の録画を中心に解説する。

表1　麻酔科領域で主に使用される超音波機器

S-Nerve，M-Turbo，EDGE，Micro Maxx，
NanoMaxx，LOGIQ e シリーズ，Vivid i シリーズ，
Venue 40，ACUSON P300，Noblus

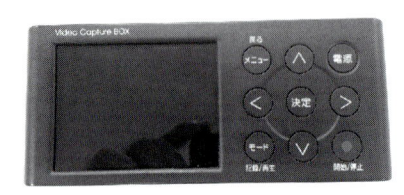

図1　GV-VCBOX

ワ　ザ

　実際の録画（「ワザの実際」）で使用する動画記録機器や変換機器について説明する。なお機械が苦手だという人は「ワザの実際」から読んでもよい。

1 録画機器
　録画機器に必要な要素は「小型」かつ「簡便な録画ができること」である。

1）**アナ録・ビデオダビングボックス GV-VCBOX ビデオキャプチャー（アイオーデータ機器、以下 GV-VCBOX）**（図1）

　アナログ画像を SD カードや USB メモリで動画記録できる機器。4GB の容量があれば約1時間録画できる。ビデオ端子（コンポジット）用ケーブルもしくは S ビデオ端子用ケーブルで接続することにより、動画を確認しながら録画を行う（MEMO ①）。問題点はこれらのケーブル（図2）は別に購入が必要であることだけである。値段と簡便性から多くの麻酔科医が使用している。筆者は現在これ1台の購入ですべての録画ができると考える。

2）**超録画王2（AVIN）**

　筆者が 前項1）を購入する以前から使用していた、アナログ録画機器である。内部メモリーは 4GB なので約1時間録画できる。特殊なコンポジット端子が準備されているため、ケーブルの購入は必要ない。microSD で

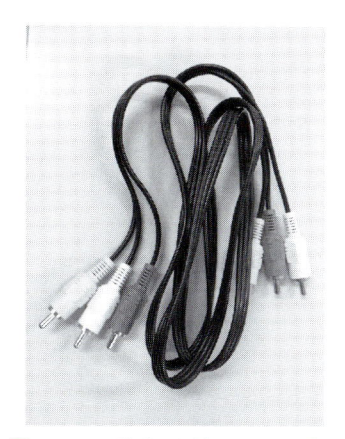

図2　コンポジット端子用ケーブル

16GB（約4時間）まで録画できる。

> **MEMO** ① S端子とコンポジット端子
>
> どちらもテレビやVTRで用いられる映像信号入出力用端子とその規格である。垂直解像度はどちらも480本であるが、S端子のほうが画質が良い。コンポジット端子はエアウェイスコープやAmbuエースコープにもあり、同様に録画することができる。ケーブルを購入する際は端子の形状にも注意が必要である。

2 変換機器

いくつかの原因で超音波画像を直接録画機器につなげられない場合がある。それを解決するのが変換機器である。代表的な変換機器を挙げる。

1）**XPC-4（マイクロソフト）**（図3）

今回扱うすべての超音波機器に対応できる。アナログ画像もデジタル画像も最終的に録画機器に接続できる。

2）**CYP-CPT 385AM（ワイエス・ソリューションズ）**（図4）

画面がデジタル画像であっても、アナログ画像を出力している超音波機器

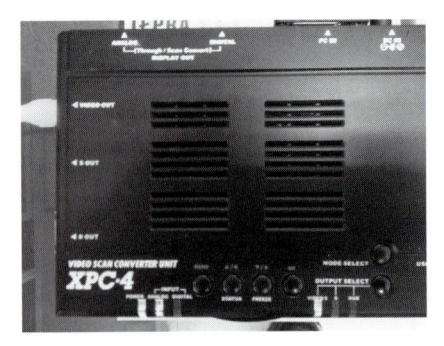

図3　XPC-4

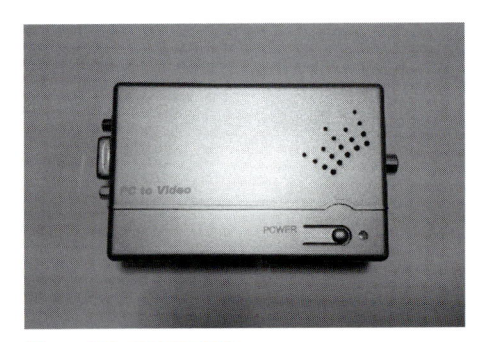

図4　CYP-CPT 385AM

でS端子もしくはコンポジット端子がなく、アナログ出力端子（VGA端子）で接続する場合に使用する一般的な変換機である。この部類の変換機器の中ではコストが安い。

3 接続のパターン

　前述の1、2の知識を利用して、実際に使用する録画機器への接続を分類する。なお録画機器に関してはすべてGV-VCBOXを使用することにする。

1）**直接録画機器に録画する**

　変換機器を接続することなく直接録画機器に接続する。コンポジット端子の黄色を使用して接続する。

2）XPC-4 を介して録画する

　変換機器と録画機器をデジタル出力端子（DVI）や VGA で接続して録画機器に装着する。変換機器の入力や出力の設定を行う。

3）CYP-CPT 385AM を介して録画する

　アナログ出力がある超音波装置なら、前項 2）よりもこちらを使用するほうが簡便。超音波装置と CYP-CPT 385AM を VGA 端子で接続して、黄色のコンポジット端子もしくは S 端子で CYP-CPT 385AM を録画機器に接続する。

ワザの実際

1 直接録画機器に録画する超音波装置

（S-Nerve[TM]、M-Turbo[TM]、EDGE[TM]、MicroMaxx[TM]、NanoMaxx[TM]；富士フィルムソノサイトジャパン）

直接録画器に接続する超音波装置は、接続するための端子やケーブルだけを準備する。

例）NanoMaxx[TM] の場合

　図 5 のように超音波機器と録画機器を接続する。NanoMaxx[TM] は裏側（図 6-a）のケーブルが接続できる右側（図 6-b）の青丸の部分に黄色のコンポジット端子を接続し、録画機器のほうにも黄色のビデオケーブルを接続したら完了。そのまま録画機器の接続ボタンを押せば録画開始。S-Nerve[TM]（図 7）をはじめ同様の操作で録画できる。

2 XPC-4 を介して録画する超音波機器

（LOGIQ e シリーズ、Vivid i シリーズ、Venue 40；GE ヘルスケア・ジャパン、ACUSON P300[TM]；シーメンスヘルスケア、Noblus[TM]；日立アロカジャパン）

超音波装置と変換機器に接続するケーブル、変換機器と録画器を接続する S 端子もしくはコンポジット端子が必要である。超音波を 2 つに分類する。

1）アナログ出力：LOGIQ e シリーズ、Vivid i シリーズ、ACUSON P300[TM]

例）LOGIQ e expert の場合

　LOGIQ e Expert（図 8-a）の後ろ側を見ると VGA 端子を接続する部分（図

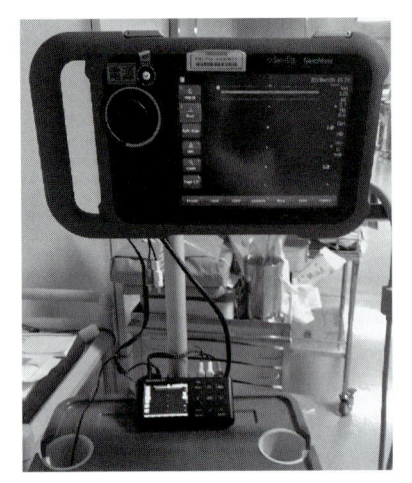

図 5　NanoMaxx™ 録画方法 1（表面）

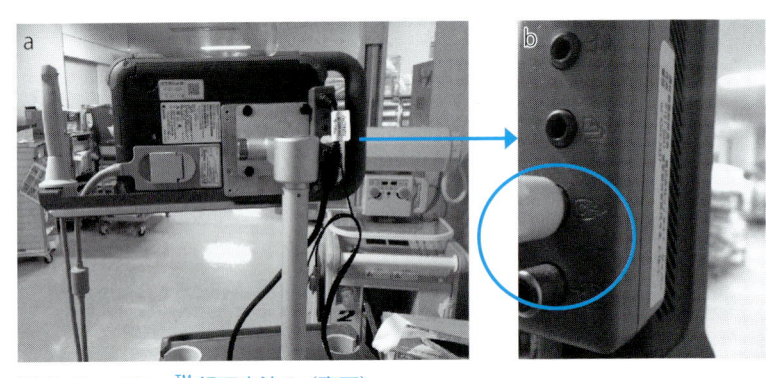

図 6　NanoMaxx™ 録画方法 2（裏面）

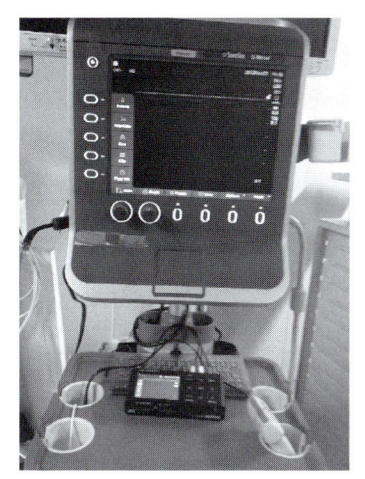

図 7　S-Nerve™ 録画方法

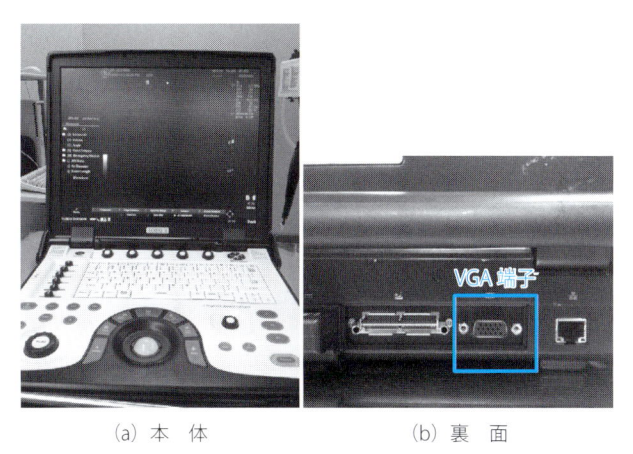

　(a) 本　体　　　　　(b) 裏　面

図 8　LOGIQ e expert

　　　　(a) IMPUT　　　　　　　　(b) OUTPUT SELECT
図9　XPCの起動状況
→にライトがついていることを確認する.

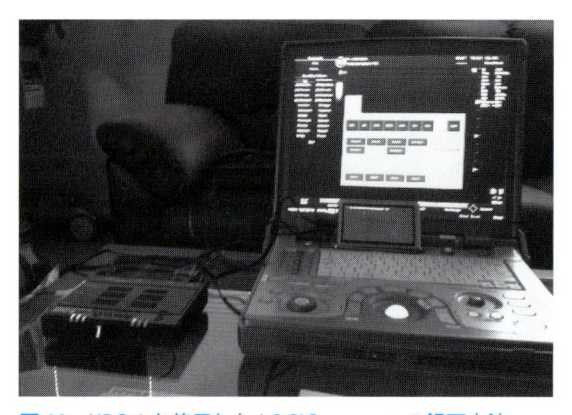

図10　XPC-4を使用したLOGIC e expertの録画方法

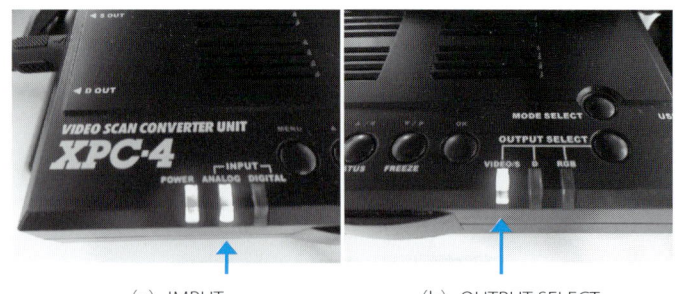

8-b）があるので、VGA端子でXPC-4を接続する。その後XPC-4と録画機器をS端子もしくはコンポジット端子で接続する。図9-aのようにINPUTがANALOGになっていることを確認して、図9-bのようにOUTPUT SELECTをVIDEO/Sに設定することにより録画できる（図10）。Vivid iも同様の操作で録画できる（図11）。

2）デジタル出力（Venue 40、Noblus™）
例）Venue 40の場合
　Venue 40とXPC-4をD端子用ケーブル端子で接続する（図12-a）。その後XPC-4と録画機器をS端子で接続する。INPUTがDIGITALになっている

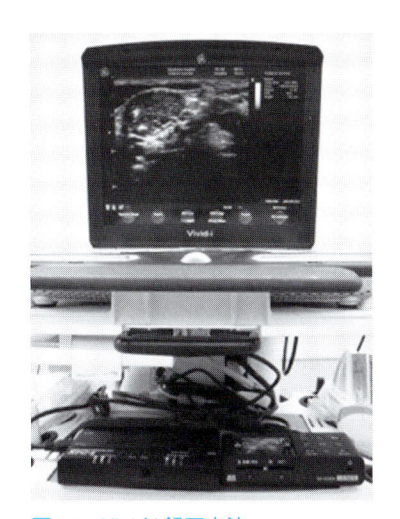

図 11　Vivid i 録画方法
（写真提供：住友病院麻酔科 中本あい先生）

ことを確認して、OUTSELECT を VIDEO/S に設定すること（図 12-b）により録画できる（図 13）。

3 CYP-CPT 385AM を介して接続する超音波機器
（LOGIQ e シリーズ、Vivid i シリーズ、ACUSON P300™）
　超音波装置と変換機器に接続する VGA 端子、変換機器と録画器を接続する S 端子もしくは黄色のコンポジット端子用ケーブルを準備する。
例）LOGIQ e Expert の場合
　LOGIQ e Expert（図 8-a）の後ろ側を見ると VGA 端子を接続する部分（図 8-b）があるので、VGA 端子で CYP-CPT 385AM を接続する。CYP-CPT 385AM を介して S 端子もしくはコンポジット端子で録画機器を接続すると完了（図 14）。Vivid i と ACUSON P 300 も同様（図 15）である。

　もしその他の超音波機器の録画で分からないことがあれば、筆者（ueshimhi@yahoo.co.jp）まで連絡をいただきたい。

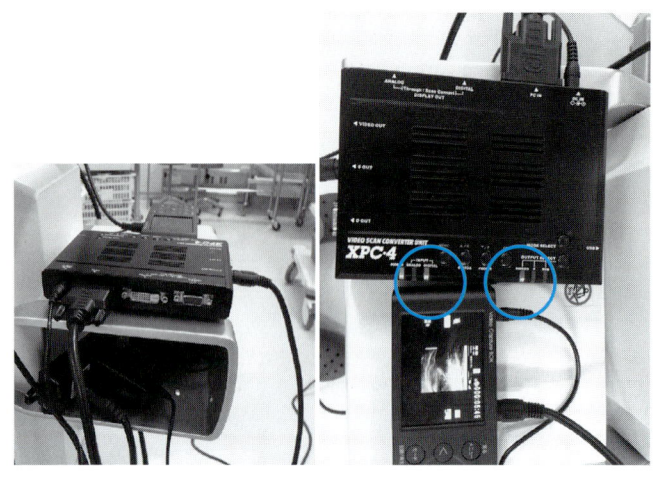

(a) XPC と端子の接続　　　　　(b) 実際録画中
　　　　　　　　　　　　　　　　青丸部分を確認

図 12　Venue 40 の接続方法
(写真提供：東京慈恵会医科大学附属柏病院麻酔科 久米村正輝先生)

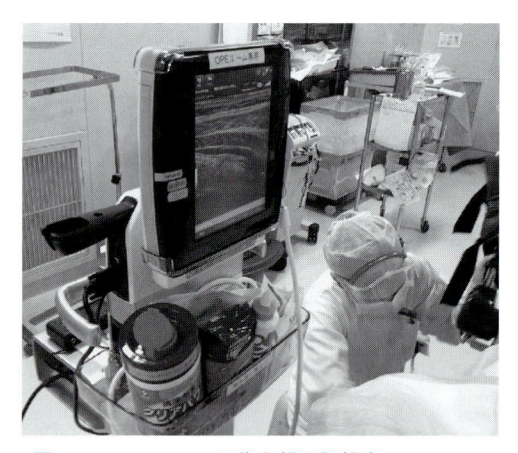

図 13　Venue 40 の画像を録画記録中
(写真提供：東京慈恵会医科大学附属柏病院麻酔科
久米村正輝先生)

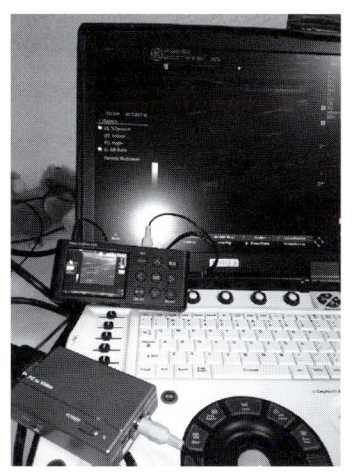

図 14　LOGIQ e Expert の画像を録画記録中

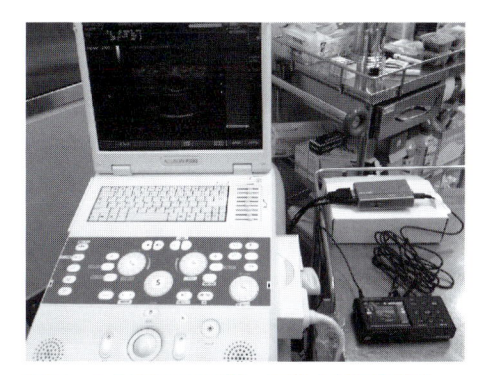

図 15　ACUSON P300™ の画像を録画記録中

第Ⅳ章　その他　241

MEMO ② 麻酔科医は超音波ガイド下神経ブロックにどんな小型の超音波機器を使用しているのか？

超音波ガイド下神経ブロックが麻酔科領域で注目されるようになり、各麻酔科医は超音波機器を使用しているのだろうか？

Facebookの中で超音波ガイド下神経ブロックという非公開グループ（2013年11月30日段階でグループ参加人数446名）があり、そこで使用している小型超音波機器のアンケートを調査した。

1位．S-Nerve（富士フイルムソノサイト・ジャパン）：35名
2位．M-Turbo（富士フイルムソノサイト・ジャパン）：24名
3位．LOGIQ e シリーズ（GEヘルスケア・ジャパン）：13名
4位．MicroMaxx（富士フイルムソノサイト・ジャパン）：8名
5位．Vivid i シリーズ（GEヘルスケア・ジャパン）、Venue 40（GEヘルスケア・ジャパン）：7名

以下、EDGE（富士フイルムソノサイト・ジャパン）：6名、Titan（富士フイルムソノサイト・ジャパン）：2名、FAZONE（富士フイルム）：2名

以下1名：ACUSON P300（シーメンヘルスケア）、NanoMaxx（富士フイルムソノサイト・ジャパン）、Noblus（日立アロカジャパンメディカル）

費用対効果が考えられた順位であると感じた。

21 麻酔科医に役立つ iPad/iPhoneアプリ

讃岐　美智義

はじめに

　スマートフォン、タブレット、電子書籍など各種デバイスや情報インフラの急速な発展と普及は情報収集のスピード、量、手軽さで革命的な状況を生み出している。麻酔科の世界でもこの流れは同じである。きっかけになったのは、2007年にAppleからiPhoneが発売されたことである。さらに2010年にiPadが発売されると、PCでなくてもできることはiPadで済ますようになった。iPhoneやiPadなどのモバイル端末とノートPCの違いは、一言で言えば「情報取り出しのスピード」である。表示、閲覧するだけなら手軽に利用できるモバイル端末、ワードやエクセルなどを活用して文書作成やプレゼンファイル作成などはPCの大画面とキーボードで行うのが効率的である。モバイル端末とPC間のデータは、基本的にはクラウドと呼ばれるインターネット上の共有領域(ID/パスワード保護)を通じてやりとりする（図1）。簡単な入力やメモは、思いついたときにソフトキーボード（図2）でモバイル端末から行い、最終的な書類の作成はPCで行うという具合に連携して使用する。iPhoneはポケットに、iPadは小さなカバンの片隅に入れて持ち歩き必要なときにさっと取り出してメモをする、PCは机の上でじっくり仕上げるという具合にTPOに応じて使い分けができる（表1）。本稿では、麻酔科医が生活の中のあらゆる場面で使用するためのiPhoneやiPadのワザとアプリを紹介する。

※ iPad/iPhone
　http://www.apple.com/jp/ipad/
　http://www.apple.com/jp/iphone/

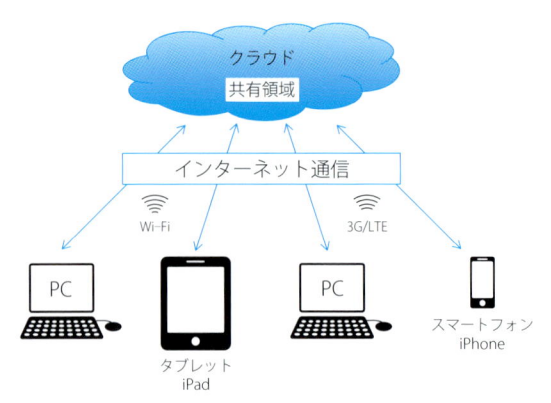

図1　クラウドでデータ連携

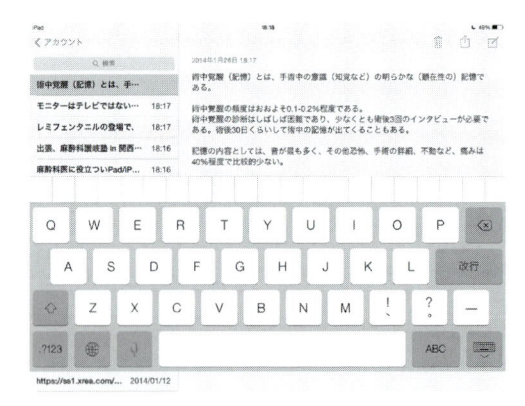

図2　iPadの標準アプリ「メモ」にソフトキーボードから入力

表1　使い分けのキーワード

iPhone	メモ，連絡，確認
iPad	提示，説明，切り替え
PC	仕上げ，オフィス書類

COLUMN　スマホ道、タブレット道

　いつでも、どこでも必要なデータにアクセスできるようになると、時と場所をわきまえずタブレットやスマホをずっと眺めている光景を目撃する。これは、電車の中でスーツを着たビジネスマンがゲームを延々とやっているのと何ら変わりなく、見苦しい。誰かに何かを求められれば、調べるために、確認するためにスマホやタブレットを開いてもよい。また何かを説明するために提示するのはよい。それ以外のことは、人の目に触れないところで行うという精神が必要である。医師は、患者の前やカンファレンス中に相手やその内容とは関係のないものを開くべきではない。いつでも、どこでもというのは、いつでも、どこでもよいと言う意味ではなく"TPOをわきまえて使う"ということである。

COLUMN　iPhone/iPad の充電

　iPhone/iPad の充電ケーブルの根元は USB コネクタであるが、ノート PC（Windows）の USB ポートに差し込んでも充電できないことがある。特に、iPad では充電していませんとのメッセージが出て全く充電されない。これは、USB ポートの充電電流が足らないためである。iPhone は $5V \times 1A$ であるが、iPad は $5V \times 2.1A$ であるためである。これを回避するためには、radius 社から発売されている RP-PBF11（図3）などクイックチャジャーアダプタを挟む必要がある。また、電源コンセントから USB 充電を行うときにも、iPad と iPhone の充電器の違いに注意する必要がある（図4）。iPad を2台同時に充電（$2.1A \times 2$ 個）できる Kanex DoubleUp という製品も出ている。

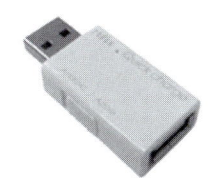

図3　RP-PBF II

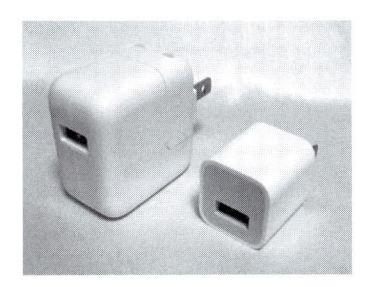

図4　iPad と iPhone の充電器

第Ⅳ章　その他　245

iPhone/iPad の基本アプリ

●Gmail

http://mail.google.com

Google 社が提供するフリーメールサービスである。メールだけでなく、写真、動画や PC ファイルなどの保管領域（Google ドキュメント）も共通の ID/パスワードで管理ができる。保管領域は 15GB までは無料だが、有料で増やすことも可能である。また、パスワードの乗っ取りを防ぐ、2 段階認証プロセスも設定できる。迷惑メール対策も充実しモバイルアクセスも可能である。さらに、Gmail ではない既存の外部アカウントに届いたメールを受信することができるため、自分宛のメールを Gmail に集めて受信できる。このサービスを利用することで、自分が保つすべてのアカウントの PC メールをモバイル端末でも PC でも利用できる。

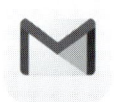

●Dropbox

http://www.dropbox.com/

インターネット上に設けられたファイル保管領域を提供するサービス（クラウドストレージサービス）である。2GB まで無料だが、有料で保管領域を増やすことも可能である。Windows/Mac/Linux などの PC 用のソフトからは、アップロードとダウンロードができ iPhone/iPad 用の閲覧専用アプリが用意されている。インターネット上の Dropbox 内にあるファイルは、リンク先の URL をメール本文に記載（Public Link 機能）すればファイル容量に制限なく相手に届けることができる。また、過去 1 ヶ月分の変更履歴が Dropbox に保存されているので、万が一操作ミスによりフォルダやファイルを削除・上書きしてしまっても復元することができる。

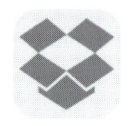

●Google カレンダー

http://calendar.google.com

無料

Google 社が提供するフリーカレンダーサービス。スケジュール管理アプリの大半は、Google カレンダーを共有しネットワーク経由で同期すること

ができる。また、Googleカレンダーを友達と共有することでリアルタイムに予定を共有することができる。iPad/iPhoneで動作するスケジュール管理アプリ「Staccal 2」などと同期するためにも必須のサービスである。PC上ではGoogleカレンダーで管理し、同じ内容をiPad/iPhone上で「Staccal 2」で管理できるため、どこにいてもスケジュールの確認が容易である。

●Staccal 2

iPhone用カレンダーアプリ

https://itunes.apple.com/jp/app/staccal-2-12zhong-leinokarendatorimainda/id794729836?mt=8&ign-mpt=uo%3D4

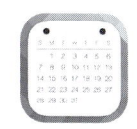

［価格］¥100

Googleカレンダーのスケジュールだけでなく、リマインダーとも同期できるためストレスなく使うことができる。

●Evernote

http://www.evernote.com

WindowsやMacintoshでは、Finderなどから、ファイルを選択して右クリック→「このアプリケーションで開く」で「Evernote」を指定することで保存が可能である。Windows、Macintosh、iOS、Androidなど各端末のアプリ間で同期が可能なので、Evernoteにメモ類、防備録、仕事でよく使う表、教科書の一部などを保管しておけば、いつでもどこでも参照が容易である（図5）。特にPDFは、ファイルを開かなくても内容の閲覧が可能なため、病院内の会議の書類、自家のマニュアルなどを、PDFで保存してEvernoteに記録しておけば、ファイルを開かなくても内容の確認が容易なので重宝する。現時点では、他のOFFICEなどのファイル形式では、ファイルを開かないと内容が確認できない。

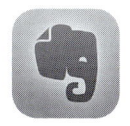

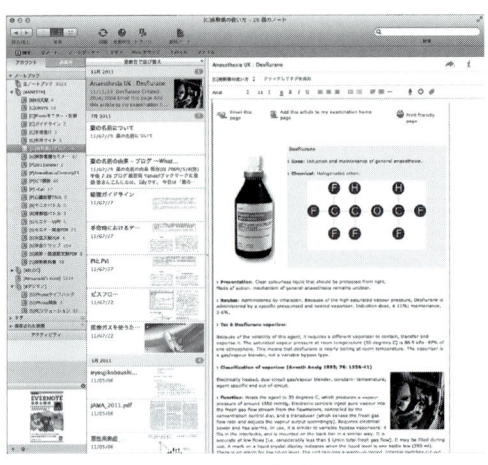

図5　Evernote（iPad 用アプリ）
WEB サイトやちょっとした文献 PDF，よく使うものを防備録的に入れておけば，いざというときに迷子にならないですむ．Dropbox はファイルをフォルダーで管理するのに対して，Evernote は添付ファイルとしてリスト表示やプレビュー表示で管理する．

●GoodReader

医学領域でも活用必須の神ビューワー

http://www.goodiware.com/goodreader.html

iPhone 用：［価格］￥450

https://itunes.apple.com/jp/app/goodreader-for-iphone/id306277111?mt=8

iPad 用：［価格］￥450

https://itunes.apple.com/jp/app/goodreader-for-ipad/id363448914?mt=8

　PDF、静止画、音楽、動画に対応し、オフィス文書や HTML ファイルまで閲覧できるビューワーアプリで、ファイル容量が大きくてもスムーズに表示できる。連携機能が秀逸で、WEB ブラウザーからダウンロードしたファイルやメールの添付ファイルを「GoodReader」に取り込んで表示できる。Dropbox や Google ドキュメント、Gmail の添付ファイルなどにもアクセスする機能を内蔵している。また、ファイルの圧縮・解凍機能もあるため、このアプリ 1 本で、ダウンロード、解凍、閲覧をストレスなく行うことが可

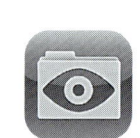

能である。ダウンロードするフォルダーも作成でき、必要時にダウンロードするのではなく、あらかじめダウンロードしたファイルを整理して保存しておくことにより、インターネットに接続していないオフライン状態でも閲覧できる。

自己学習と仕事に役立つアプリ

　基本的に仕事に役立つアプリは、片手で立ったままでも利用するためスマートフォンに適している。自己学習のアプリはじっくりと腰を据え、机がある場所で使う場合にはiPad、電車やバスなどでの移動中にも使用できるものはiPhoneである。アプリは2つのタイプに分かれる。一つは、アプリそのものが完成したコンテンツをもつもの（コンテンツ型アプリ）で、例としては薬品集やハンドブックである。もう一つは、自分のメモ書きを集めて、各自が資料作成するためのツール（データベース型アプリ）である（図6）。例としてはGoodReaderやEvernote、文献検索・収集アプリ（Pages、Endnote、論文検索Pro）などである。資料をアプリに取り込むことにより自分でコンテンツを整備しつつ使用する。初心者はコンテンツ型アプリを多く使い、上級者はデータベース型アプリを使うことで、iPhone/iPadの利便性を感じることができる。

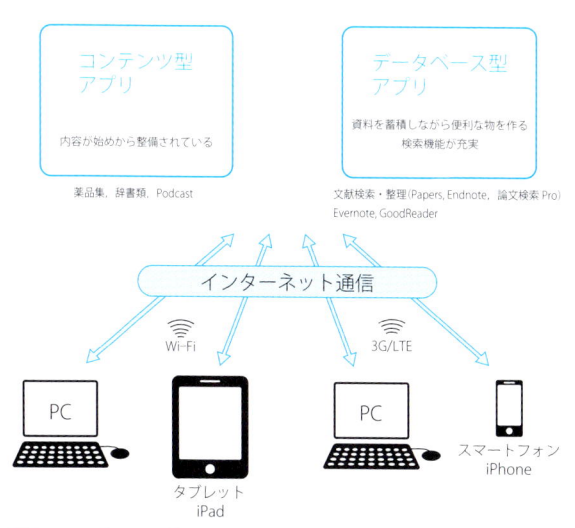

図6　アプリの種類

1 書き物に役立つアプリ

辞書類（ステッドマン、コウビルド、ウイズダム英和辞典2）、臨床マニュアル（Washington Manual）やハンドブック、局所解剖図譜（Human Anatomy Atlas、3D4Medical）などの調べ物類、アポイントや予定などを記録するカレンダー類（Staccal2）、スクラップブックとして使用できる（Evernote）などがある。

1）文献検索と文献管理

●Papers 3

文献管理アプリ

http://www.papersapp.com/papers/touch

https://itunes.apple.com/jp/app/papers/id304655618?mt=8

［価格］¥1,000（iPhone/iPad）

Macintosh版のPaper3とDropboxを介して同期が可能である。Macintoshの Papersで管理している文献をiPhone/iPadで閲覧できる。

●EndNote for iPad

文献管理アプリ

https://itunes.apple.com/jp/app/endnote-for-ipad/id593994211?mt=8

［価格］¥200

Windows版、Macintosh版のEndnoteやEndnoteWeb（無料）で管理している文献を同期できる。Papersで管理している文献をiPadで閲覧できる。

●論文検索 Qross

https://itunes.apple.com/jp/app/lun-wen-jian-suopro/id468352585?mt=8

無料

Pubmed、PLOS、J-Stage、CiNiiの4つのサイトを横断検索して結果を表示する。

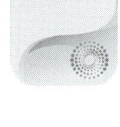

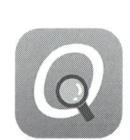

2）辞書類
●ステッドマン医学大辞典（改訂第 6 版）

https://itunes.apple.com/jp/app/suteddoman-yi-xue-da-ci-dian/id367987281?mt=8
［価格］¥18,800

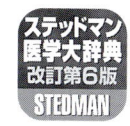

●コウビルド英英辞典

https://itunes.apple.com/jp/app/koubirudo-ying-ying-ci-dian/id536193599?mt=8
［価格］¥2,300

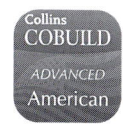

●ウィズダム英和・和英辞典 2

https://itunes.apple.com/jp/app/u-izudamu-ying-he-he-ying/id586803362?mt=8
［価格］¥2,800

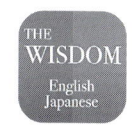

●Washington Manual of Medical Therapeutics

https://itunes.apple.com/jp/app/washington-manual-medical/id369323497?mt=8
［価格］¥7,400

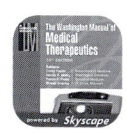

2 自己学習に役立つアプリやサイト

　基本的には、コンテンツ型である。NEJM、Circultation、Anesthesiology など医学ジャーナル（各専門領域の英文雑誌）の専用アプリがある。ほとんどの医学ジャーナルは 1 年以内の記事は有料であるが、1 年前以前は無料になっている。

http://www.nejm.org/
http://circ.ahajournals.org/
http://journals.lww.com/anesthesiology/

　標準アプリの Podcast には、各医療分野の放送がある。Podcast の検索窓に各医学分野のキーワード（surgery、orthopedics、anesthesiology、cardiology、internal medicine など）を入れて検索すると、関連した放送がリス

トアップされる。

　筆者はAnesthesiology（麻酔科学）から、欲しい物を購読している（図7）。音声だけあるいは動画の放送がある。症例提示スライドを表示しながら、音声が流れるので、さながらカンファレンスを聞いているかのようである。

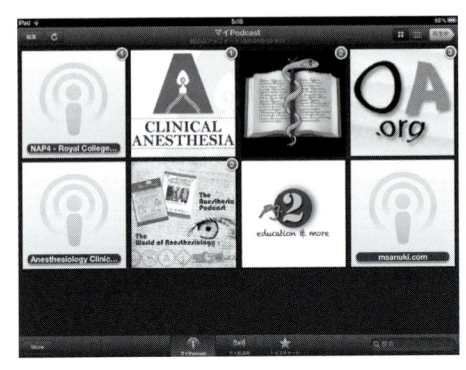

図7　Podcast

● TEDICT

　TEDICT–TEDで英語を勉強する
　http://www.ted.com/
　［価格］TEDICT：¥85、TEDICT LITE：無料

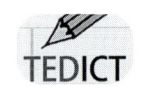

　TEDカンファレンスを字幕つきで勉強できるアプリである。英語とその日本語訳が表示される。1文節ごとに区切っての音声再生や単語の並べ替え学習ができる。TED動画の音声がひとまとまりごとに抜き出され、その音声を聞きながら単語をタップしていくだけで文を組み立てる練習ができる。ディクテーション形式で世界各国の著名人のプレゼンを学習する。

〈TEDカンファレンス〉
　アメリカのカリフォルニア州ロングビーチで年1回、学術・エンターテイメント・デザインなどさまざまな分野の人物がプレゼンテーションを行う大規模な世界的講演会。1984年に極々身内のサロン的集まりとして始まったが、2006年から講演会の内容をインターネット上で無料で動画配信するようになり、それを契機にその名が広く知られるようになった。

3 学会での発表に役立つ周辺アプリ

　学会発表といえば、すぐに思い浮かべるのがその発表シーンである。医学系の学会発表では、ビデオプロジェクターにスライドを投影しながら発表するスタイルであるため、タブレットでスライド投影してプレゼンを行うことを考えるだろう。しかし、スライド以外にも、多くの場面でタブレット端末を使用できる場面がある。まず、発表の自己練習シーンである。この場合には、紙などに印刷したものを持っていなくてもタブレットにスライド原稿を表示しながら容易に練習が可能である。同様の方法で、2〜3名で討論を行うときやポスター発表で追加のデータを示したいときにも活用が可能だ。学会発表でのポスターの質疑応答で、iPadを使って受け答えを行うのを見たことがある。これこそ、究極のタブレット端末を使ったプレゼンテーションの活用法である。

1）プレゼンテーションアプリ
●Keynote（iPhone/iPad）

　http://www.apple.com/jp/apps/iwork/keynote/
　［価格］無料

　iPhone/iPadで最も有名なプレゼンテーションアプリである。画面をプロジェクターに投影するときに本格的なアニメーションを使用することが可能である。また、プレゼン中にiPadの画面を長くタップすれば、赤色のポインター（図8；本書では青色の所）を表示し指を動かすことで画面上を移動する。PowerPointであれば、WindowsやMacintoshで作成したファイルを読み込むことが可能である（転送方法は後述）。Mac用KeynoteやMicrosoft PowerPoint (拡張子.pptxおよび.ppt)に対応しているが、他社のPowerPoint互換ソフトではできない。若干の文字のずれやアニメーションの相異は、iPadやiPhone上で修正できる。

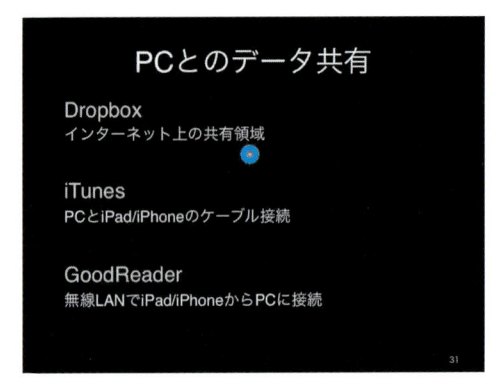

図 8　iPad ポインター

●GoodReader
　前述した GoodReader ではフルスクリーン表示に対応しているため、プレゼンテーションが可能である。PDF ファイルに変換したものを表示して行う場合には、手軽である。アニメーションが使用できないが、多くのファイルを同時に読み込んでおいて、ファイルを切り替えながら説明する場合には有効な方法である。ファイル切り替え時にはタブが表示されるが、少し待てば、フルスクリーン表示になる。スライド画面の切り替えはページ単位で送られる（図 9）。

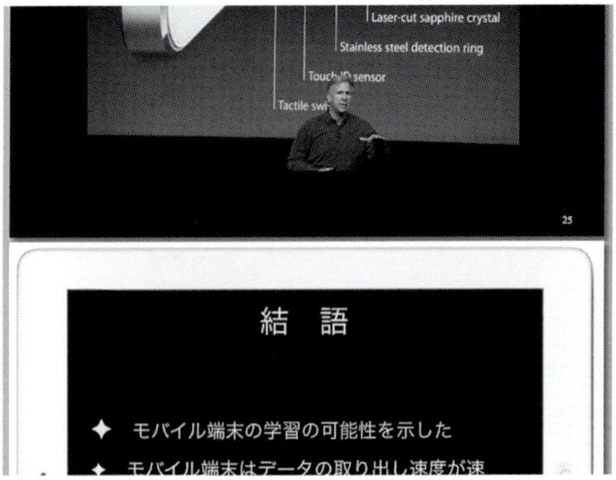

図 9　Goodreader でのプレゼンテーション

●Evernote

　前に解説したEvernoteではフルスクリーン表示に対応しているため、プレゼンテーションが可能である。Evernoteでは、「プレゼンする」ボタンをタップすることで、全画面モードに切り替わる。iPhone/iPad版はフルスクリーン表示をスクロールすることで表示を切り替える。ページ単位で送られないため、大きな学会などではなく、院内会議や院内カンファレンスなどで書類をスクロールして見せる感覚で許される場合に用いる。リスト上にある記事をすぐに表示できるので、会議の時間短縮に役立つ。

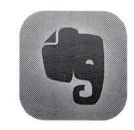

> ### COLUMN　プレゼンファイルの作成と転送
>
> 　KeynoteやPowerPointを使ってMacintoshまたはWindows（PowerPointのみ）で、プレゼンテーションファイルを作成する。USBケーブルでiPadをMacまたはPCに接続してiTunesファイル共有から、iPadのKeynoteにファイルを読み込むことができる。また、DropboxやiCloudを使用してファイルを共有してもiPadへの転送が可能である。WEBブラウザなどで、icloud.comにアクセスして、ログインするとドラッグ＆ドロップで自動的に使用中のデバイスに表示される。icloud.comにはKeynote for icloudがあり、無料でMacintoshやWindowsからkeynoteファイルを作成してiPad上に転送できる。WEBブラウザ上でも動作する。
>
> **iTunes**
> http://www.apple.com/jp/itunes/
>
> **Dropbox**
> http://www.dropbox.com
>
> **iCloud 設定**
> http://www.apple.com/jp/icloud/setup/

COLUMN プレゼンに役立つツール
－iPadをビデオプロジェクターに接続するケーブル－

コネクタはD-Sub 15ピンで、1080pのHD画質でミラーリングできる。

・Lightning–VGAアダプタ

Lightningコネクタをもつ iPad Retinaディスプレイモデル、iPad mini、iPhone 5以前

・Apple 30ピン–VGAアダプタ

ビデオ出力は iPad 2以降と iPhone 4Sで最大1080pで対応。iPad、iPhone 4、iPod touch（第4世代）では最大720pまで対応する（図10）。

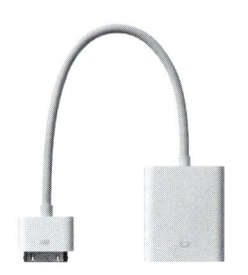

図10　Apple 30ピン–VGA

2）学会プレゼンに役立つキラーアプリ（Macintosh）
　　－ MacにiPad/iPhoneの画面を無線で飛ばす－

●Reflector

http://www.airsquirrels.com/reflector/

［価格］$12.99

Macintoshのアプリを使ってiPad/iPhoneの画面を無線で転送することができる。AirPlayミラーリングでMacintoshの画面にiPad/iPhoneの画面を表示する。ただし、MacintoshとiPad/iPhoneが同じ無線LANエリアにあることが必要である。無線LAN環境がない場合には直接MacintoshとiPad/iPhoneをアドホックモード（注）で連携する必要がある。この機能を使うと、Macintoshをビデオプロジェクターに投影しておけば、iPad/iPhoneの画面をプロジェクターに投影できる。無線LANでの接続には、iPad上のAirPlayで，ミラーリングする必要がある（図11）。

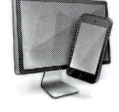

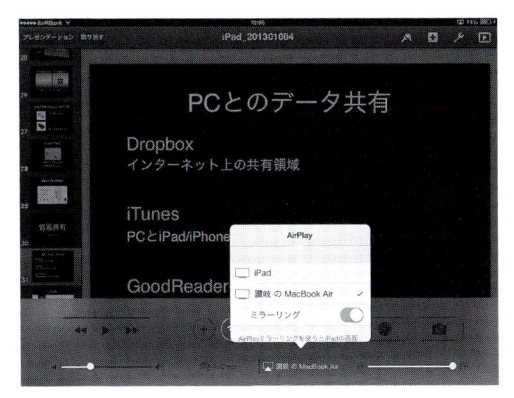

図11　AirPlay でミラーリングする
AirPlay 無線 LAN で Macintosh と iPad が接続可能な状態になると，iPad 画面を下からスワイプして表示される設定画面に AirPlay というアイコンが表示される．

注：アドホックモード（Macintosh）
①コントロールパネルから「共有」を選択して、「インターネット共有」にチェックをつける。そのためには、「共有する接続経路：」を「Ethernet」に「相手のコンピュータが使用するポート：」を「Wi-Fi」に設定する。
②アップルメニューバーからワイヤレスネットワークのアイコンを選択する。
③「ネットワークを作成」を選択する（図12）。

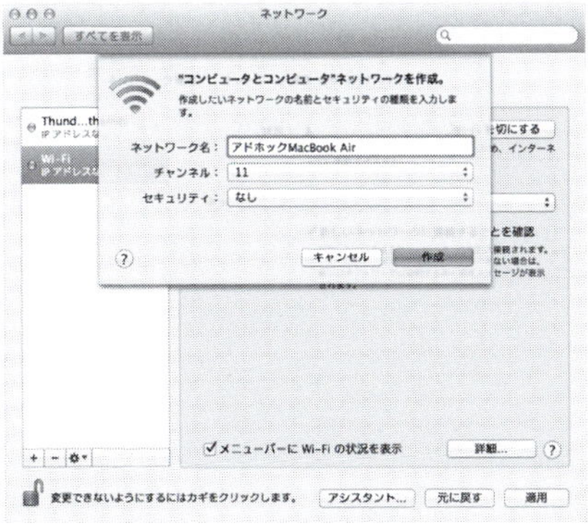

図12　ネットワーク作成

第Ⅳ章　その他　　257

④ワイヤレスネットワークの名前とパスワードを入力して、「OK」をクリックする（セキュリティを「なし」に設定すると、知らない WiFi 機器から接続されるので、パスワードは 40 ビット WEP または 128 ビット WEP を選択して、パスワードを設定しておく）。
⑤ iPad の WiFi をアドホックモードで設定したネットワークにつなぐ。
※会場に利用できる WiFi ネットワークがある場合は、この設定は不要である。

4 医療現場で役立つアプリ

　電子教科書は医療現場で確かに役立つかもしれないが、使い方として、じっくり読み込むのではなく、目的とする部分を如何に早く探し出せるかが問題になる。その場で短時間ちょっと調べたり、使ったりすることで役立つという観点から、より医療現場に直結したアプリを紹介する。医療現場で役立つアプリの特徴は、医療業務に直結しているため使用場面やできることが限られていることである。なんでもできるのではなく、限られていることが強みである。使う場面や使う状況が限定されるが、アプリがその瞬間を助けることにより、医療業務が非常に楽になるのを実感できる。ここでは、医師個人が使うことでワークフローが変わるという観点から、すぐに役立つアプリを紹介する。

1）添付文書／薬品集

　PMDA（薬品医療機器総合機構）のサイトから病院薬の添付文書 PDF を検索、表示できる。WiFi や 3 G（LTE）などの通信環境が必要。一般名、販売名とカメラによるバーコード入力に対応している。薬品集のみであれば、M2Plus Launcher（無料）を入手し、PDA 版「今日の治療薬」（¥4,200）を M2PLUS からダウンロードする。

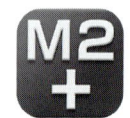

●添付文書 Pro（添付文書）

　薬品の添付文書を iPhone/iPad でどこでも確認できる医師必携アプリ（図 13）
　無料（iPad、iPhone）

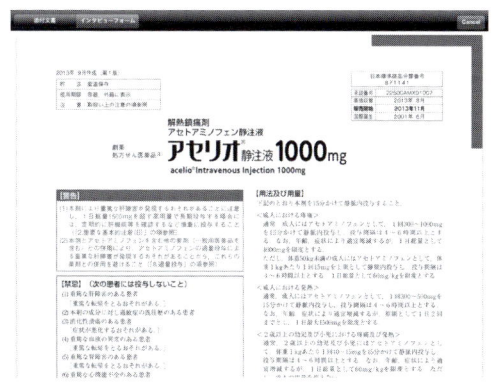

図13　添付文書 Pro

●今日の治療薬
「今日の治療薬」のアプリ（図14）
http://applicationstore.m2plus.com/mproducts/13konnichi.html
［価格］¥4,200

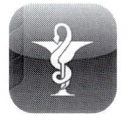

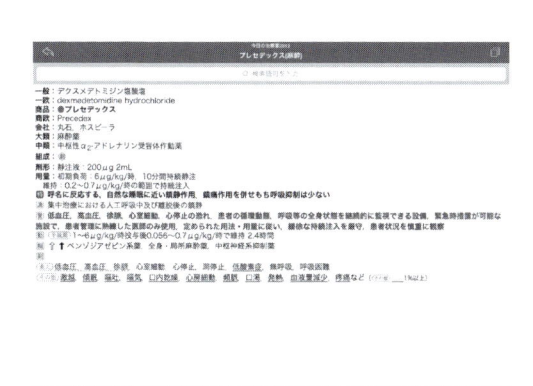

図14　今日の治療薬

第Ⅳ章　その他　259

●Coagulate

ASRA guidelines for regional blockade, and reversal guidelines のアプリで、抗血栓薬の中止指標と ASRA の解説がある（図15）。

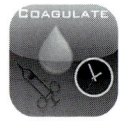

［価格］¥100

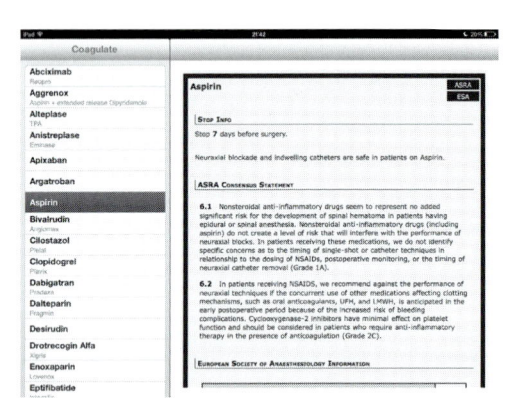

図15　Coagulate

2）解剖図譜

神経ブロックや TEE など、ちょっとした人体構造の確認に必携。いずれも 3D 構造で確認できるうえ、層をはずしていけるため、理解しやすい（図16）。

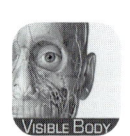

●Human Anatomy Atlas

開発：Visible Body

https://itunes.apple.com/jp/app/human-anatomy-atlas/id446207961?mt=8

［価格］¥2,200

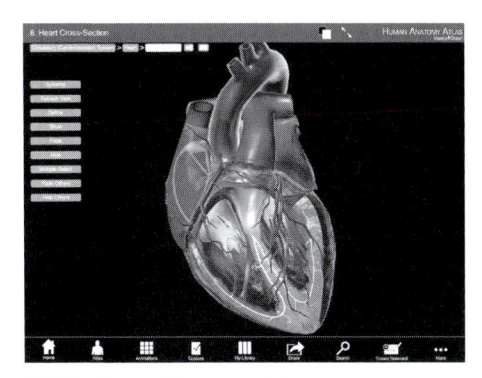

図 16　Human Anatomy Atlas

●Essential Anatomy 2

　開発：3D4Medical.com, LLC

　https://itunes.apple.com/jp/app/3d4medicals-images-ipad-edition/id375325696?mt=8

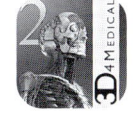

　［価格］¥2,500

　Essential Anatomy 2 では、組織別に追加したり消したりすることができ、若干高機能である。部位を英語で読み上げる機能も付いている（図 17）。

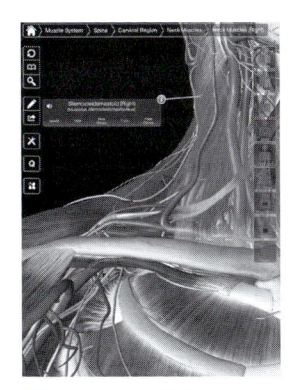

図 17　Essential Anatomy2

第Ⅳ章　その他　　261

●iBronch

気管支内視鏡で見る画面をリアルに確認できるアプリ（図18）

［価格］¥100（iPad）

解剖の3Dアトラスは、構造を見直したり、患者説明に役立つ。気管支ファイバーで気管支内を観察する構造を気管分岐のマップ付きでリアルに表示される。学生や研修医への説明だけでなく、気管支ファイバーで気管内から見たときの構造を自分で理解したり確認したいときにも有用である。気管支を3Dで外から見たときの構造表示は、別アプリのKARADA VIEWER Bronchi for iPad（¥400）が秀逸。

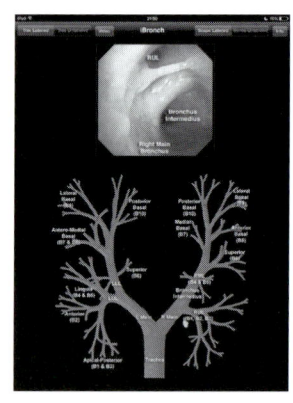

図18　iBronch

3）麻酔薬シミュレーター

●SmartPilot Xplore

開発：Drägerwerk AG & Co. KGaA

無料（iPhone/iPad）

静脈麻酔薬の血中濃度や効果部位濃度（脳内濃度）をリアルタイムに計算し、二次元グラフで鎮痛薬と鎮静薬の効果部位濃度を分かりやすく表示する麻酔科医必携のアプリ。鎮痛薬や鎮静薬の血中濃度を予測して、その相互作用のPK/PDモデルを使ってグラフ表示して見せてくれる（図19）。学生や研修医などに説明するときにも役立つ。

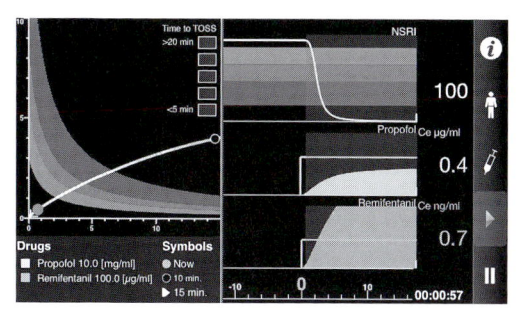

図19　SmartPilot Xplore

● **AnestAssist PK/PD（iPhone/iPad）**

開発：Palma Healthcare Systems LLC
http:// www.palmahealthcare.com/
［価格］¥2,000（iPhone/iPad）
　鎮痛薬や鎮静薬の血中濃度を予測して、その相互作用のPK/PDモデルを使ってグラフ表示する（図20）。静脈麻酔薬だけでなくセボフルランも選択できる。

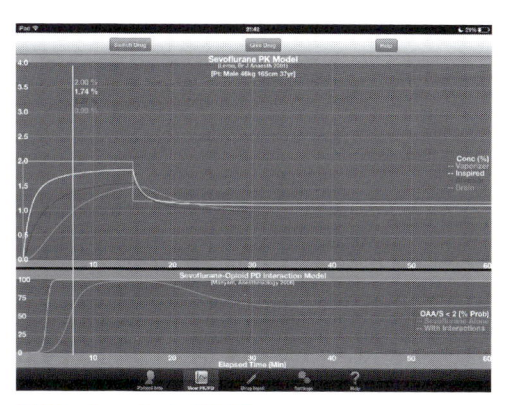

図20　AnestAssist PK/PD

第Ⅳ章　その他　263

●TivatrainerX

開発：Gutta

http://www.eurosiva.eu/tivatrainerX/TTXinfo.html

［価格］¥1,700（iPhone/iPad）

ヨーロッパ静脈麻酔学会が発売している Tivatrainar（Windows 版）の iPhone/iPad バージョンである（図 21）。

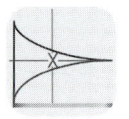

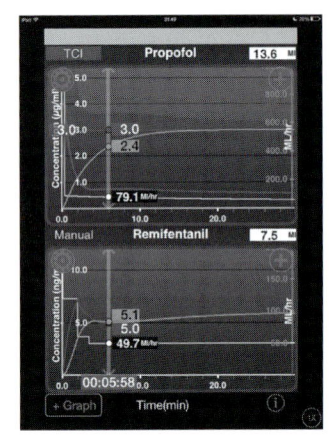

図 21　TivatrainerX

●Medcalc（medical calculator）

　全医科領域のスケールや計算式を網羅する、歴史ある医療用計算アプリ（図 22）。

［価格］Medclac ¥170/Medcalc Pro ¥450（iPhone/iPad）

　医療に役立つスケールや計算式を内蔵し必要な数値を入力するだけで計算を行ってくれるアプリ。すべての領域を網羅する、歴史ある医療用計算アプリ。体表面積、GFR や中心静脈カテの適正位置、平均血圧、痛みの VAS スケール、デルマトーム、QTc、Δ PP、血管抵抗、心拍出量（エコー、Fick）APACHE II、アニオンギャップ、許容出血量などを網羅。Pro 版は iPad 用レイアウト、印刷、結果保存、標準メモアプリへの結果コピー機能をもつ。

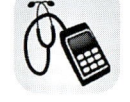

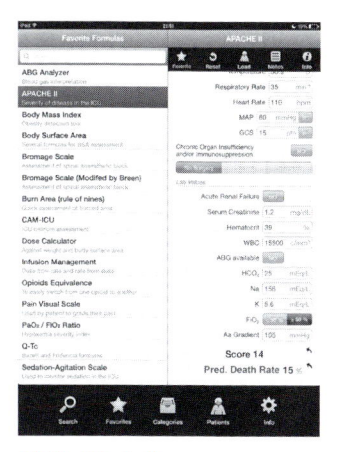

図 22　Medcalc　　　　　　　　　　　　　図 23　iSpO$_2$

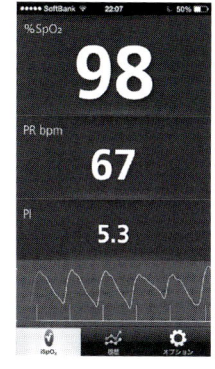

4）パルスオキシメータ

●iSpO$_2$ RX

　開発：Masimo Corporation

　無料（iPhone/iPad）

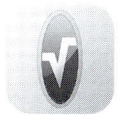

　SpO$_2$ が測定できるアプリ（図 23）。ただし、SpO$_2$ を測定するためのセンサー（接続機器）を Masimo 社から購入する必要がある（www.masimo.co.jp/pdf/spo2/ispo2-new-product.pdf?）。iPhone5 や新しい iPad に対応する Lightning コネクタと旧型のモデルに対応する 30 ピンコネクタがあるので、どちらに対応するかをよくみて注文する必要がある。

　iSpO$_2$ は、Masimo 社の SpO$_2$ 指プローブを iPhone/iPad に接続することで SpO$_2$（酸素飽和度）や脈拍数の測定だけでなく、PI（プレチスモインデックス）の測定と脈波形が表示され、それぞれのトレンドグラフが記録される。表示された結果は CSV ファイルに出力することも可能である。病院内の使用に耐えるプロユースの商品である。どこにでも携帯できるので、周術期においては、術前診察時の SpO$_2$、脈拍、PI の測定、麻酔終了後の病棟への搬送時の連続モニターとして、あるいは携行していれば患者急変時の簡易モニターとしても応用が可能である。病院内だけでなく家庭内での使用や登山などに持ち歩いての応用も可能である（「第Ⅳ章 22. 携帯型パルスオキシメータの活用法」参照）。

第Ⅳ章　その他　　265

22 携帯型パルスオキシメータの活用法

吉田　敬之

はじめに

　パルスオキシメータは、1974年に日本光電工業の青柳らによって発明された。患者に侵襲を加えず、連続的に経皮的動脈血酸素飽和度（Sp_{O_2}）と脈拍数（PR）をモニターできるパルスオキシメータは急速に普及し、高性能化・小型化が進んだ。1997年には、コニカミノルタセンシング社が腕時計型のパルスオキシメータである PULSOX-300 を商品化した。この製品は小型で可搬性に優れていることに加え、記録したデータを、専用のソフトウェアを用いて解析することができる。そのため、睡眠時呼吸障害（sleep disordered breathing：SDB）のスクリーニング検査や、在宅酸素療法の適応判定など幅広い領域で活用されている。

　2012年に Masimo 社が販売開始した $iSpO_2$ は、iPhone や iPad など iOS を搭載した機器に接続して使用するパルスオキシメータである。本製品は電源、演算処理、画面表示を iOS 機器に委ねることで、本体の小型化と低価格化、データ記録機能、E-mail によるデータ送信機能を実現した。また、Masimo SET® 技術を搭載し、他社製品よりも体動時や低灌流時の計測に優れる。本製品は個人が容易に購入可能であり、医療現場か否かを問わず、普及していくと予想される。本稿では、主にこの $iSpO_2$ の活用法について述べる。

適　応

　本稿では次の2つのワザを提案し解説する。
- 簡易スリープスタディに用いる。
- 高所順応の指標として用いる。

ワザ①
－簡易スリープスタディに用いる－

　1時間あたりの無呼吸（10秒以上の気流停止）および低呼吸（10秒以上換気量が50％以上低下する状態）の回数を、無呼吸・低呼吸指数（apnea hypopnea index：AHI）と呼ぶ。AHIが5以上で、日中の眠気・疲労感といった症状を伴うとき、睡眠時無呼吸症候群（sleep apnea syndrome：SAS）と診断される。SASの90％以上は気道の物理的閉塞機転によるもの、すなわち閉塞性睡眠時無呼吸（obstructive sleep apnea：OSA）であり、OSAはSDBの中で最も頻度が高い。

　AHIはSASの重症度診断にも用いられ、5 ≦ AHI < 15を軽症、AHI ≧ 30を重症、その中間を中等症とする。30〜60歳の602名を対象とした米国のコホート調査では、AHI ≧ 5のSDB患者は男性の24％、女性の9％に、AHI ≧ 15のSDB患者は男性の9.1％、女性の4％に認められた[1]。また、中等度以上のOSAを有する男性の82％、女性の93％が診断されていないと推定する報告もある[2]。

　OSA患者は気道確保困難や麻酔薬への感受性亢進、術後の上気道閉塞を呈しやすく、周術期合併症発生のリスクが高い[3]。術前の問診と理学的所見からOSAを疑う指標として、STOP-Bang質問表がある。STOPはいびき（Snoring）、日中傾眠・疲労感（Tiredness during day time）、観察された無呼吸（Observed apnea）、高血圧（high blood Pressure）の略であり、Bangは、BMI ≧ 35 kg/m^2、50歳以上（Age ≧ 50歳）、首周り40 cm以上（Neck circumstances ≧ 40 cm）、男性（Gender = male）の略である。STOPのうち2項目以上、STOP-Bangのうち3項目以上を満たす場合は、OSAの危険が高く、スリープスタディの施行が勧められている[4,5]。

　AHIの測定には、終夜睡眠ポリグラフ検査（polysomnography：PSG）を行う必要がある。PSGではパルスオキシメータのほかに、気流や胸郭の動き、脳波、眼球運動、頤筋筋電図などもモニターする必要があり、手術直前にPSGを行うのは時間的に難しいことが多い。そこで、PSGの代替法として、パルスオキシメータを用いた簡易スリープスタディの有用性が報告されている。Chungら[6]は、手術前の患者475名に対して、Sp$_{O_2}$モニタリングとPSGを同時に行い、1時間あたりにSp$_{O_2}$がベースライン値から4％以上（MEMO①）低下した回数である酸素飽和度低下指数（oxygen desaturation index：ODI）が、AHI と強く相関することを報告した。この報告によれば、ODI が 5 未満であれば、中等症以上の OSA の可能性は除外してよい。ODI が 10 以上の場合は中等症以上の OSA である可能性が高い（感度 93.3％、特異度 74.6％）。したがって、ODI が 10 以上のときは、OSA の存在を念頭に置いた周術期管理を行うべきである。

　患者相手の使用にとどまらず、自分や知人に OSA が疑われたときには、自宅で iSpO$_2$ を使ってスクリーニング目的でスリープスタディをしてみるのもよい。入院して行う PSG よりも、自然な睡眠環境で検査できる場合もあるだろう。OSA の治療を開始した後も、治療の奏功具合について繰り返し評価できる。

　パルスオキシメータによるスリープスタディには、わが国では前述の PULSOX-300 が用いられることが多い。これは、同機が携帯性に優れ、データの保存機能を有していることに加え、専用のデータ解析ソフトウェアの存在が大きい。iSpO$_2$ も携帯性に優れ、データの保存機能もある（12 時間分のデータを記録可能）が、専用のデータ解析ソフトウェアはない。しかし、1 秒ごとに記録した Sp$_{O_2}$ と PR を CSV 形式で取り出すことができるため、Microsoft Excel（以下 Excel）などの表計算ソフトを利用することで、ODI に近い数値を算出可能である。

> **MEMO ①酸素飽和度低下の定義**
> 　3％あるいは 2％の低下を基準とする場合もある。4％の低下を基準としていることを強調する場合は、"4％ ODI" と表記する。本稿では、ODI は 4％ ODI を示す。

1 iSpO$_2$ を用いたスリープスタディの例
1）iOS 機器の選択
　iSpO$_2$ は、iOS 機器の Lightning コネクタ、または 30 ピン Dock コネクタに接続して使用する。そのため、iOS 機器を充電しながら使用することができない。また、測定中は iSpO$_2$ アプリケーションが常にアクティブでなければならず、画面も表示され続ける。そのため、バッテリー消費が早い。スリープスタディでは長時間連続して Sp$_{O_2}$ をモニターする必要があるため、iPhone ではバッテリーがもたない可能性が高い。筆者が iPhone 5 と iSpO$_2$

第Ⅳ章　その他　269

を用いてスリープスタディを行った際は、記録開始から約6時間でiPhoneのバッテリーが切れてしまった（それまでのデータは保存されていた）。長時間連続してモニターしたい場合は、バッテリー容量が大きいiPadを使用したほうがよい。

2）プローブの装着

　iSpO$_2$のプローブはクリップ式である。プローブで指を挟むのみでは、睡眠中にプローブが外れてしまう懸念がある。そこで、プローブが容易に外れないよう、粘着テープなどでプローブを被験者の指に固定する。テープをきつく巻きすぎると、指の灌流障害が発生するので注意する。

3）記録アプリケーションの起動とプローブ接続

　記録アプリケーションの"iSpO$_2$"（App Storeから無料で入手可能）を立ち上げ、プローブをiOS機器に接続する。筆者はDockコネクタに接続するタイプのiSpO$_2$プローブ（MEMO②）と、Lightningコネクタを備えたiPad miniおよびiPhone 5を所有しているため、両者をLightning-30ピンアダプタを介して接続しているが、問題なく使用できている。プローブを接続してしばらく待つと脈波が検出され、Sp$_{O_2}$とPRおよび灌流指標（perfusion index：PI）、プレスチモグラフが表示される（図1）。正しくSp$_{O_2}$とPRが記録できることを確認したら、被験者に就寝してもらう。

　なお、画面下部の"履歴"ボタンをタップするとSp$_{O_2}$とPRのトレンドグラフを参照できる（図2）。"オプション"メニューからは、脈拍に合わせて音を出すかどうかを設定できるが、Sp$_{O_2}$低下に伴ってアラームを鳴らす機能はない。

MEMO② iSpO$_2$プローブの種類
　プローブは、成人用（体重30 kg以上）、小児用（体重10〜50 kg）それぞれについて、DockコネクタモデルとLightningコネクタモデルが存在する。

4）データの取り込み

　被験者が起床したら、プローブを外す。iSpO$_2$アプリケーションの"オプション"メニューの"CSVを電子メールで送る"をタップすると、データを

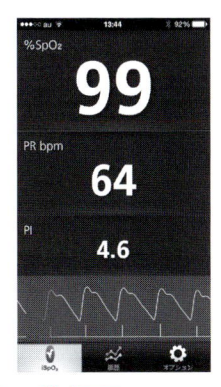

図1　基本画面
上から順に，
Sp_{O_2}（％），PR（/min），PI，
プレスチモグラフが表示される．

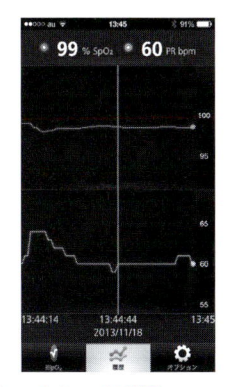

図2　トレンドグラフ
Sp_{O_2} と PR のトレンドグラフを参照できる．1画面には1分間のトレンドグラフが表示される．画面をドラッグすることで，最大で12時間前までの記録を参照できる．

記録した CSV ファイル（ispo2.csv）を添付した E-mail の作成画面が出現するので、宛先欄に任意のメールアドレスを記入し、CSV ファイルを送信する。

5）データ形式の変換

　iOS の日本語環境で ispo2.csv ファイルを作成・送信した場合、そのファイルを Excel で開くと日本語が文字化けする。そのため、文字コードの変換作業が必要となる。

a. Mac OS X（10.8.5）& Microsoft Excel for Mac 2011 の場合

① ispo2.csv を「テキストエディット」で開き、"ファイル" メニューから "複製" を選ぶ。すると、"ispo2 のコピー" ウィンドウが開く。

② "ファイル" メニューから "保存" を選ぶ。ファイル名が "ispo2 のコピー.txt" となっているので、拡張子を .txt から .csv に変更する。

③ "標準テキストのエンコーディング" バーをクリックし、エンコーディング形式を "Unicode（UTF-8）" から、"日本語（Shift JIS）" に変更し、任意の場所に保存する。

④ ③で保存したファイルを Excel で開くと、正しく日本語が表示される。CSV 形式のままだと、関数式やグラフが保存されないため、"ファイル" メニューから "名前をつけて保存" を選択し、"フォーマット" バーをクリックし、"Excel ブック (.xlsx)" を選択して Excel ブック形式に変換する。

b. Windows 8 & Microsoft Excel 2013 の場合

① ispo2.csv を右クリックして、"プログラムから開く"から、「メモ帳」で開く。続いて"ファイル"メニューから"上書き保存"を選択する。
② 保存した ispo2.csv を Excel で開くと文字化けが解消されているので、"名前をつけて保存"を選択して Excel ブック形式に変換する。

6) ODI のベースライン値の設定

　ODI のベースライン値の決め方は、報告や解析ソフトウェアによって異なる。Sp_{O_2} が低下する直前の数分間の平均値を用いる方法や、Sp_{O_2} が下がり始めるポイントの何分か前の値を採用する方法、Sp_{O_2} が低下する前の最も高い値を用いる方法などがある。しかし、これらの値を求めることは、専用ソフトウェアが存在しない iSpO$_2$ では難しい。そこで筆者は、睡眠中の任意の1時間ごとに、Sp_{O_2} の最頻値をベースライン値に設定して ODI の計測を行っている。最頻値であれば、Excel の関数を用いて容易に算出できる（図 3）。

7) 4% ODI 基準値の入力

　ベースライン値から4減じた値を、"Pulse Rate"の列のとなりのセルに1時間分入力する（MEMO ③）。

> **MEMO ③ 複数のセルに同じ値をまとめて入力する方法**
> 　1時間分のセルにまとめて値を入力するには、「1時間の最初のセルをクリック→1時間の最後のセルを、Shift キーを押しながらクリック（1時間分のセルがすべて選択される）→当該値を入力→Control キーを押しながら Return（Enter）キーを押す」とよい。

8) グラフの作成

　1時間分の "Time"、"SpO2"、"Pulse Rate"、"4% ODI 基準値" セルを選択し、グラフタブから折れ線グラフを作成する（図 4）。

9) ODI の計測

　グラフを拡大し、Sp_{O_2} が 4% ODI 基準値を示す線よりも下回る回数を数える（図 5）。これを睡眠中の任意の数時間について繰り返し行い、平均値を算出する。

MODE.SNGL　=MODE.SNGL(F13165:F16736)

	D	E	F	G	H	I	J	K
1	Date	Time	SpO2	Pulse Rate	4%ODI基準値	最頻値		
13162	2013年10月2日水曜日	1時59分58秒 日本標準時	89	62				
13163	2013年10月2日水曜日	1時59分59秒 日本標準時	89	60				
13164	2013年10月2日水曜日	2時00分00秒 日本標準時	89	58				
13165	2013年10月2日水曜日	2時00分01秒 日本標準時	89	57		=MODE.SNGL(F13165:F16736)		
13166	2013年10月2日水曜日	2時00分02秒 日本標準時	89	57				
13167	2013年10月2日水曜日	2時00分03秒 日本標準時	89	56				
13168	2013年10月2日水曜日	2時00分04秒 日本標準時	89	56				
13169	2013年10月2日水曜日	2時00分05秒 日本標準時	89	57				

図 3　最頻値算出

“MODE.SGNL” 関数を使って，任意の 1 時間における Sp_{O_2} の最頻値を求める．

	D	E	F	G	H	I
1	Date	Time		SpO2	Pulse Rate	4%ODI基準値	最頻値
13162	2013年10月2日水曜日	1時59分58秒	日本標準時	89	62		
13163	2013年10月2日水曜日	1時59分59秒	日本標準時	89	60		
13164	2013年10月2日水曜日	2時00分00秒	日本標準時	89	58		
13165	2013年10月2日水曜日	2時00分01秒	日本標準時	89	57	90	
13166	2013年10月2日水曜日	2時00分02秒	日本標準時	89	57	90	
13167	2013年10月2日水曜日	2時00分03秒	日本標準時	89	56	90	
13168	2013年10月2日水曜日	2時00分04秒	日本標準時	89	56	90	
13169	2013年10月2日水曜日	2時00分05秒	日本標準時	89	57	90	
13170	2013年10月2日水曜日	2時00分06秒	日本標準時	89	57	90	
13171	2013年10月2日水曜日	2時00分07秒	日本標準時	89	58	90	
13172	2013年10月2日水曜日	2時00分08秒	日本標準時	89	58	90	
13173	2013年10月2日水曜日	2時00分09秒	日本標準時	89	59	90	
13174	2013年10月2日水曜日	2時00分10秒	日本標準時	89	59	90	
13175	2013年10月2日水曜日	2時00分11秒	日本標準時	89	59	90	
13176	2013年10月2日水曜日	2時00分12秒	日本標準時	90	60	90	
13177	2013年10月2日水曜日	2時00分13秒	日本標準時	92	61	90	
13178	2013年10月2日水曜日	2時00分14秒	日本標準時	92	61	90	
13179	2013年10月2日水曜日	2時00分15秒	日本標準時	94	62	90	
13180	2013年10月2日水曜日	2時00分16秒	日本標準時	96	63	90	
13181	2013年10月2日水曜日	2時00分17秒	日本標準時	97	65	90	
13182	2013年10月2日水曜日	2時00分18秒	日本標準時	97	68	90	
13183	2013年10月2日水曜日	2時00分19秒	日本標準時	97	69	90	

図4 1時間分のグラフ作成

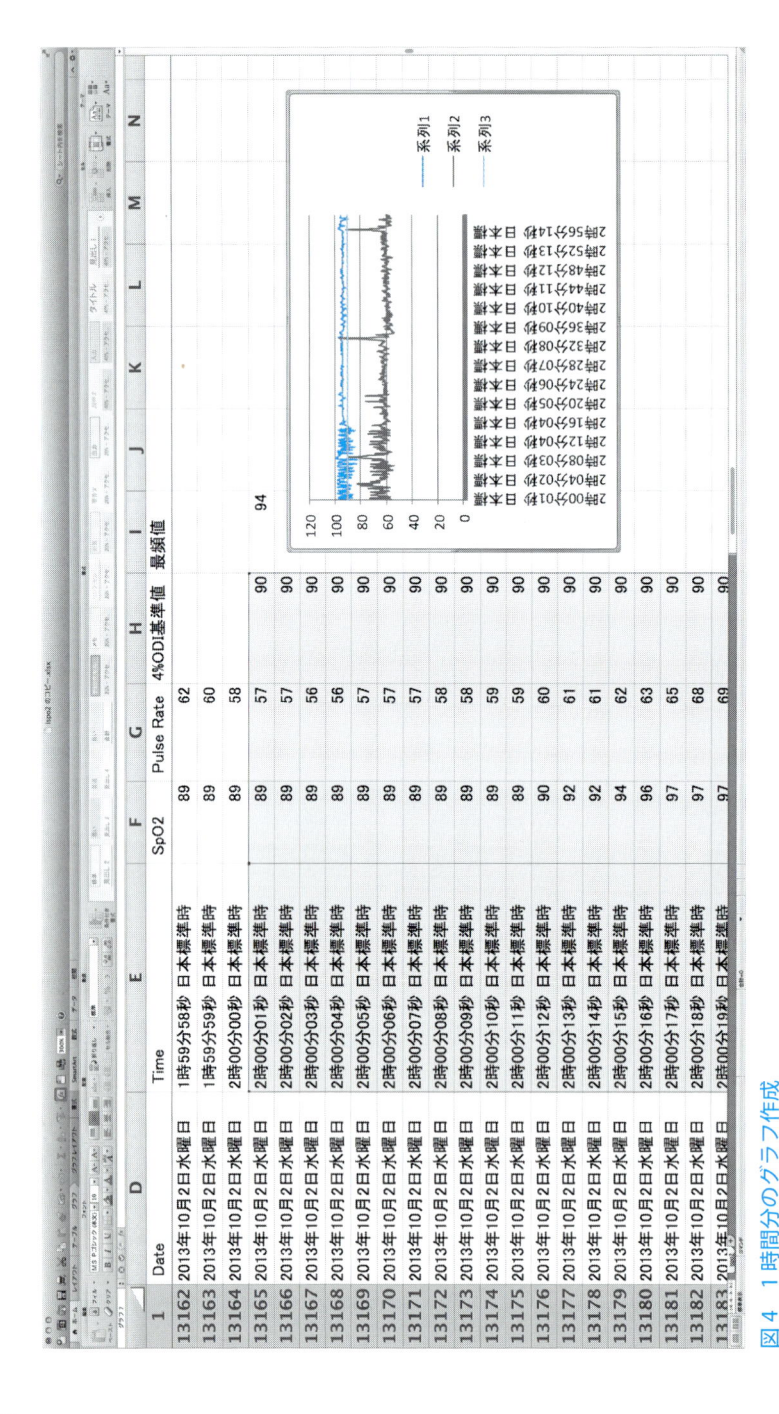

任意の1時間における SpO_2, PR, 4%ODI基準値の折れ線グラフを作成する。

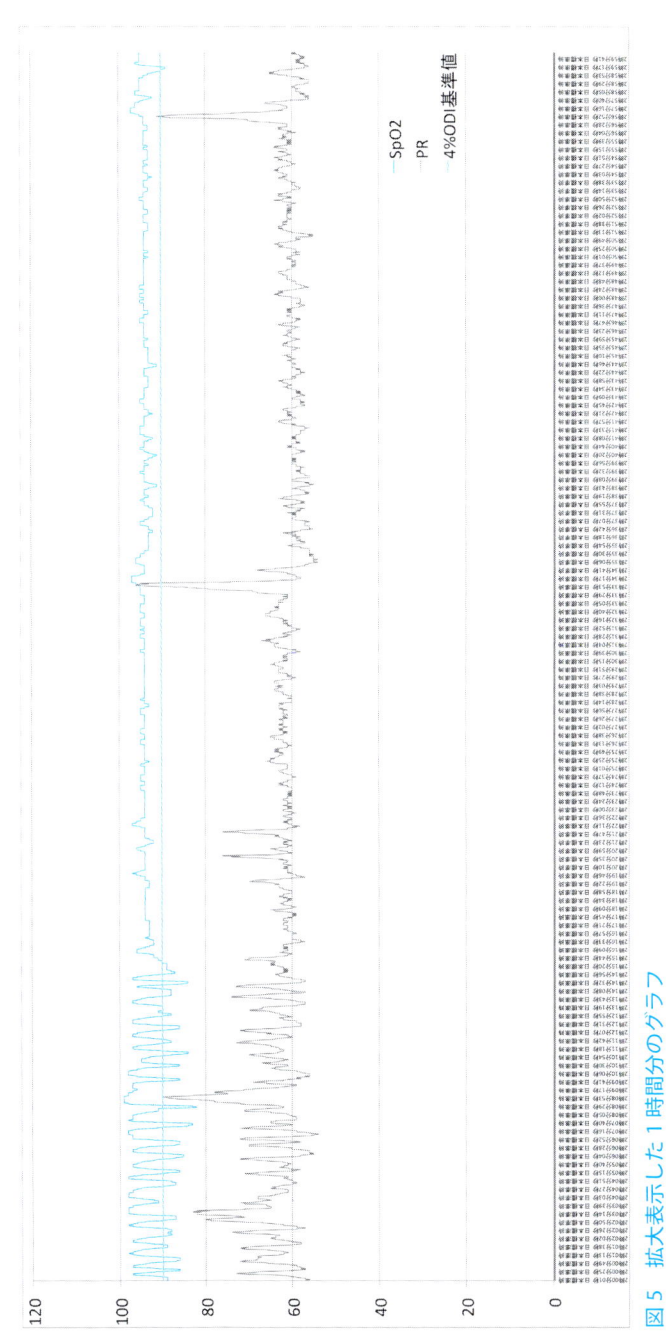

図5 拡大表示した1時間分のグラフ
SpO_2が4%ODI基準値よりも低下した回数を数える。

表1 各時間における 4% ODI

時間	4% ODI
午前 1 〜 2 時	29
午前 2 〜 3 時	21
午前 3 〜 4 時	15
午前 4 〜 5 時	32
午前 5 〜 6 時	16
平均(午前 1 〜 6 時)	23

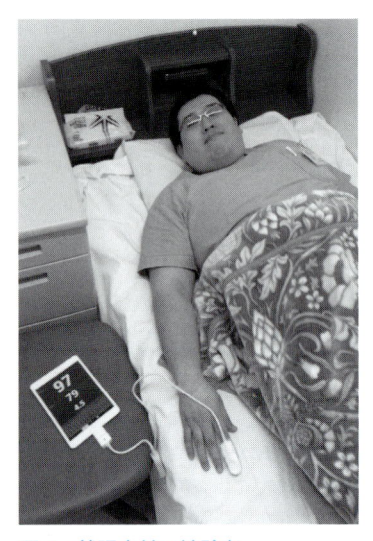

図 6　就眠直前の被験者
iPad mini に接続した iSpO$_2$ のプローブを，右手の示指に装着・粘着テープ固定した．

ワザ ① の実際

－高度肥満の同僚に対しスリープスタディ施行－

症例は、32 歳、男性。身長 170 cm、体重 128 kg、BMI 44.3 kg/m^2。職業は麻酔科医である。最近、日中の眠気を自覚するようになった。また、睡眠時にいびきをかいていることが確認されていた。血圧は 150/90 mmHg、首周りは 42 cm であった。STOP-Bang 質問表の 6 項目を満たし、OSA が強く疑われたため、iSpO$_2$ を用いてスリープスタディを行うことになった。

被験者に iSpO$_2$ を装着して就眠してもらい（図 6）、4% ODI を計測した。被験者の自己申告によると、確実に睡眠していたのは午前 1 時から午前 6 時までの間であったため、午前 1 時から 1 時間ごとに Sp$_{O_2}$ の変化を示すグラフを作成し、4% ODI を算出した。結果は表 1 のとおりであった。

結果から、中等症以上の OSA が示唆された。被験者には減量と専門外来の受診を勧めた。今後は治療を進めながら、自宅でも同様のスリープスタディを行って治療の効果を判定していく。

ワザ②

－高所順応の指標として用いる－

　iSpO₂の活躍の場は、医療現場にとどまらない。例えば、高所・低圧環境への順応を観察するのにも有用である。

　大気圧は、標高が上がるにつれて低下していく。海抜0 mでの大気圧は760 mmHgであるが、海抜3,500 mでは494 mmHgとなる。

　海抜0 mでは、

　吸入気酸素分圧（P_{IO_2}）＝（760 － 47）× 0.21 ＝ 150 mmHgである（47 mmHgは37℃での飽和水蒸気圧）が、

　海抜3,500 mでは、

　P_{IO_2}＝（494 － 47）× 0.21 ＝ 94 mmHgとなる。

　肺胞気酸素分圧（P_{AO_2}）は、簡易的には、

　P_{AO_2} ＝ P_{IO_2} － P_{ACO_2}/R（P_{ACO_2}：肺胞気二酸化炭素分圧、R：呼吸商）と計算される。

　したがって、海抜3,500 mにおけるP_{AO_2}は、P_{ACO_2} ＝ 40 mmHg、R ＝ 1とすると、

　P_{AO_2} ＝ 94 － 40 ＝ 54 mmHgとなる。

　高所順応の重要な機序の一つは、過換気である。過換気により動脈血二酸化炭素分圧（Pa_{CO_2}）を低下させると、健常者ではPa_{CO_2} ＝ P_{ACO_2}としてよいので、P_{ACO_2}も低下し、上記式からP_{AO_2}は上昇する。

　例えば、海抜3,500 mでPa_{CO_2} ＝ 30 mmHgのときは、

　P_{AO_2} ＝ 94 － 30 ＝ 64 mmHgとなる。

　登山中にiSpO₂を装着すると、標高が上がるにつれて、P_{IO_2}低下によるSp_{O_2}低下とPR上昇を観察できる[7]。歩行程度であれば運動時のSp_{O_2}も継続的にモニターできる。呼吸法によってもSp_{O_2}は変化し、呼吸生理の理論を体感することができる。徐々に高所に登る場合は少しずつ高所に順応していくが、通常以上にSp_{O_2}が低下する場合は順応不良が疑われ、急性高山病を発症する危険性が高い[7]。ちなみに、キリマンジャロを登山した19から70歳までの日本人152名を対象として、標高ごとにSp_{O_2}とPRを観察した報告では、海抜3,700 mにおけるSp_{O_2}の平均値±標準偏差は85 ± 5％、PRは90 ± 12 /minであった[8]。

ワザ ② の実際
－富士山登頂体験記－

　2013年7月某日、筆者はiSpO$_2$を携えて、富士山登頂ツアーに参加した。午後2時ころに富士吉田口の五合目に到着し、バスを降りると、ほのかに眩暈がした。富士吉田口の五合目は、海抜2,305 mである。早速iSpO$_2$を装着してみると、Sp$_{O_2}$はすでに94％であった。「大変なところに来てしまった！」と思ったが、いまさら引き返すわけにはいかないので、移動はゆっくり、呼吸は深く、速く行うことを肝に銘じた。六合目（海抜2,390 m）までは、比較的平坦な道であったが、そこからはジグザグ道、岩場、急峻な道が続いた。七合目への途中、海抜約2,600 mの地点で歩きながらiSpO$_2$を装着すると、Sp$_{O_2}$は86％、PRは118 /minであった。運動時は安静時に比べて著明にSp$_{O_2}$が低下した。しかしそのころには、Sp$_{O_2}$が80％台であっても、規則正しく呼吸を続けている限りは、眩暈や呼吸苦などの自覚症状は認めなくなっていた。午後6時ころに、本七合目にある鳥居荘という山小屋に到着し、食事と仮眠を取った。鳥居荘は海抜2,870 mにある。仮眠時に周囲を気遣いつつ測定してみると、Sp$_{O_2}$ 95％、PR 81 /minであった。睡眠中も継続してSp$_{O_2}$を記録してみたかったが、寝返りを打てないほどぎゅうぎゅうに就寝スペースに押し込まれた状態であったため、断念した。

　午後11時に起床し、御来光を見るべく、再び頂を目指した。時折小雨がぱらつく闇夜の中、ヘッドライトを頼りに歩を進めた。

　富士山が世界遺産に認定された直後ということもあり、山は登山客で溢れ返っていた。そこで本八合目を過ぎてから、ガイドの判断で、登山道ではなく下山道を登ることになった。下山道は確かに登山道よりはすいていたが、砂地のため登りにくかった。九合目近くからは濃霧が出現した。下山道は登山道に比べて標識が少なかったので、列の前の人を見失わないよう注意して歩いた。海抜約3,480 mの地点を登っている最中に、再びiSpO$_2$を装着してみた。標高と濃霧のために気温は低く（推定5℃）、手袋を外すと手がかじかんだが、動きながらでも問題なく測定できた。Sp$_{O_2}$は78％、PRは124 /min、PIは1.5であった（図7）。80％台のSp$_{O_2}$では急に動いたりしない限りは呼吸苦を感じなかったが、80％を切ると、一定の速度で動いていても息苦しさを自覚した。少しでも呼吸のペースを乱すと、たちまち歩けなくなってしまいそうであった。

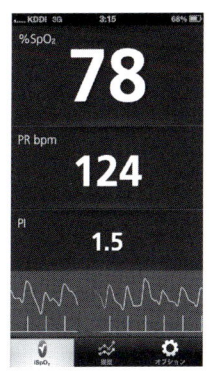

図7　海抜約3,480 mを登坂時の Sp_{O_2}
運動時かつ低気温による低灌流状態においても，正常に測定できた．

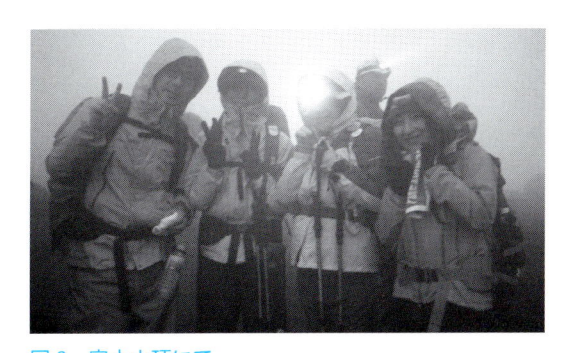

図8　富士山頂にて
同行した同僚3名とともに記念写真を撮影した．

　午前5時前に富士吉田ルートの終点に到着した。悪天候のため残念ながら御来光は拝めなかった。また、天候と集合時間の問題で、海抜3,776 mの剣ヶ峰への到達は諦めた。富士吉田ルートの終点（海抜3,720 m）で安静にして測定すると、Sp_{O_2}は86％、PRは93 /minであった（図8）。

ワザのポイント

　iSp_{O_2}の特徴は、①持ち運びしやすい、②比較的安い、③体動・低灌流時に強い、④データの保存・移動が行いやすい、といった点にある。本稿では、スリープスタディや、高所順応のモニターに用いる方法を紹介したが、これらの特徴を生かして、在宅酸素療法でのモニターや運動時のバイタルモニターなどにも活用できそうである。今後さらにさまざまな使い方が提案されていくことを期待したい。

【文　献】
1）Young T, Palta M, Dempsey J, et al. The occurrence of sleep-disordered breathing among middle-aged adults. N Engl J Med 1993；328：1230-5.
2）Young T, Evans L, Finn L, et al. Estimation of the clinically diagnosed proportion of sleep apnea syndrome in middle-aged men and women. Sleep 1997；20：705-6.

3) Chung SA, Yuan H, Chung F. A systemic review of obstructive sleep apnea and its implications for anesthesiologists. Anesth Analg 2008 ; 107 : 1543-63.
4) Chung F, Yegneswaran B, Liao P, et al. STOP questionnaire : a tool to screen patients for obstructive sleep apnea. Anesthesiology 2008 ; 108 : 812-21.
5) 磯野史朗, 飯寄奈保. 麻酔科医が知ってほしい睡眠時呼吸異常の基礎と周術期管理. 日臨麻会誌 2010 ; 30 : 931-41.
6) Chung F, Liao P, Elsaid H, et al. Oxygen desaturation index from nocturnal oximetry : a sensitive and specific tool to detect sleep-disordered breathing in surgical patients. Anesth Analg 2012 ; 114 : 993-1000.
7) Karinen HM, Peltonen JE, Kähönen M, et al. Prediction of acute mountain sickness by monitoring arterial oxygen saturation during ascent. High Alt Med Biol 2010 ; 11 : 325-32.
8) 新井康弘, 増山　茂. 高所トレッキングにおける標準的動脈血酸素飽和度（第二報）. 登山医学 2000 ; 20 : 25-31.

麻酔科医のための知っておきたいワザ 22　　　＜検印省略＞

2014 年 5 月 15 日　第 1 版第 1 刷発行

定価（本体 7,000 円＋税）

　　　　　編集者　森　本　康　裕
　　　　　発行者　今　井　　良
　　　　　発行所　克誠堂出版株式会社
　　　　　〒113-0033　東京都文京区本郷 3-23-5-202
　　　　　電話（03）3811-0995　振替 00180-0-196804
　　　　　URL　http://www.kokuseido.co.jp

ISBN 978-4-7719-0429-3　C3047　￥7000E　　　印刷　三美印刷株式会社
Printed in Japan Ⓒ Yasuhiro Morimoto, 2014

・本書の複製権・翻訳権・上映権・譲渡権・公衆送信権（送信可能化権を含む）は克誠堂出版株式会社が保有します。
・本書を無断で複製する行為（複写, スキャン, デジタルデータ化など）は,「私的使用のための複製」など著作権法上の限られた例外を除き禁じられています。大学, 病院, 診療所, 企業などにおいて, 業務上使用する目的（診療, 研究活動を含む）で上記の行為を行うことは, その使用範囲が内部的であっても, 私的使用には該当せず, 違法です。また私的使用に該当する場合であっても, 代行業者等の第三者に依頼して上記の行為を行うことは違法となります。
・JCOPY ＜（社）出版者著作権管理機構　委託出版物＞
本書の無断複写は著作権法上での例外を除き禁じられています。複写される場合は, そのつど事前に（社）出版者著作権管理機構（電話 03-3513-6969, Fax 03-3513-6979, e-mail：info@jcopy.or.jp）の許諾を得てください。